식습관과 생활습관이 당신의 운명을 결정한다

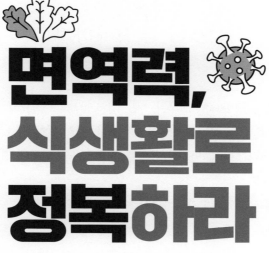

면역력, 식생활로 정복하라

뱅크북

'면역력,
식생활로 정복하라'

고대 그리스의 의성(醫聖) 히포크라테스(?BC 460~?BC 377)는 "음식으로 못 고치는 병은 약으로도 못 고친다."고 설파했다. 다시 말해 병을 고치는 것은 약이 아니라 우리가 매일 먹는 음식으로 이것이 우리 인체에 지대한 영향을 미친다는 뜻이다.

건강! 이 문제는 우리가 살아가면서 가장 중요한 요건이자 가장 큰 행복의 조건일 것이다.

이 책의 필자는 지난 30여 년간 자연과 더불어 살아오면서 건강을 연구하는 건강 전문가이며 그간의 연구 결과와 그를 통해 얻은 지식들을 이 한 권의 책에 담았다. '건강한 삶'이란 말은 어제오늘의 화두가 아닌 것이다. 그럼에도 불구하고 현대 사회는 '건강한 삶'이 아닌 '적당히 건강한 삶'으로 나아가고 있는 느낌마저 든다. 우리 주변을 한번 둘러보자. 사시사철 감기를 달고 사는 사람들이 너무나 많고, 항상 피로가 겹친다면서 커피를 달고 살아야 정신이 든다고 하는 사람이 비일비재한 것을 알 수 있다. 다시 말해 건강과 자신을 별개로 생각하는 사람들이 너무나 많다는 것이다. 현대의학이 급속도로 발전해서 모든 병이 치유될 것도 같은데 아이러니하게도 아픈 사람은 더 늘어나는 듯하다.

건강은 약국에 있는 약이나 병원의 의사가 지켜주지 못한다. 또 그렇게 되도록 기대해서도 안 된다. 건강은 오로지 자기 자신이 지켜야 하는 것이다. 그러기 위해서는 우리 모두가 스스로 면역력을 향상시켜야 한다. 즉, 잘못된 식생활로 질병에 대한 방어 체계가 무너지지 않도록 해야 한다. 비록 기호도가 강한 식습관이지만 면역력을 키우고 각종 잘못된 생활습관에서 유도되는 병을 예방하기 위해서는 반드시 잘못된 식습관을 바로잡아야 할 것이다.

면역력을 높이는 방법에는 여러 가지 방법이 있지만, 필자는 1부에서 면역력을 높이는 데 있어 각종 식품을 총망라하여 전개하는 특이성을 보이고 있다.

양파, 고구마, 현미, 아마란스, 퀴노아, 호두 등등 면역력을 높일 수 있는 음식과 식품이 어디 한두 가지이겠는가? 물론 이런 것들 중 한 가지만 먹어도 면역력을 높여 건강한 삶이 되도록 할 수도 있겠지만, 우리 인체는 초정밀 기계나 다름없어서 면역력을 키우는 여러 가지 식품을 매일 먹어야 한다. 필자인 경우 여러 정보를 통틀어 기록하여 언제든지 필요한 부분만 읽고 그것을 섭취하여 면역력을 높일 수 있는 방법을 제시하고 있다.

건강한 삶을 유지하기 위해서는 잘못된 식생활을 바로잡고 면역력을 높일 수 있는 음식을 여러 가지 섭취해야 한다. 예컨대 청국장뿐 아니라 다시마나 미역, 감자나 고구마, 마늘이나 양파, 콩이나 팥, 현미나 퀴노아, 버섯 등등과 같은 식품을 하루의 섭취 한도에서 선택하여 매일 먹을 필요가 있는 것이다.

2부에서는, 우리 인간의 자연적인 노화를 어떻게 하면 지연시킬 수 있는가? 그리고 어떻게 하면 각종 생활습관병을 예방할 수 있는가?라는 문제를 놓고 필자는 각 항목별로 심도 있게 전개하고 있다. 예방이 가장 빠른 치료라는 말이 있다. '호모 헌드레드' 시대가 서서히 다가오는 이때에 필자가 강조한, 노화를 자연할 수 있는 방법과, 생활습관병 예방법에 귀기울여보자!

저자가 빠짐없이 세밀하게 기록한 각종 면역력 향상 식품, 노화 지연 방법, 생활습관병 예방법이 이 책을 읽는 독자 여러분들의 건강한 삶에 일조하기를 바라 마지않는다.

이학박사 신 은 주

이화여자대학교 일반대학원 생명 · 약학부 생명과학전공(분자면역학) 이학박사
현재 바이오 기업 (주)제넥신 임상기획실에서 글로벌 신약개발 중

행복의 제1 조건이 건강이란 사실을 부인하는 사람은 아마 아무도 없을 것이다. 이 책은 평생 건강하게 살아가기를 바라는 사람들을 위해 썼지만, 나 자신에게도 소중한 건강 지침서가 되어 줄 것이다. 또한 질병으로 고통을 받는 사람들이 질병을 극복하는 데도 도움이 될 것이다.

예방이 가장 빠른 치료라는 말이 있듯이 이 책은 특히 예방 의학과 자연식품에 중점을 두었다. 서점에 가보면 건강에 관한 서적이 홍수를 이룬다. 어디 서점뿐이겠는가. 각종 정보가 쏟아지고 있는 현실이지만 거의 모든 사람들은 자신의 몸에 대해 거의 의식하지 않고 살아간다. 우리가 건강에 신경을 쓰지 않고 있는 동안 서서히 병들어 가고 있는 것이다. 이렇게 무덤덤하게 살아가다 병에 걸리게 되면 그제야 병원에 가봐야겠구나 하면서 건강에 관심을 갖기 시작한다. 건강하고 싶지 않은 사람이 어디 있을까? 건강하게 오래 살기를 원하면서도 미식, 포식, 과음, 흡연, 운동 부족 등으로 몸에 해로운 행동을 하고 있으니 이 어찌 모순이 아닌가. 병들어 병원에 가봐야겠구나, 라는 생각을 뒤집어 병들기 전에 예방해야 한다는 사고방식으로 발상을 전환해야 하는 것이다. 이런 발상의 전환이 바로 우리 모두가 건강으로 가는 지름길이기 때문이다.

현재는 그 옛날과는 비교할 수 없는 초장수 시대가 되었다. 평균수명이 80세를 넘고 90세를 넘는 사람도 점점 늘어나고 있다. 그야말로 '호모 헌드레드(Homo Hundred, 100세 인간)' 시대가 서서히 다가온다는 것을 느낄 수 있는 것 같다. 60세에 정년퇴직을 하더라도 30년 이상을 더 살아야 하는 세상이 된 것이다. 그냥 허송세월할 수 없고 뭔가 새로운 일을 해야 하는데, 이때 건강이 문제가 될 수도 있다. 즉, 심신이 건강하지 않으면 제 2의 인생에 2모작을 할 수가 없는 것이다. 풍성한 2모작을 맞이하려면 미리 건강한 체력을 다져놓아야 할 것이다. 그러기 위해서 인생의 전환점이 된다고 할 수 있는 40대부터 매일 1시간 정도 꾸준히 운동을 하지 않으면 안 될 것이다. 40대부터는 체내에 잔존하는 효소도 절반 이하로 감소하고, 산화질소(NO)도 절반 이하로 뚝 떨어져 혈관이 경화되기 시작하며 근육량도 서서히 감소하기 시작하여 50대부터는 매년 1%씩 감소하는 등 신체의 제반 기능이 급격히 기울기 시작하기 때문이다. 따라서 다가오는 '호모 헌드레드' 시대가 재앙이 아닌 축복이 될 수 있도록 40대부터 건강관리에 총력을 기울여야 할 것이다. 건강은 하루아침에 이루어지지 않는다. 평소 건강한 환경을 위주로 건강한 식생활, 적절한 운동과 아울러 편안한 마음이라는 요소들이 어우러져 이루어지는 것이다.

현대인의 생활습관병은 대부분 잘못된 식생활에서 기인한다는 사실이 명백히 입증되고 있다. 대자연의 섭리를 벗어나 무분별한 식생활, 즉 과식, 화식, 불규칙한 식사, 가공식품 섭취 등과 같은 섭생으로 인해 오래 살아도 병치레를 하는 유병장수 시대가 돼 버린 것이다. 그러므로 모든 질병의 근원인 잘못된 식생활을 개선해야 할 것이다. 병이 나서 치료할 것이 아니라 원인을 제거하는 예방 의학이 필요하다는 것이다. 꿀맛 같은 백미식보다 잡곡밥으로, 정제된 탄수화물은 정제되지 않은 탄수화물, 즉 전곡으로, 화식은 생식 위주, 즉 효소, 비타민, 미네랄이 듬뿍 든 생식으로 그리고 과식은 소식으로 바꾸는 것이 바로 질병의 원인을 제거하는 일이라고 할 수 있다.

가령 방에 비가 샐 경우 옥상에 올라가 비가 새는 곳을 막아야 하는데, 그렇게 하지 않고 방 천정을 수리하는 것과 같은 꼴이 돼 버린 것이다. 즉, 근본적인 원인을 제거하지 못하고 임시변통으로 사태를 수습하고 있는 것이다. 이 간단한 자연의 원리만 터득해도 문제가 간단히 해결될 것이다. 또한 현대의 서구 의학은 건강학을 가르치지도 않고 건강의 원리도 추구하지 않았다. 현대는 첨단 의학, 특히 진단 의학이 괄목할 만큼 발전해서 각종 질병도 손쉽게 찾아낼 수 있지만, 진단 잘한다고 치료까지 잘할 수 있는 것은 아닌 것 같다. 치료를 한다고 해도 그 치료의 뒷면에는 부작용이 따르고, 재발하는 경우가 다반사가 되었다. 그 결과 환자의 수는 늘어만 간다. 그저 환자의 증세를 경감시키기 위해 대증요법 중심으로 발전해 왔기 때문이다. 시급히 수술을 해야 하는 환자를 제외하고 급하지 않은 생활습관병은 예방 의학이 맡아야 한다. 자연의학으로 돌아가는 것이 근본적인 해결책이다. 그러지 않고서는 생활습관병을 결코 치료할 수 없을 것이다. 치료에 진전은 없고 계속 증가하는 고혈압과 당뇨병 등의 환자, 또 전 단계에 있는 예비 환자들, 이 모두에게 어떻게 하면 병에 걸리지 않을까하는 자연 요법을 알려줘야 한다. 그리고 우리는 그 간단한 원리를 스스로 깨우쳐야 한다. 그만큼 예방이 중요하다는 의미이다.

이런 말이 있다. '상의치미병지병(上醫治未病之病)', 즉 가장 훌륭한 의사는 병이 생기기 전에 고치는 사람이고, '중의치욕병지병(中醫治欲病之病)', 즉 보통 정도의 의사는 병이 생기려고 할 때에 고치는 사람이며 '하의치이병지병(下醫治已病之病)', 즉 수준이 낮은 의사는 이미 병이 들었을 때에 치료하는 사람이란 뜻이다. 이와 같은 문구에서 보듯이, 질병에 대한 문제에 있어서는 그에 대한 치료보다는 병이 생기기 전에 미리 예방에 중점을 두어야 하는 것이 최상의 대책이란 뜻으로 풀이할 수 있다.

100세 이상 초고령자들이 장수하는 요인에는 다음과 같은 공통점이 있었다. (1) 성격이 매우 낙천적이다. (2) 거주 지역은 산으로 둘러싸인 고원 지대로 기후가 매우 쾌적하다. (3) 소식을 원칙으로 삼으며 잡곡과 채소, 과일을 많이 먹는다. (4) 부지런히 일하고 항상 몸을 움직인다. (5) 미네랄이 풍부하게 함유된 물을 마신다. 세계 3대 장수촌인 구소련의 코카서스 산맥에 위치한 압하지야, 파키스탄의 훈자, 남미 에콰도르의 빌카밤바가 그러하다. 이곳의 장수자들은 자연의 원리에 따라 생활한다. 그래서 그들이 무병장수하는 것이다.

우리 인체는 병이 났을 때 그냥 두어도 낫는 자연치유력이 80%나 된다. 이렇게 높은 자연치유력을 약화시켜서는 안 되는 것이다.

가령 가벼운 감기 같은 경우는 몸이 무리했으니 쉬라는 경고다. 해열제나 감기약을 먹게 되면 오히려 자연치유력을 방해해 면역력을 약화시키게 된다. 약물이 간세포와 체내 유익균에 악영향을 미치기 때문이다. 또한 소화가 안 될 때 자주 먹는 제산제나 위장약은 위산을 억제하는 약으로써 잠시 효과가 있는 것처럼 느끼겠지만 오히려 소화불량을 부채질할 뿐이다. 소화기관의 질환은 난치성 만성병의 원인이 되므로 그러한 약을 상용하지 말아야 할 것이다. 항생제를 섭취할 경우 장내의 유, 무익균을 구분치 않고 사멸해버리게 되는 것이다. 대증요법으로 인체의 균형이 무너지고 마는 것이다.

오늘날 건강에 자신을 잃고 사는 현대인들은 지나치게 약에 의존하고 있다. 자신의 몸안에 내재돼 있는 자연치유력의 신비를 미처 느끼지도 못한 채 병이 나면 약이나 의사가 치료해주는 것으로 착각하고 있는 것이다. 우리는 어리석게도 의사가 자신의 질병을 치료해주리라고 믿고 있지만 병원도 의사도 그 누구도 자신의 건강을 책임지지 않는다. 오로지 자신만이 자신의 건강을 책임질 수 있을 뿐이다. 자신의 몸과 마음의 건강은 스스로 관리해 나가야 한다는 것(self-medication)이다. 건강은 하늘에서 그냥 떨어지는 것이 아니라는 것이다. 매일매일 우리는 건강을 재건하든지 아니면 질병을 유발하든지 두 갈레의 기로에서 한 가지를 선택하고 있는 것이다. 즉, 병에 걸리는 몸이냐, 아니면 병을 이겨내는 몸이냐는 오로지 자기 자신에 달려있다는 말이다. 질병으로 빠져드는 기로에서 헤어나려면 지금까지 생각 없이 먹어오던 또는 음식이 몸에 좋지 않다는 것을 뻔히 알면서도 중단하지 못하고 습관적으로 먹어오던, 삼백식품(백미, 백설탕, 흰 밀가루)과 사이다, 콜라 등의 탄산음료나 과자, 빵, 라면, 햄, 소시지 등의 가공식품을 과감하게 물리쳐야 한다. 운동 또한 마찬가지다. 매일 운동하든지 아니면 매일 운동하지 않든지 두 가지 중 하나

일 것이다. 그러나 운동을 하더라도 규칙적 운동이 아니라 갑자기 하는 운동, 즉 주말에 몰아서 하는 운동 등은 인체에 스트레스만 줄 뿐이다. 우리가 매일 한 시간씩 운동하면 2시간의 수명 연장 효과가 있다는 연구 결과도 있다. 습관 만들기는 일주일만 계속하면 저절로 습관화되므로 의도적으로 나쁜 습관을 버리고 좋은 습관을 들이도록 노력해야 한다. 이것이 바로 건강한 체질을 만드는 근본이 된다는 사실을 숙지해야 할 것이다. 자연식으로 돌아가는 것이 건강 유지의 지름길이 된다는 점도 명심할 필요가 있다. 자연식으로 돌아가면 어떤 질병도 방어할 수 있는 몸 상태를 만들 수 있게 된다는 점을 강조하고자 한다.

각종 식품에 대한 지식이 많아질수록 건강에 대한 자신감이 생기는 것은 당연한 일이다. 바로 좋은 식품을 먹는 것이 약이기 때문이다. '식약일체(食藥一體)'라든가 '의식동원(醫食同源)'이란 말이 그것을 잘 대변해주고 있는 것이다. 약국에 있는 것이 약이 아닌 것이다. 그것은 우리 몸에 어울리지 않는 이물질에 불과하다. 또 차를 타지 않고 부지런히 걷고, 적게 먹고 편안한 마음을 갖도록 하자. 이것이 병을 예방하는 길이고 자연건강의 원리인 것이다. 조화의 원리는 중요하다. 조화가 맞지 않으면 모든 것이 문제를 일으킨다. 설령 영양소를 골고루 섭취하고 이상적인 식생활을 하더라도 운동과 마음의 안정이 뒤따라야만 진정한 건강을 유지할 수 있다. 자연식을 소식하는 것과 적당한 운동에 더하여 편안한 마음을 갖는 것이 건강에 중요한 요인이 된다는 얘기다. 병은 갑자기 찾아오지 않는다. 폭식과 과식으로 지방과 염분을 과다하게 섭취하고 섬유질이 부족한 식생활로 인해 각종 생활습관병을 유발하게 되는 것이다.

우리나라 국민의 평균수명은 여자가 약 83세, 그리고 남자가 약 76세라고 한다. 10년 전에 비하면 무려 20년이나 늘어난 수치다. 하지만 실제 건강 수명은 여자가 68세, 남자가 63세라고 한다. 나머지 수명인 15년 정도는 병을 앓아가면서 여생을 보내게 된다. 현재 온갖 매체를 통해 100세 시대의 도래를 알리고 있지만 얼마나 오래 사느냐가 아니라 어떻게 오래 사느냐가 더 중요하게 된 것이다. 즉, 병상에 누워서 오래 사는 것이 아니라 얼마나 건강하게 사느냐가 중요하다는 말이다. 따라서 미리, 즉 건강 수명 68세나 63세 훨씬 이전에 건강을 다져 놓아야 한다. 다시 말해 일찍부터 좋은 음식 가려서 소식하고 운동 열심히 하고 스트레스를 피하고 마음의 안정을 갖도록 해야 하고 미리 질병을 예방하는 조치를 취해야 한다는 것이다. 따라서 건강을 유지하기 위해서는 매일 매일의 식생활이 중요한 것이다. 하지만 문제는 이 예방을 경시하는 데 있다.

소식으로 유명한 세계 최장수국 일본을 예로 들어보자. 그들은 적은 양에 익숙한 소식주의자들이다. 그것이 아마 그들의 장수에 기여했을 것이다. 그들의 평균수명도 우리나라보다 높아 여자가 약 85세, 남자가 약 80세라고 한다. 평균 83세로 세계 1위다. 또한 압하지야, 훈자, 빌카밤바의 장수인들도 철저히 소식한다. 영국의 수필가, 정치가, 철학자였던 프랜시스 베이컨(Francis Bacon, 1561-1626)은 자신의 저서에서 과식이 노화를 촉진하고 암과 같은 퇴행성 질환의 원인이 된다고 기록하고 있다.

소식으로 칼로리 섭취를 줄이면 소화효소도 고갈시킬 리도 없고 활성산소도 적게 발생한다. 또한 콜레스테롤, 공복 혈당, 혈압 모두가 낮아진다. 음식 소화시키느라 고생하지 않아도 되고, 독소도 적게 발생하기 때문에 질병의 발병률도 그만큼 낮을 것이다. 소식하지 않을 이유가 없다.

기술도 없고, 농약도 없고 비료도 없었던 그 옛날 배고팠던 시절에는 '많이 먹어라'가 미덕이었건만 오늘날 현대인들에게는 그 옛날 미덕이 통하지 않는다. 이제는 많이 먹어서 탈이 나는 시대가 되었다. 오늘날 증가 일로에 있는 난치성 만성병은 모두가 미식의 과잉 섭취, 폭음, 폭식이 절대적 원인이 되었다.

조선 국왕의 평균 수명은 46세로 짧은 편이다. 단명의 원인은 산해진미로 가득한 고칼로리 수라상을 받는 한편 운동 부족과 과도한 업무 스트레스를 겪

었기 때문이었던 것이다. 고량진미의 과식이 그들의 단명을 재촉하는 데 크게 기여했을 것이다. 또 장수하겠다고 불로초를 찾아 헤매던 진시황은 어떤가, 그는 50의 나이로 객사했던 것이다. 2천 년 전에 동양의 선인들이 남긴 양생훈(養生訓)에는 '頭寒足熱胃八分無疾病(두한족열위팔분무질병)'이라는 말이 있다. 소식하라는 얘기다. 소식하고 잡곡밥 먹고 식사 순서 바꾸기만 해도 질병 예방에 크게 기여할 수 있을 것이다. 예컨대 입원 환자를 치료하는 병원의 주식인 백미식의 패턴을 한번 살펴보자. 환자에게 내놓는 주식부터 바꾸자, 잡곡밥을 주식으로 제공해야 할 것이다. 백미식에 익숙한 가정에서도 그리고 병원에서도 질병 예방의 가장 근본인 잡곡밥으로 바꾸고 설탕 퍼먹는 꼴인 백미식을 지양해야 할 것이다. 섬유질과 각종 영양소가 듬뿍 든 잡곡밥을 먹자. 잡곡밥은 '씹기 힘들어서', '소화가 안 돼', '맛이 없어' 등의 이유로 못 먹는다고? 콩종류를 넣으면 맛이 훨씬 부드러워진다. 검은콩, 팥, 렌틸콩, 강낭콩 등과 같은 콩류를 모두 섞으면 더욱 좋지만, 그렇지 못할 경우 최소 한 가지라도 넣으면 밥맛이 훨씬 부드러워져 먹기가 수월할 것이다. 렌틸콩과 흑미는 물에 오래 불리면 영양소가 빠져나가므로 조리 직전에 넣으면 좋다. 이런 잡곡밥에 맛을 느끼면 아마 스스로 백미식을 멀리할 것이다.

마당에 현미와 백미를 뿌려 놓고 참새가 모이 먹는 것을 관찰하면 현미부터 먼저 먹는다는 말이 있다. 새들조차도 생명력이 살아 있는 영양소 덩어리를 찾고 있는 것이다. 우리는 새보다 더 우둔한(?) 꼴이 되고 마는 것은 아닌지? 이런 관점에서 자연의 원리에 따른 식습관만 바꾸어도 질병을 예방하는 데 크게 기여할 것이다. 하지만 여기서 한 가지 유의할 점이 있다면 그것은, 건강법이나 식이요법이 사람마다 전부 다 같을 수가 없다는 점이다. 체질이나 환경이 다르기 때문에 건강법이나 음식이 자신에게 맞는 것을 선택할 필요가 있는 것이다. 즉, 체질에 맞는 식생활 패턴을 취하면 효과를 극대화할 수 있다는 얘기다.

건강은 건강할 때 지켜야 한다는 말이 있다. 하지만 건강할 때는 건강의 중요성을 미처 깨닫지 못하고 소홀히 하게 마련이다. 그러나 지금부터라도 건강이 얼마나 소중한지를 똑바로 인식하고 평상시에 항상 건강에 관심을 가지는 습관을 들이면 누구나 병 없이 살 수 있을 것이다.

朱子 治家格言(치가격언)에도 무임갈이굴정(毋臨渴而掘井)이란 말이 있다. 목마름이 임박하여 허둥지둥 우물을 파지 말라는 말이다. 어차피 마셔야 할 물인데, 왜 목말라 우물을 파야 하는가. 다시 말해 병이 나기 전에 미리 서둘러야 마땅한 이치인데, 병이 나서 뒤늦게 치료해본들 이미 늦다는 말이다. 아무쪼록 평소에 건강에 관심을 가지는 습관을 들여 병 없이 살아가는 즐거움을 누려야 할 것이다. 그게 바로 큰 행복이 아니겠는가.

2017년 5월

저자

1부

면역력을 높이는 식생활

1장
과잉 섭취하면 독이 되는
탄수화물

식후 치솟는 혈당에 대비한 식사의 순서

혈당 문제! 그 누구도 피해 갈 수 없다. 특히 나이가 40대에 접어들기 시작하면 체내의 소화효소의 양이 줄어들기 시작하고 췌장의 인슐린 분비도 감소한다. 그러므로 섭취한 음식물을 인슐린이 감당하지 못하게 되고 세포 속으로 들어가지 못한 포도당이 혈액에 흡수된다. 소식하지 않으면 안 되는 결과를 유발한다.

그렇다면 탄수화물은 적군[독물]이란 말인가? 여기서 적군을 단순당으로 간주해 본다. 이것이 인체에 미치는 영향을 보면 소화가 빠르고, 인슐린이 지나치게 분비되고 혈당이 급상승하며 스트레스 호르몬도 분비된다. 그러나 복합당은 소화와 흡수가 느리고, 혈당이 완만하게 상승하며 인슐린도 정상으로 분비된다. 그렇다면 단순당을 버리고 복합당으로 식사를 해야 할까? 반드시 그렇지는 않다. 이제 그 기준이 바뀌었다. 새로운 기준인 당 지수와 당 부하가 개발되면서 과거의 통념이 잘못된 것임이 명백히 입증되었다.

즉, 단순당이 혈당과 인슐린 수치에 영향을 미치는 것이 아니라, 당 지수가 높은 식품이 그것들에 강력한 영향을 미치게 되었다. 그렇다면 당 지수가 26으로 저당 채소인 양배추를 먼저 섭취하여 포만감을 느낀 후 소량의 식사를 하면 혈당 문제로 고민할 필요가 없을 것이다. 7월에는 완전히 익지 않은 생옥수수, 여름철에는 오이, 가을·겨울·봄에는 물고구마(당 지수 44)가 적당할 것이다. 호박고구마도 수분이 있지만 속살이 연한 재래종 물고구마가 훨씬 아삭아삭한 식감이 있고 수분도 많다. 고구마의 중간 크기는 140g 정도인데 생것, 찐 것, 구운 것이 모두 비슷한 170Kcal 정도의 칼로리(100g에 130Kcal)가 들어 있다. 또한 고구마에는 얄라핀(jalapin)이라는 흰색 진액과 섬유질이 풍부하게 들어 있어 변비, 비만, 대장암 등을 예방해준다.

하지만 물고구마가 부드러워도 소화력이 약한 사람은 권장할 만한 대상이 아니다. 야콘(칼로리가 100g당 57kcal로 고구마의 절반 정도도 안 된다)이나 참마 등도 좋은 먹을거리가 된다. 이런 식품류의 생식은 포만감을 느끼게 함과 동시에 살아 있는 효소도 듬뿍 제공해준다. 즉, (1) 섬유질과 효소가 풍부한 물고구마, 참마, 야콘, 오이, 옥수수, 양배추 등의 생 채소류 (2) 동물성 단백질보다 혈당을 천천히 올리는 두부, 콩 등의 식물성 단백질 (3) 오메가-3 지방산이 풍부한 연어, 고등어, 꽁치, 참치 등의 생선류 (4) 육류(체내 효소의 소모가 너무 많기 때문에 생선류를 섭취할 때는 육류를 삼가고, 또 육류를 섭취할 때는 생선류를 삼가는 것이 좋다) (5) 가바(GABA)가 현미보다 10배나 많은 발아현미, 발아흑미, 렌즈콩, 병아리콩, 콩, 팥, 수수, 율무 등을 넣은 잡곡밥 순으로 먹으면 식후 혈당 상승에 문제가 없을 것이다. 이런 순으로 먹으면 결국 (5)번을 적게 먹지 않을 수 없게 된다(물론 단백질과의 균형을 어느 정도 맞춰야 한다). 다시 말해 식사의 순서를 역으로 하면 식후 치솟는 혈당을 염려하지 않아도 될 것이다. 소식하려고 억지로 식사를 끝내는 것도 여간 고역이 아니다. 이미 어느 정도 포만 상태에 도달해 있으니 자연스레 소식을 할 수 있게 될 것이다.

최근 '먹는 순서 다이어트'가 열풍을 일으키고 있다. 이 다이어트의 핵심은 혈당과 포만감이다. 상기한 채소와 같이 식이 섬유가 풍부하고 당 지수가 낮은 식품은 오래 씹어야 넘길 수 있는데, 오래 씹으면 씹을수록 포만감을 더 느끼게 된다. 이런 식품도 생것을 먼저 섭취하고, 그 다음 발효한 것 그리고 마지막으로 익힌 것의 순으로 먹는 것이 좋다. 효소가 풍부한 생것을 먼저 먹으면 장의 연동 운동에 도움이 된다. 일단 채소류의 식사를 마치면 그 다음에 생선이나 고기에 비해 혈당을 천천히 오르게 하는 두부와 같은 식물성 단백질을 섭취한다. 마지막으로 잡곡밥과 같은 탄수화물을 섭취하는데, 이는 결국 소량 섭취하지 않을 수 없게 된다. 먼저 섭취한 채소나 두부, 생선이 이미 배를 채우고 있으니 탄수화물은 적게 섭취하지 않을 수 없게 돼 버린다. 탄수화물은 과식했을 경우 지방으로 변해 살이 찌므로 상기한 순으로 식사를 하면 좋은 다이어트 식사가 될 것이다.

그러나 식사와 동시에 과일을 먹지 않는 것이 중요하다. 과일은 식전 30분에 먼저 먹든지 식후 60분에 먹는 것이 좋다. 이것은 식전 30분이면 과일이 소화되고, 식후 60여 분 동안에는 위 안에 음식물이 차 있어서 이때 과일이 들어가면 음식물과 섞여 산화하기 때문이다. 또한 식후는 혈당이 높아져 있기 때문에 식후 디저트라는 명목으로 과일을 섭취하면 혈당이 더 치솟게 된다. 그럼 우선 탄수화물, 단백질, 지방, 비타민, 미네랄, 섬유질, 식물영양소, 물에 대한 1일 총 열량의 비율과 함유 식품 등에 대해 총괄적으로 살펴보자.

탄수화물	총 열량의 65% 정도를 섭취하여야 하며, 통곡류, 옥수수, 감자, 고구마 등에 함유돼 있다. 에너지를 공급한다.
단백질	총 열량의 15% 정도를 섭취할 것을 권장하되 이 중 1/3은 필수 아미노산이 많은 동물성 식품, 콩 제품 등에서 섭취하는 것이 좋다. 에너지를 공급한다.
지방	총 열량의 20% 정도를 섭취하되 이 중 약 1~5%는 필수 지방산으로 한다. 에너지를 공급한다.
비타민	인체의 생리 기능을 조절하는 물질로서 곡류, 채소, 과일, 해조류 등에 들어 있다. 우리는 매일 이러한 식품류에 함유된 비타민을 충분히 섭취해야 한다.

미네랄	곡류, 채소, 과일, 해조류 등에 소량 들어 있지만 조직 구성 및 보수, 생리 기능 조절 등 인체에 절대적으로 필요한 성분이므로 섭취를 등한시해서는 안 된다.
섬유질	통곡류, 채소, 과일, 해조류 등을 통해 1일 20~35g을 섭취해야 한다.
식물영양소	총 5000여 종의 식물영양소 중 현재까지 1000여 종의 식물영양소가 발암 억제 효과가 있은 것으로 알려지고 있으므로 매일 녹색, 주황색, 적색, 보라색, 흰색, 검은색 등이 함유된 채소와 과일을 균형 있게 섭취하여 만병의 근원인 활성산소를 제거해야 한다.
물	1일 2.5L를 섭취한다. (이 중 500ml는 음식을 통해 섭취하는 양이다.)

소식(小食)하면 장수한다

우리가 매일 배불리 먹는 양의 80%만 먹으면 병에 걸리지 않고, 70%만 먹으면 의사가 필요 없다는 말이 있다. 소화 활동은 심한 노동이기 때문에 소화에 많은 에너지를 낭비하지 않기 위해서도 소식해야 함이 마땅하다. 과식했을 경우 나른하게 느끼는 것도 중노동을 하고 있다는 증거다. 우리는 항상 적은 듯이 먹는 습관을 의도적으로 들일 필요가 있는 것이다. 그리하여 의사를 필요로 하지 않도록 해야 할 것이다.

인체는 음식을 섭취하여 소화하는 과정에서 활성산소를 발생시키게 되는데, 소식을 할 경우 온갖 질병의 원인이 되는 활성산소를 적게 발생시킨다. 세계 3대 장수촌의 장수자들은 절대 과식하는 법이 없다. 소식하면서도 열심히 일하고 적당히 휴식하며 좋은 환경에서 생활한다. 소식은 고등동물의 실험 결과 수명을 30%나 연장시킬 뿐 아니라 뇌의 퇴행성 질환, 암 등 노화와 관련된 만성 질환이 늦게 출현하거나 적게 발생하는 노화 지연 현상이 관찰되었다. 소식하면 많은 효소가 소모되지도 않으며 활성산소도 적게 발생된다. 이것이 바로 자연적인 체중 감량법이다. 진수성찬을 지양하고 항상 가난한 밥상을 선호하되 위는 70~80%만 채워야 한다.

과식할 경우에는 엄청난 재앙을 초래하게 된다. 여기서 과식은 단지 배부르게 먹는 뜻으로만 생각해서는 안 된다. 섭취한 음식의 양이 적더라도 고칼로리에 속하면 그것 역시 과식인 것이다. 과식하면 우선 많은 체내 효소가 소모되는데, 체내 효소가 고갈되면 장내에는 소화되지 않은 찌꺼기가 유해균의 토양이 되어 황화수소, 암모니아, 스카톨, 아민류와 같은 독소와 가스가 대량으로 발생한다. 이것들은 간에 흡수되어 해독되는데, 변비가 되면 간 기능이 떨어져 해독을 할 수 없게 된다. 간에서 해독이 안 된 가스와 독소는 혈액을 오염시키고 심장, 혈관, 피부 등에 악영향을 미친다. 또한 동맥 경화, 이상지질혈증, 당뇨와 같은 생활습관병의 원인이 되기도 한다. 변비가 계속되어 숙변이 되면 온갖 유해균이 증식하게 된다. 그런데 이 변비나 숙변을 퇴치하는 방법이 있다. 바로 섬유질이 풍부한 식사, 즉 프리바이오틱스(prebiotics) 식품을 섭취하는 것이다. 이것은 난소화성 탄수화물로 미역(당 지수 16), 셀러리(당 지수 24), 양배추(당 지수 26), 삶은 고구마(당 지수 55) 등에 포함되어 있다. 물론 요구르트, 김치, 된장, 청국장과 같은 장내 유익균인 프로바이오틱스(probiotics) 식품을 동시에 섭취하면 일석이조의 효과를 거둘 수 있는데, 이와 같은 장내 유익균의 서식 환경을 좋게 하는 두 가지 현상을 신바이오틱스(synbiotics) 또는 심바이오틱스(symbiotics)라고 한다.

인체의 면역력은 장 점막에 서식하는 100조 마리의 세균에 의해 좌우되는데, 세균의 종류만도 무려 500여 종에 이르고 중량은 약 1~1.5킬로그램이나 된다. 대장에 푸소박테리움(fusobacterium)이라는 독소가 많으면 대장암에 걸린다는 사실이 입증되었다.

아무튼 우리는 유해균의 증식을 막고 유익균이 잘 서식하는 환경을 만들기 위해 매일 25g 정도의 섬유질을 섭취해야 한다. 섬유질에 관한 문제는 섬유질 항목에서 상세히 다룬다. 우리가 익히 알고 있는 장수동물로 유명한 학과 거북은 창자가 거의 항상 비어 있다고 한다. 과식하지 않는다는 것이다. 그로 인해 대사 속도도 느려지고 활성산소도 적게 배출되는 것이다. 소식하면 당연히 인슐린 분비도 적어지게 마련이다. 소식이 학과 거북의 장수 비결인 것이다.

소식하면서 음식물을 오래 씹으면 씹을수록 귀밑샘과 턱밑샘에서 파로틴(parotin)이란 호르몬이 분비되어 뼈나 치아의 칼슘 침착을 촉진하게 된다.

이 호르몬은 또한 활성산소를 줄이고 노화도 예방해준다. 또 씹는 것은 최고의 얼굴 운동법이기도 하다. 뇌와 얼굴의 모든 근육이 이완되기 때문이다. 천천히 오래 씹는 것은 식욕도 억제할 수 있고, 스트레스를 줄여주는 훌륭한 명상법이기도 하다.

천천히 잘 씹는 것이 소식으로 만족하는 비결이다

소식을 실행할 때 가장 곤란한 점은, 아직 배가 부르기 전에 수저를 놓고 식탁을 떠나는 일이다. 아무리 소식이 건강에 좋아도 배가 7~8부 정도로 수저를 놓는다면 기분이 개운하지 않을 것이다. 그러나 식사 시 천천히 씹는 법을 계속하다 보면 소식을 하고도 충분히 만족하게 됨을 알 수 있을 것이다.

이렇게 천천히 음식을 씹으려면 말할 것도 없이 잡곡밥과 생야채식이 적합할 것이다. 잡곡밥은 오래 씹어도 제일 밖의 껍질은 단단해서 풀처럼 되지는 않기 때문에 백미를 주식으로 하는 경우와는 상이하게 됨을 알 수 있다.

과식은 체내의 활성산소를 늘리고 암세포도 늘린다

우리의 식습관 중 나쁜 것 하나가 바로 과식이라고 할 수 있다. 과식은 체내의 활성산소를 늘리는 결정적인 요인일 뿐 아니라 암세포를 늘려 생명을 단축시키는 요인이 되기 때문이다.

과식하여 체내에 활성산소가 증가하면 세포를 사멸시키는 신호 전달 물질이 많아져 정상 세포가 파괴되고, 사이토카인(cytokine)과 같은 염증 물질이 분비돼 만성 염증이 발생하게 된다. 즉, 과식으로 인한 과다한 영양소와 산소가 활성산소를 만드는 원료로 작용했기 때문이다. 또한 요산, 피루브산, 락트산,

아미노산, 암모니아, 스카톨, 인돌 등의 각종 노폐물이 발생하여 혈액을 오염시키게 된다. 따라서 병을 키우지 않으려면 일찍부터 의도적으로 과식을 삼가는 습관을 들이지 않으면 안 될 것이다.

과거로부터 '많이 먹어라'란 말을 자주 듣던 사람들은 무의식적으로 많이 먹는 습관이 몸에 배어버린 것이다. 하지만 이제는 의도적으로 소식하는 데 전력을 기울여야 무병할 수 있다는 사실을 명심할 필요가 있다.

과식하면 체온이 떨어진다

과식하면 몸을 차게 하는 요인이 된다. 그러므로 소식을 하여 몸을 따뜻하게 함으로써 면역력을 증강시킬 수 있다.

과식할 경우 그것을 소화시키기 위해 혈액이 위장으로 집중되고 인체에서 열을 가장 많이 생산하는 기관인 근육, 뇌, 간으로 가야 할 혈액이 감소하게 되어 체온이 떨어지게 되는 것이다. 즉, 소식을 하면 그와 반대 현상이 나타나 장기에 혈액이 충분히 공급되므로 몸이 따뜻해지는 것이다.

권장할 탄수화물

식이 섬유가 풍부한 탄수화물, 즉 현미잡곡밥, 해조류, 채소, 과일, 콩류 등을 선택하되 고GI 식품을 피하고 중GI 식품이나 저GI 식품을 골라야 한다. 곡류는 정제된 것을 피하고 정제하지 않은 통곡류를 선택해야 한다. 과일도 당지수가 높은 것을 피하고 낮은 것을 골라야 한다.

사실 식이 섬유는 그 진가가 확인되면서 최근에 새로운 화두가 되고 있다. 우선 포만감을 주기 때문에 과식을 피할 수 있고, 체내에 '청소부'와 같은 역할을 하므로 활성산소도 막아주고 각종 질병도 예방해준다. 그러나 식이 섬유가 좋다고 무조건 많이 섭취해서는 안 된다. 1일 권장량, 즉 20~35g을 지키는 것이 좋은데, 이때 물도 충분하게 약 2L 정도 마시지 않으면 안 된다. 하지만 위장이 좋지 않은 사람인 경우는 위장의 상태를 보면서 섬유질을 섭취해야 할 것이다.

위험한 정제 탄수화물

빵을 예로 들어보자. 밀을 전곡 자체로 도정하면 통밀가루가 되고 섬유질과 영양이 풍부한 부분을 제거해버리면 흰 밀가루가 된다. 각각은 통밀빵과 흰빵이 되는데, 주로 통밀빵을 권장하고 흰빵은 되도록 먹지 말라고 한다. 하지만 정제했다는 의미에서는 다 같은 것이다. 다만 통밀빵은 흰빵보다 영양가가 많다 뿐이지 혈당을 치솟게 하는 상황은 큰 차이는 없다고 할 수 있다. 당 지수로 비교해보면 통밀빵은 56, 흰빵 70, 호밀빵 58, 보리빵 67, 통밀보리빵 70, 바게트 95, 귀리빵 65, 통밀호밀빵 58, 도넛 76 등이다. 이렇게 볼 때, 상기한 제품의 상당수가 고GI 식품인 것을 알 수 있다. 보통 통밀빵을 많이 선호하지만 소화되기 쉬운 고운 가루로 만든 정제 탄수화물이므로 혈당을 급상승시킨다. 그러므로 영양가와 섬유질만 생각하고 선호한 통밀빵도 많이 먹어서는 안 된다. 당 지수와 당 부하에 대해 누차 설명했듯이 당 지수가 조금 낮더라도 많이 먹을 경우 적게 먹은 고GI 빵과 같이 혈당을 급상승시킨다는 점에서 마찬가지가 되기 때문이다.

다시 말해 당 지수와 당 부하 이 두 가지를 모두 고려해야 한다는 말이다. 게다가 식품 첨가물로 설탕, 액상과당이 들어 있다. 그야 말로 '당분투성이'다. 말이 나온 김에 한 가지 더 강조하고 싶은 것은 제품 자체의 겉 부분이다. 즉, 빵 껍질이 갈색으로 변해 있다는 점이다. 이것이 바로 최종당화산물(AGEs)인데, 노화, 당뇨병 등 여러 질병을 유발할 수 있는 요인이 되므로 먹더라도 이 부분을 제거하고 먹어야 한다. 이것은 끈적끈적한 설탕이 단백질에 들러붙어 만들어진 것이다. 떡 역시 정제 탄수화물로 만든 것이다. 떡은 당 지수가 85로 고GI 식품이다. 설탕을 넣은 떡이 대부분이므로 결국 정제 탄수화물의 피해와 설탕의 피해, 즉 이중 피해를 입게 되는 것이다.

최종당화산물은 또한 육류, 생선을 고열로 가해도 만들어지는데, 가령 찌거나 삶는 것보다 굽거나 기름에 튀기면 훨씬 많이 생긴다. 이것이 체내로 들어오면 체내의 각 장기를 무차별 공격한다. 그야 말로 가공할 테러분자다. 췌장을 공격해 인슐린 생성을 억제하기도 하고, 혈관을 딱딱하게 하여 동맥 경화를 유발시키며 뇌의 경우에는 치매 유발 물질인 아밀로이드를 활성화시킨다. 우리의 코가 빵의 구수한 냄새에 빠져들지만 '혀가 즐거우면 몸이 괴롭다'라는 말을 잊지 말아야겠다. 또 생일 때마다 먹기 마련인 케이크에는 우지 및 돈지를 비롯해서 기타 기름들이 들어 있다. 또한 부풀리는 데 쓰는 베이킹소다, 베이킹파우더에는 과량의 소금이 들어 있어 고혈압이 있을 경우 주의가 요망된다. 결국 '혀만 즐겁게 하는 작은 행복을 선택할 것인가', '몸을 괴롭게 해서는 안 된다는 큰 행복을 선택할 것인가'는 식품을 대하는 사람의 입장에서 판단해야 할 문제다.

탄수화물 중독, 단맛 중독

당 지수가 높고 정제한 재료로 만든 빵, 떡 등의 음식은 도파민을 증가시켜 쾌감을 주는데, 이는 중독으로 이어진다. 마치 아편과 같은 금단증상이 나타나게 되는 것이다. 게다가 빵과 같은 경우를 보면 최악질 당분인 액상과당이 포함돼 있다. 이것은 설탕보다 더 악질이어서 그 단맛의 유혹에 쉽게 빠지는 경우를 보게 된다. 그러므로 빵에 액상과당이 포함된 제품을 피해야 한다. 가령 먹더라도 과량인 경우에는 당뇨, 고혈압, 협심증 등을 유발할 수 있으므로 각별히 유의해야 한다.

단맛에 한 번 빠지면 먹을수록 더 단맛을 찾는 악순환에 빠지고 만다. '설탕은 달콤한 독약'이라는 말이 있다. 설탕뿐 아니라 과당, 포도당, 시럽 등을 과다하게 섭취할수록 대사성 질환의 위험에 노출된다. 이런 성분을 과다하게 섭취하여 혈당이 높아지면 인슐린이 과다하게 분비되어 혈당을 떨어뜨리게 되는데, 이런 상황이 반복적으로 발생하여 혈당이 출렁이면 인슐린 저항성이 발생한다. 당연히 당뇨의 발생 위험이 높아지는 것이다.

당분을 섭취하면 술이나 담배처럼 의존성이 생긴다. 최근 당도가 더 높은 과일이 많이 등장하고 있는데, 달콤한 과일을 섭취하다 보면 원하는 단맛의 강도가 점점 더 세져서 더 센 단맛을 찾게 되는 것이다. 결과적으로 더 많은 당분을 먹게 되는 것이다. 설탕 같은 경우는 체내의 비타민, 미네랄, 칼슘이 다량 있어야 이를 소화시킬 수 있다. 이 과정에서 노화를 재촉하는 활성산소도 대량 발생한다. 인체의 질환 발생 중 약 90%가 이 활성산소에 기인하므로 그 발생을 최소화할 수 있도록 한다.

백미·흰 밀가루와 같은 정제된 곡류나 설탕, 과자, 탄산음료 등의 나쁜 탄수화물이 인체에 미치는 영향

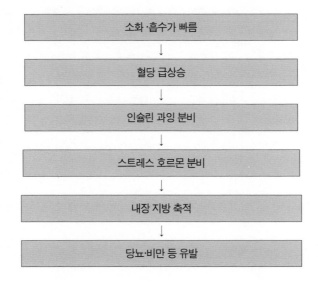

탄수화물과 당 지수

한국인들은 주로 당 지수가 높은 흰 쌀밥, 빵, 떡, 국수 등을 주식으로 하는데, 이런 당 지수가 높은 식품을 과잉 섭취하면 포도당 농도를 급상승시켜 중성지방을 높인다. 하지만 당 지수가 높더라도 채소와 같이 열량이 적은 식품은 별 문제가 없다. 그러므로 비만으로 인한 생활습관병을 예방하려면 반드시 당 지수가 낮은 식품을 선호해야 한다.

당 지수가 낮은 식품은 콩, 두부, 잡곡밥 등이 있다. 당 지수가 70 이상이면 고GI 식품, 56~69이면 중GI 식품, 55 이하면 저GI 식품으로 분류하고 있다. 그러므로 되도록 55 이하의 식품을 선호하도록 한다.

주요 식품의 당 지수를 요약하면 다음과 같다.

식품	당 지수 (1회섭취량/g)	식품	당 지수 (1회섭취량/g)	식품	당 지수 (1회섭취량/g)
쌀밥	92(150g)	복숭아	42(120g)	스파게티	44(180g)
찹쌀	92(150g)	사과	38(180g)	쌀국수	61(180g)
현미밥	66(150g)	바나나	52(120g)	우동	55(180g)
보리	25(150g)	아이스크림	61(50g)	게토레이	78(250g)
호밀	34(50g)	두유	44(250g)	콜라	63(250g)
바게트	95(30g)	우유	27(250g)	오렌지주스	52(250g)
찐 감자	78(150g)	고구마	55(150g)	토마토주스	38(250g)

다음 표에서 주요 탄수화물의 당 지수와 당 부하에 대해 알아보자(흰 빵 대비).

식품	1회 분량	당 지수(%)	탄수화물(g)	당 부하
코카콜라	340그램	63	39	25

흰쌀밥	200그램	64	36	23
으깬 감자	1컵	74	20	15
오트밀	1컵	58	22	13
바나나	1개(중간)	51	25	13
오렌지 주스	1컵	52	23	12
흰 식빵	1조각	70	14	10
딸기잼	1큰술	51	20	10
아이스크림	1/2컵	61	13	8
설탕	1작은술	98	10	7
익힌 콩	1컵	48	15	7
사과	1개(중간)	38	15	6
호밀빵	1조각	41	12	5
저지방 우유	1컵	32	13	4
당근	1/2컵	47	6	3

여기서 간과해서는 안 되는 사실은 결코 당 부하만 보고 섭취할 음식을 선택하지 말아야 한다는 점이다. 탄수화물의 비중이 높더라도 과일, 채소, 정제하지 않은 곡류는 섬유질, 비타민, 미네랄 외에 식물영양소가 풍부하게 들어 있다.

따라서 인슐린 저항성만 없다면 영양이 풍부한 식품도 선택할 필요가 있다. 가령 당 지수가 높더라도 감자(구운 감자 당 지수 90, 삶은 감자 당 지수 78)와 같은 식품의 경우에는 그 효능이 만만찮으므로 자주 섭취할 것을 권장한다.

그러므로 다이어트를 할 때에는 당 지수와 당 부하 못지않게 영양적인 문제도 따져봐야 할 것이다. 즉, 당 지수와 당 부하보다도 영양과 식이 섬유가 풍부한 식품을 선호할 필요가 있다.

당도와 당 지수는 반드시 비례하는 것은 아니다

당도와 당 지수의 차이를 알아야 한다. 당도는 '단맛이 어느 정도이냐'이고,

당 지수는 '체내에서 혈당을 어느 정도 올리느냐'의 문제이다. 예컨대 감자와 고구마인 경우 당도는 고구마가 감자보다 높지만, 당 지수는 고구마(55)보다 감자(85)가 훨씬 높은 것이다.

생식

생식은 생채소나 생 곡물을 열처리나 가공, 첨가물 없이 자연 그대로 먹는 것을 말한다. 생식에는 생명을 이루는 씨앗, 효소, 엽록소, 식이 섬유, 비타민, 미네랄, 식물영양소 등 자연의 영양이 최대한 보존돼 있어 소식으로도 최상의 에너지원을 공급받아 건강한 생활을 유지할 수 있다.

생곡류, 생야채, 생과일에는 효소가 풍부하게 들어 있고 식품 첨가물이 없다. 이러한 식품류의 생명력은 효소의 활성화로 얻어지는데 효소는 섭씨 55도 이상 가열하면 활성화가 되지 않는다. 식품을 조리할 경우 대부분의 영양소가 열에 의해 파괴된다. 바로 여기에 생식의 중요성이 있다. 생식을 해도 우리의 인체는 그것을 소화해 낼 수 있다. 식사 중 약 50%를 생식으로 하는 것이 좋은 이유는 영양가 차원에서 화식과는 비교가 안 되기 때문이다. 식품을 가공하지 않고 생것으로 먹으면 약이 된다. 식생활이 올바르면 병이 생길 까닭이 없다.

생식을 하는 사람은 화식을 하는 사람에 비해 질병에 걸릴 확률이 10배나 낮다고 한다. 화식을 할 경우 각종 영양소가 파괴되지만 생식에는 효소의 작용을 돕는 조효소인 비타민이나 미네랄이 고스란히 남아 있다. 그 외에도 각종 식물영양소, 식이 섬유 등이 풍부하게 들어 있다.

몸에 좋은 음식이 바로 약이므로 병을 고치는 의료가 된다고 하였다. 식약일체(食藥一體)라든가 의식동원(醫食同源)이라는 말이 있다. 음식을 먹는 것과 병을 치료하는 것은 인간이 건강을 유지하도록 하므로 그 근원이 같다는 말이다. 익힌 음식은 에너지를 내고 살을 만들기도 하지만 몸을 치유하지는 못한다. 하지만 생식에는 각종 비타민, 미네랄, 섬유질, 효소, 엽록소가 풍부하게 함유돼 있어 약리 작용의 효과가 있다. 생식의 특징은 다음과 같다.

(1) 생식에는 엽록소가 살아 있다.

식물의 잎이나 줄기가 초록색을 띠는 것은 엽록소 때문이다. 엽록소는 화학 구조가 혈액의 헤모글로빈과 같은 구조를 가지고 있으며 핵이 마그네슘 (Mg)인데 비해 인체에는 철(Fe)로 바뀌어 있을 뿐이다.

식물은 광합성 작용에 의해 포도당, 단백질, 비타민 등의 영양소를 만들어 생명을 유지하므로 엽록소는 식물에 있어서 생명을 만드는 대단히 중요한 성분인 것이다.

하지만 엽록소는 다른 색소에 비해 조리 과정에서 열에 의해 쉽게 파괴되는 단점이 있다. 따라서 데치거나 삶기보다는 생으로 그대로 먹어야 생명력이 살아 있는 영양소를 섭취하게 되는 것이다.

(2) 생식에는 효소가 살아 있다.

효소는 생명의 탄생에서부터 성장, 유지, 소멸에 이르기까지 전 과정에 관여하는 필수적 생명 물질이다. 몸속에서 일어나는 모든 화학 반응의 속도를 빠르게 하는 촉매 물질이다.

그런데 효소는 고령화할수록 체내에서 생산이 감소되고, 스트레스를 받거나 환경오염이 심할수록 체내의 효소 필요량은 많아지기 때문에 현대인은 효소가 부족해지기 쉬워지는 것이다. 효소는 열에 의해 쉽게 파괴되기 때문에 식품의 가공, 정제, 조리 과정에서 효소가 없어지게 되는 것이다. 우리가 먹는 화식은 대부분 가열, 조리, 가공했기 때문에 효소가 부족한 식사가 되기 쉽다. 효소가 살아 있는 생식을 하면 풍부하게 함유된 식품 내의 효소로 인해 체내 효소를 절약하게 되어 체내 대사가 원활해지고 유독 물질이나 노폐물이 생성되지 않게 해준다. 게다가 생식을 하면 조효소인 비타민과 미네랄도 충분히 섭취하게 되므로 효소도 쉽게 생성된다.

(3) 생식에는 식이 섬유가 풍부하다.

식이 섬유는 몸안의 노폐물, 독성 물질을 흡착하여 배설시키고 혈중 콜레스테롤, 중금속의 농도를 감소시킨다. 식이 섬유는 또한 대장 내의 유익균의 활동에 영향을 주어 발암물질이 침투하는 것을 억제하므로 대장암의 유발을 억제할 수 있다.

식이 섬유는 도정하지 않은 통곡류에 많으며 채소류, 버섯류, 해조류에도 많이 함유돼 있다.

(4) 생식에는 식물영양소(phytonutrients, phytochemicals)가 살아 있다.

항산화제로 작용하는 식물영양소는 암, 심장병, 노화 등을 억제하는 면역 물질이며 신선한 식품일수록, 식품 전체를 먹을수록 효과적이다.

최근에는 식물영양소가 항암 작용이 탁월하고 질병에 대한 저항력을 강화하는 데 효과가 있는 것으로 입증되어 면역 물질로 활용되고 있다.

(5) 생식에는 비타민이 풍부하다.

비타민은 생명체가 살아가는 데 중요한 역할을 하는 영양소로 인간의 성장과 건강 유지, 지병 예방 등의 기능을 한다.

비타민은 많은 양이 필요하지는 않지만 체내에서 만들어지지 않고, 만들어지더라고 충분하게 만들어지지 않으므로 음식을 통해 섭취해야만 한다.

비타민은 모든 자연식품 속에 들어 있기 때문에 자연식품을 섭취하면 비타민이 부족하지 않겠지만 현대인들은 식품을 조리하고 가공해서 먹기 때문에 항상 비타민이 부족한 상태에 있는 것이다. 따라서 의도적으로 생식하는 습관을 들여 비타민을 보충하는 방향으로 나아가야 할 것이다.

생식과, 화식·가공식의 차이점

생식은 화식이나 가공식과는 달리 인체의 신진대사에 중요한 성분인 비타민, 미네랄, 효소, 엽록소, 식물영양소, 섬유질, 씨눈 등이 자연 그대로 살아 있다. 화식은 맛은 좋지만 인체의 신진대사에 중요한 성분들이 거의 파괴된다. 그러면 생식과, 화식 및 가공식의 차이점을 비교해보자.

※ 생식과, 화식·가공식의 영양소 비교

	생식	화식·가공식
비타민	거의 모든 비타민 유지	수용성 비타민이 주로 파괴, 지용성 비타민도 고온에서는 파괴
미네랄	거의 유지	가열에 의해 손실
효소	살아 있다	열에 의해 파괴
단백질	적당한 생 단백질 섭취	단백질 변성
지방	신선한 식물성 지방 섭취	지방 산패
엽록소	그대로 유지	조리 시, 가열 시 파괴
씨눈	그대로 유지	가공으로 제거
섬유질	그대로 유지	가공으로 제거

거친 음식이 내 몸을 살린다

가공하지 않은 자연 그대로의 음식에는 비타민과 미네랄을 포함한 각종 영양소와 섬유질이 풍부하게 들어 있다. 이러한 음식을 상식하다 보면 스스로 질병으로부터 멀어진다는 것을 몸소 체험할 수 있을 것이다.

이런 음식은 식품 첨가물은 물론 방부제, 설탕, 유해 색소, 항생제, 화학비료, 농약, 조미료, 산화방지제 등 우리 인체를 병들게 하는 물질이 전혀 들어 있지 않은 것들이다. 이런 음식을 섭취하는데 어찌 인체가 오염되어 질병에 노출되겠는가. 과거의 음식 패턴에서 벗어나 과감하게 탈피해야 질병의 위험에서 벗어날 수 있을 것이다. 그러면 거친 음식을 먹을 수 있는 방법을 몇 가지 나열해보자.

(1) 통곡류를 섭취한다.

도정하지 않은 곡류에는 비타민, 미네랄, 식이 섬유 등의 영양소 외에도 각종 생리 활성 물질이 통곡류의 씨눈과 겨 층에 많이 들어 있다.

(2) 식이 섬유가 전혀 없는 동물성 단백질을 배제하고 콩류를 섭취한다.

콩에는 육류보다 단백질의 함량도 훨씬 많이 들어 있을 뿐 아니라 식이 섬유도 풍부해서 변비, 장염, 대장암, 유방암 등을 예방해준다.

(3) 음식 섭취 중 날 것의 비중을 약 50% 정도로 한다.

날 음식에는 효소가 풍부하게 살아 있어 우리 몸에 부족하기 쉬운 효소를 보충해줄 수 있다. 음식은 조리하는 과정에서 영양소가 거의 파괴되므로 실제 충분한 영양소를 섭취하지 못하게 되는 것이다. 조리 중 섭씨 55도면 효소가 파괴되어버리기 때문이다.

(4) 음식은 천천히 오래 씹어서 먹는다.

음식을 많이 씹을수록 행복 호르몬인 세로토닌이 많이 분비된다. 그러므로 평소 음식을 꼭꼭 오래 씹어서 세로토닌 분비를 늘리는 습관을 들이는 것이 좋다. 또 껌을 씹고 5분이 지나면 세로토닌이 분비된다.

현미에 함유된 피틴산(phytic acid)의 효능

피틴산은 현미를 비롯해 통밀, 콩류, 시금치 등에도 함유돼 있댜. 피틴산은 암세포에 침투하여 암세포를 정상 세포로 전환시키기도 하고 암세포 내에 있는 유해 물질을 부착해서 배출시키기도 한다.

특히 피틴산은 강력한 항산화 작용이 있어 인체의 산화를 예방하며 중금속 등의 독성 물질을 흡착·배출함으로써 인체를 건강한 상태로 유지해준다.

그런데 이 피틴산은 칼슘, 철분, 마그네슘과 같은 미네랄과 결합해 이 물질들을 체외로 배출하기도 한다. 그러므로 현미를 주식으로 할 경우 미네랄 부족 현상을 겪을 수도 있으므로 현미로만 주식으로 하지 말고 현미에 각종 잡곡을 섞어서 혼식할 것을 권장한다. 또 잡곡밥과 더불어 미네랄이 풍부하게 함유된 해조류나 견과류도 식사 시에 함께 섭취하면 현미 등에서 제거된 미네랄을 보충할 수 있다.

고GI 식풍을 저GI 식품으로 대체하기

고GI 식품	저GI 식품
식빵, 흰빵	현미빵, 효모빵
정제된 시리얼	정제되지 않은 시리얼
케이크, 비스킷, 크래커, 도넛	과일, 요구르트
감자, 쌀	고구마, 콩류

대표적인 고GI 식품

　감자튀김(당 지수 85), 떡(85), 도넛(86), 벌꿀(88), 찰쌀떡(88), 식빵(91), 초콜릿(91), 바게트(93)

대표적인 중GI 식품

　현미(당 지수 56), 밤(60), 아이스크림(65), 호박(65)

대표적인 저GI 식품

　녹차(당 지수 10), 홍차(10), 우뭇가사리(11), 한천(12), 시금치(15), 김(15), 미역(16), 파래(16), 다시마(17), 땅콩(20), 두유(23), 곤약(24), 여주(24), 우유(25), 양배추(26)

음주가 당 수치를 높인다

알코올이 탄수화물은 아니지만 탄수화물과 유사한 대사 경로를 거친다는 사실에 유의해야 한다. 그러므로 과음했을 때는 혈당 부하도 높아진다는 것을 명심해야 한다.

칼로리만 따지지 말고 당 지수도 알아보자

다이어트에 칼로리만 생각하던 사람이 이제는 당 지수도 살피고 있다. 당 지수가 낮은 식품은 혈당 지수를 낮춰주기 때문에 당뇨를 예방할 수 있다. 저 GI 식품은 당뇨 예방뿐 아니라 중성지방이나 콜레스테롤을 낮춰주기 때문에 비만을 예방하고 심혈관 질환의 위험도 낮춰준다. 하지만 항상 저GI 식품만 먹을 필요는 없다. 가끔 영양가가 좋은 고GI 식품이나 중GI 식품도 먹어야 한다. 특히 섬유질이 풍부한 해조류나 고구마, 콩, 현미, 보리, 귀리 등은 당 지수도 높지 않으면서 포만감도 주고 혈당도 천천히 올리므로 여러 가지 면에서 유익하다. 주식으로 빵을 즐기는 사람들은 빵이 당 지수가 높다는 이유 때문에 고민이 이만저만이 아니다. 하지만 최근에 각 제과점이 과거의 흰 식빵류(당 지수 70~90)보다 당 지수가 현저히 낮은 빵(당 지수 53.5)을 출시하고 있어 빵 애용자들에게는 여간 반가운 소식이 아니다.

주요 탄수화물 식품의 당 지수 및 당 부하 비교

주요 식품	당 지수	당 부하
검은콩	30	7
강낭콩	25	8
렌즈콩	30	5
옥수수	52	9
보리	35	16
현미	59	18
귀리(눌러 구운 것)	55	13

흰쌀	83	23
통밀	70	14
간장	71	25
고구마	61	17
감자	90	26

정제 후 남은 밀가루의 영양소 (단위: %)

비타민 E	5
비타민 B_6	13
마그네슘	15
비타민 B_2	19
나이아신	20
섬유소	22
아연	24
칼륨	26
인	31
구리	38
셀레늄	48
비타민 B_{12}	59
엽산	59

설탕을 조심하자

설탕은 몸에 안 좋으니 먹지 말라고 하면 나는 설탕을 먹지 않는다라고 흔히 말한다. 그러나 우리는 모르는 사이에 많은 설탕을 먹고 있는 것이 사실이다. 설탕은 안 먹는다고 하면서 청량음료는 마시는 모순이 나타나는 것이다. 청량음료 한 병에는 설탕이 6~11 찻숟갈 정도 들어 있다. 설탕이 들어 있는 식품이 어디 청량음료뿐인가. 아이스크림, 케이크. 쿠키. 비스킷, 사탕, 빵, 떡, 케첩 등 너무나 많다.

설탕을 과잉 섭취하면 백혈구의 활동이 약화되어 각종 질병에 대한 저항력이 급감한다. 맛있는 음식을 먹는 기쁨도 좋지만, 이렇게 설탕이 들어 있는 식품을 무분별하게 먹다가는 머지않아 돌이킬 수 없는 치명상을 입을 수도 있음을 인식해야 한다.

그런데 이 설탕 역시 탄수화물인 것이다. 즉, 설탕은 포도당과 과당이 1 : 1로 결합된 탄수화물의 한 종류이다. 가령 빵을 먹는 경우 빵의 재료인 정제 탄수화물은 물론이고 거기에 첨가된 설탕이나 액상과당 역시 탄수화물의 일종인 것이다. 따라서 정제 탄수화물도 먹고, 설탕이란 탄수화물도 먹게 되므로 이중으로 탄수화물을 섭취하는 결과가 되는 것이다. 그야말로 탄수화물의 범벅에 빠지는 꼴이 됨을 간과하지 말아야 한다.

설탕의 피해에 대해 알아보자

'달콤한 살인자'인 설탕은 마약보다 8배나 중독성이 높아 섭취하기 시작하면 중단하기가 어렵다. 대부분의 소비자는 세계보건기구(WHO)의 하루 섭취 권장량을 넘어 권장량의 34%에 해당하는 17g의 설탕을 매일 더 섭취하는 것으로 분석됐다. 사실 우리는 단맛이 나는 음식을 먹으면서 만족감을 느끼고 있지만 우리의 혀가 속고 있는 것이다. 이렇게 식사를 하고 난 다음에 디저트라고 해서 과일을 더 먹고 있는 것이 더 위험한 문제인데, 이럴 경우 과도한 혈당이 혈관에 쌓여 혈관이 끈끈해지므로 산소와 기타 영양소의 통로가 원활하지 못하게 되어 각종 생활습관병이 발생하게 되는 것이다. 그러므로 어떻게 해서든지 이 '달콤한 살인자'를 줄이거나 퇴치하는 방법을 찾아야 한다.

설탕은 면역 체계에 문제를 일으키고 체내 미네랄의 불균형을 유발하며 노화를 촉진하기 때문에 여러 질병의 주요 요인이 된다. 또한 설탕은 피를 산독화되게 하며 체내에서 연소해서 칼로리만 발생하는데, 연소할 때 비타민 B가 필요하므로 그것을 빼앗아 혈액을 산성화시킨다. 따라서 식품류를 구입할 때는 식품의 라벨에 표시된 설탕 함유량을 확인해야 한다. 그리하여 설탕이 없거나 덜 함유된 '설탕 무첨가'나 '설탕이 덜 들어간 음식'이라고 표시된 것을 구입할 필요가 있다. 마약보다 중독성이 강해 이미 중독된 우리의 혀를 막을 수는 없지만 음식을 섭취할 때, 가령 커피의 경우 설탕 첨가의 양을 한 번에 줄이지 말고 천천히, 즉 일주일에 한두 번, 서너 번, 매일 줄여나가는 방법을 취해야 할 것이다. 그리하여 최종적으로 프림까지 빼고 원두커피만 마시는 방향으로 나간다. 또 한 가지 방법으로 단맛 대신 향을 느끼며 마시는 것으로서 코코아나 바닐라 파우더를 넣으면 충분히 그 역할을 대신해 줄 것이다.

설탕은 각종 음료에도 함유돼 있으므로 탄산음료 등의 음료도 지양하자, 단맛은 간식으로 먹는 엿이나 캔디 대신 먹는 과일로 보충하면 좋을 것이다. 과일에는 각종 비타민 외에 식물영양소 그리고 각종 효소가 풍부하게 함유돼 있어 적당히만 섭취하면 각종 생활습관병을 퇴치할 수 있을 것이다.

또 설탕은 가명으로 표시된 경우가 있는데, 예컨대 액상 과당, 사탕수수 시럽, 전화당, 당밀, 자당, 단풍당 시럽 등으로 표시되어 있다. 따라서 항상 이런 성분이 표시돼 있는지 라벨을 잘 살필 필요가 있는 것이다. 설탕이 인체에 미치는 주요 사항 몇 가지를 열거하면 다음과 같다.

(1) 암의 성장원이다.

1931년 노벨상 수상자인 오토 바르부르크(Otto Warburg)는 암세포가 정상 세포와는 근본적으로 다른 물질 대사를 하며 성장의 주요 원천으로 설탕을 사용한다는 사실을 밝혀냈다. 이 결과를 토대로 우리는 설탕 섭취를 자제하여 암세포가 성장하는 원천을 차단해야 한다.

또한 설탕 섭취와 췌장암 사이에 직접적인 상관관계가 있다는 결과가 밝혀지기도 했다.

(2) 비타민을 파괴한다.

설탕을 먹으면 비타민 B의 소모가 많아진다. 설탕은 체내에서 포도당과 과당으로 흡수되는데 이때 비타민 B가 필요하게 된다. 그러므로 설탕을 과량으로 섭취할 경우 비타민 B가 결핍되는 것이다.

(3) 설탕은 칼슘도둑이다.

우리의 체내에 들어온 설탕은 그것을 분해하기 위해 칼슘을 필요로 하게된다. 이 칼슘은 주로 혈액 속에 포함돼 있지만, 설탕으로 인해 이 칼슘을 빼앗기게 되면 '저칼슘혈증(hypocalcemia)'이라는 증세가 나타난다.

이 증세는 혈액의 칼슘 함량이 정상보다 낮은 상태로서 혈청 칼슘 값이 100ml당 9mg 이하인 경우를 말한다.

'저칼슘혈증'이 나타나면 뼈가 무르게 되고, 충치가 발생하기 쉽고, 눈의 각막에 이상이 생겨 백내장에 걸리기 쉬운 상태가 된다.

또한 설탕은 우리 인체에서 산성 물질로 변하는데, 이 산성 물질을 중화시키기 위해 뼈에서 칼슘을 빼내서 같이 배출시킨다. 게다가 설탕은 칼슘과 인의 결합을 저해하기 때문에 칼슘이 뼈에 축적되는 것을 방해한다. 그러므로 골밀도가 낮아지고 골절의 위험성이 더욱 높아지는 것이다.

설탕의 과잉 섭취는 특히 성장기에 있는 어린이나 청소년에게 치명적인 결과를 야기한다. 충치가 발생하는 정도의 문제가 아니라 설탕을 지나치게 섭취하여 혈당이 높아지면 성장 호르몬의 분비가 위축되어 키도 크지 않게 되는 것이다.

(4) 설탕은 조기 노화 등 수많은 질병과 관련이 있다.

혈중에 설탕이 과도하게 많으면 이 성분이 단백질과 결합해 최종당화산물(AGES, advanced glycation end products)을 만든다. 이 물질은 조기 노화와 수

많은 질병과 관련이 있는 것으로 알려져 있다.

(5) 설탕을 과잉 섭취하는 어린이는 일찍부터 근시가 나타난다.

초콜릿이나 과자 등에 첨가된 설탕을 과잉 섭취할 경우 체내에 칼슘이 결핍되어 안구 벽을 구성하는 막 가운데 가장 바깥쪽의 섬유막 뒤쪽에 있는 공막이 약해지고 탄성이 저하되어 안구 길이가 늘어나 근시가 된다는 것이다. 요즘 어린이들의 안경 착용 빈도가 증가하는 것도 설탕이 함유된 음식 섭취를 많이 하는 것과 무관하지 않다는 것이다.

나쁜 탄수화물(면, 국수, 빵, 떡 등과 같이 정제된 탄수화물로 만든 식품 및 고GI 식품)이 인체에 미치는 영향

소화·흡수가 빠르다 → 혈당이 급상승한다 → 인슐린이 과잉 분비된다 → 스트레스호르몬이 분비된다 → 내장지방이 축적된다 → 당뇨병·비만·심장병 등이 유발된다.

또한 정제하여 부드러워진 음식(흰 쌀밥, 떡, 빵 등)은 대장을 통과할 때 대장 벽에 찌꺼기를 남겨 오랫동안 떨어지지 않고 썩어서 부패균을 만든다. 백혈구들이 이것을 처리하느라 안간힘을 쓰지만 제대로 처리하지 못해 결국 숙변이 되고, 숙변이 쌓이면 뇌경색, 심근경색, 암, 교원병, 아토피성 피부염 등의 온갖 질병이 발발하게 된다.

좋은 탄수화물(현미, 보리, 귀리, 양배추, 브로콜리 등)이 인체에 미치는 영향

소화·흡수가 느리다 → 혈당이 완만하게 상승한다 → 인슐린이 정상적으로 분비된다

정제 탄수화물 섭취의 결과

　하기한 도표는 통곡류를 섭취하지 않고 정제한 식품을 섭취하여 각종 질병을 유발하다가 결국 사망에 이르게 된다는 사실을 설명하고 있다.

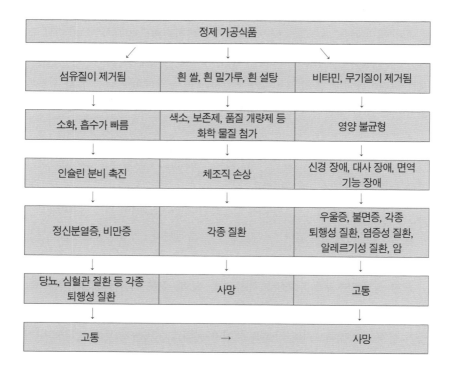

2장
칼로리의 원천인 단백질

3대 영양소 중의 하나로 체성분의 구성과 체력을 유지하는 데 중요한 성분이다. 우리는 체내의 타 영양소에서 이것을 합성할 수 없으므로 식물성 단백질이나 동물성 단백질을 섭취하여 자신의 체단백질로 만들어야 한다. 단백질은 세포의 구성 성분, 세포 내 각종 화학 반응의 촉매 역할을 하는 효소, 면역에 관련된 항체, 호르몬 등으로서 생명 유지에 필수적인 역할을 한다.

육류 섭취와 그 독소 호모시스테인(homocysteine)의 발생 관계

자연에 존재하는 20개의 아미노산 중 12개는 인체에 섭취된 음식을 원료로 해서 합성이 되지만, 그 외 8개는 합성이 되지 않기 때문에 반드시 음식으로 섭취해야 한다. 이 8개를 필수아미노산이라고 하는데, 이 중에서 메싸이오닌(methionine)은 세포 내에서 불완전하게 대사될 때 호모시스테인(homocysteine)이라는 중간 대사산물을 생성한다. 건강한 인체에서는 호모시스테인이 시스테인이나 메싸이오닌으로 전환된다.

그런데 붉은 고기와 가금류에는 비교적 많은 양의 메싸이오닌이 들어 있다는 사실을 상기할 필요가 있다. 이 아미노산은 체내에서 호모시스테인으로 전환될 수 있는데, 이 때문에 육류를 많이 섭취하지 말아야 한다는 것이다. 호모시스테인의 수치가 높은 사람은 붉은 고기, 칠면조, 닭과 같은 메싸이오닌이 많이 들어 있는 음식을 적게 먹고 생선, 채소, 과일을 많이 섭취해야 한다.

담배를 피우고 커피를 마셔도 호모시스테인 수치가 올라간다는 사실을 간과해서는 안 된다.

시스테인(cysteine)과 메싸이오닌은 인체에 필요하고 무해한 아미노산이지만, 호모시스테인은 강력한 산화제 역할을 한다. 필수아미노산인 메싸이오닌의 대사 과정에서 생성되는 호모시스테인은 인체에 다소 있게 마련이지만 시스테인이나 메싸이오닌으로 전환되지 않고 일정량 이상 쌓이면 심혈관 질환을 일으키게 된다. 즉, 이 호모시스테인이 혈관을 노화시키는 것이다. 호모시스테인이 과량으로 쌓이면 혈관 내피세포를 자극하여 활성산소를 생성하고, 혈관을 확장시키는 산화질소를 불활성화시켜 혈관을 수축시킨다. 인체의 혈관을 파괴하고 노화시킴으로써 혈전이나 혈액 응고를 일으키고, 동맥 경화, 치매, 뇌졸중 등 심혈관 질환을 유발하는 가장 강력한 원인이 되는 독성 물질인 것이다.

호모시스테인을 분해해서 시스테인으로 전환하거나 메싸이오닌으로 환원하는 필요한 효소들은 비타민 B_6, B_9(엽산), B_{12}를 필요로 한다. 따라서 아래에 열거한 3종류의 비타민을 잘 섭취하면 혈중 호모시스테인의 수치를 낮출 수 있다.

※ 호모시스테인의 수치를 낮추는 식품

(1) 비타민 B_6: 돼지고기, 닭고기, 생선, 난류, 고구마, 감자, 견과류, 콩류 등

(2) 비타민 B_9(엽산): 시금치, 순무, 근대, 아스파라거스, 아보카도, 바나나, 오렌지, 딸기, 콩류, 땅콩, 감자, 시리얼, 비트, 두부, 고구마 등

(3) 비타민 B_{12}: 육류, 난류, 우유, 유제품 등

동물성 단백질을 많이 섭취하면 IGF-1 생성이 촉진된다

IGF(Insulin-like Growth Factor)-1, 즉 인슐린 유사 성장 인자-1이라는 호르몬은 태아기와 아동기에는 중요한 성장 촉진 물질 중 하나이지만 이 물질이 성인기에도 계속 높은 상태를 유지하면 노화를 가속화할 뿐 아니라 면역력을 약화시키고 암도 유발한다는 것이다. 즉, 오늘날 우리가 동물성 단백질을 과다하게 섭취하게 됨에 따라 IGF-1의 수치가 높아져 암을 유발하게 된다는 것이다. 그런데 문제는 식물성 단백질인 콩에도 필수 아미노산이 동물성 단백질과 유사하게 많이 들어 있다는 점이다. 따라서 콩 역시 IGF-1의 수치를 높여 암을 유발할 수 있다는 결론이 밝혀진 것이다. 그러나 콩 단백질은 동물성 단백질과는 달리 크게 위험하지는 않기 때문에 안심할 수 있으나 콩이 건강에 유익하다고 과잉 섭취할 경우 위험할 수도 있으므로 적정량을 섭취해야 한다. 과유불급이란 말이 있듯이 콩 섭취 문제에 있어서도 이 문구가 어울리는 것이다. 콩도 과량 섭취하지 말고 적정량 섭취를 준수해야 할 것이다.

밀가루 단백질, 글루텐(gluten)에 관한 논쟁

밀, 호밀, 보리, 귀리 등 글루텐이 함유된 식품을 먹으면 소장 점막에 면역 반응이 일어나 염증이 생기는 것을 글루텐 민감성(gluten sensitivity)이라고 부르는데 질환 이름은 '만성 소화장애증, 복강병(celiac disease)'이라고 한다. 이 반응은 오랜 시간에 걸쳐 장을 손상시키면서 체내에 악영향을 미치게 된다. 하지만 이 특이 반응은 주로 서양인들에서 관찰되는데 3/1000 또는 1/100의 비율로 발생한다고 한다. 그러나 동양인에서는 이런 현상이 거의 발견되지 않는 것으로 알려지고 있지만, 최근 미국인들 사이에서 1/100, 5/100의 비율로 발생한 통계가 있어 긴장이 고조되고 있다고 한다.

단백질 섭취의 중요성

단백질은 인체 세포의 구성 성분, 세포 내 각종 화학 반응의 촉매 역할을 하는 효소 성분, 면역 관련의 항체 성분, 다른 기관 및 조직의 작용을 조절하는 호르몬 성분 등으로서 생명 유지에 중요한 역할을 한다.

단백질은 또한 에너지원으로 사용되며 그중 일부는 체내에서 포도당으로 전환되어 혈당에 영향을 준다. 하지만 일단 포도당으로 바뀐 뒤 혈당이 상승하므로 탄수화물에 비해 혈당이 천천히 상승한다.

그런데 단백질에 대해서 간과하지 말아야 할 점은 3대 영양소 중에서 단백질이 유일하게 질소를 함유하고 있기 때문에 에너지로 바뀌거나 포도당으로 전환되는 과정에서 인체에 유해한 물질을 배출하게 된다. 따라서 혈당 문제 등으로 인해 탄수화물을 거의 섭취하지 않고 단백질만 섭취할 경우 이를 해독하는 간과 신장에 무리를 주게 된다. 그러므로 간이나 신장에 문제가 있는 사람의 경우 이러한 방법을 피하는 것이 좋을 것이다.

탄수화물과 단백질 섭취의 균형

탄수화물의 섭취를 줄이고 단백질의 섭취를 늘리면 혈중 중성지방의 수치는 낮아지고 HDL 수치는 높아지므로 심장 발작이나 뇌졸중 또는 그 외의 심혈관 질환을 감소시킬 수 있다. 하지만 고단백 위주로 단백질을 너무 많이 섭취하고 탄수화물을 최소화하는 식이는 골격으로부터 칼슘을 유출시키고 골다공증이나 골절을 유발할 수 있다. 즉, 단백질을 많이 섭취할수록 더 많은 칼슘이 체외로 배출된다는 사실이다. 다시 말해 단백질의 섭취가 증가하면 이 단백질과 관련된 산을 중화시키기 위해 더 많은 칼슘이 필요하게 되는데, 이런 칼슘은 대부분 칼슘이 많이 들어 있는 뼈에서 충당하게 되는 것이다. 따라서 칼슘을 보존하기 위해서 탄수화물과 단백질을 균형 있게 섭취해야 한다.

동물성 단백질과 식물성 단백질의 비교

인체가 필요로 하는 양보다 많은 단백질, 특히 동물성 단백질을 과잉 섭취할 경우 조기 노화 등 각종 질환이 나타날 수 있다. 체내에 이용된 후 남은 단백질은 지방으로 전환되거나 신장을 통해 배설된다. 여분의 질소가 소변으로 빠져나가면 뼈에서 칼슘 등의 미네랄이 빠져나가 신장 결석이 된다. 또한 단백질의 산성으로 인해 혈액은 산성으로 급격하게 기울게 된다. 인체는 이러한 변화에 대응하기 위해 뼈 속의 인산염과 칼슘을 빼내 급격하게 변화된 산성을 중화하게 된다. 그 결과 골 소실 상태가 되고 이것이 계속 진행되면 골다공증이 되는 것이다. 하지만 채소, 녹색 채소에도 단백질이 다량 들어 있다. 그러므로 우리의 인체를 무너뜨리는 동물성 단백질을 지양하고 식물성 단백질을 섭취하도록 해야 할 것이다. 또한 콩에는 육류보다 많은 단백질이 함유돼 있으므로 콩류, 두부, 청국장 등의 단백질을 선택하면 면역력은 물론 항암 효과도 얻을 수 있다. 일례로 대두에는 단백질 함량이 100g당 34.40g이 들어 있는데 반해 쇠고기에는 20.1g이 들어 있다. 이와 같이 섬유질도 없고 체내 독소를 유발하는 쇠고기보다 몸에 유익한 대두를 섭취하면 건강에 좋은 효과를 얻을 수 있을 것이다.

암세포의 성장원이자 만병의 근원인 동물성 단백질

각종 필수 아미노산이 많이 들어 있는 동물성 단백질을 많이 섭취하면 그렇지 않은 단백질을 섭취했을 때보다 'IGF-1(인슐린 유사 성장인자-1)이 많이 증가한다. 그러므로 동물성 단백질을 적게 또는 식물성 단백질 위주의 식사를 하면 IGF-1 수치를 낮출 수가 있어 건강에 이롭게 된다. 식물성 단백질 중 콩 단백질에 필수 아미노산이 가장 골고루 함유돼 있다. 그런데 이 콩 단백질 역시 IGF-1 수치를 높인다는 것이다.

하지만 적당량을 섭취하고 콩에서 추출한 농축 단백질만 섭취하지 않는다면 IGF-1 생산을 자극하지 않는다는 것이다. 높은 IGF-1 수치는 건강에 적신호를 가져온다. 각종 암을 비롯해서 심혈관 질환, 치매, 알츠하이머병 등과도 연관돼 있기 때문이다. 그러므로 이 호르몬을 안전한 수준으로 유지하기 위해 동물성 단백질을 최소화하거나 피하는 것을 목표로 해야 할 것이다.

실제로 단백질 덩어리로 알려진 쇠고기에는 고작 25~35%의 단백질이 있을 뿐이다. 수분을 제외한 나머지는 대부분 지방이다. 고기에 덕지덕지 붙은 불량한 기름기는 우리 몸에 피해를 입히고 몸을 산성화시켜 노화를 앞당기게 한다.

과다한 동물성 단백질 섭취가 인체에 미치는 영향

동물성 단백질을 과다하게 섭취하여 소화가 제대로 되지 않으면 잔류 단백질이 장내에서 부패하게 된다. 그 결과 위염, 대장염, 게실염, 간의 장애 등 각종 질환을 유발한다. 또한 면역계에도 영향을 미쳐 감기에 쉽게 감염되는 등 만병의 근원이 되고 있다. 이와 같이 여분의 단백질은 몸에 필요 이상의 질소를 공급하게 되는데, 이것이 피로의 원인이 되는 것이다.

육류에 포함된 요산은 신장에서 여과되어 소변으로 배설되지만 이것이 신속하게, 완전하게 혈액에서 배설되지 않으면 축적되어 신장에 악영향을 미치고, 통풍이나 방광 결석을 유발하기도 한다.

오징어나 문어에 콜레스테롤이 많다는 것은 잘못된 상식

콜레스테롤이 많다는 이유로 오징어나 문어 등을 꺼리는 사람이 많지만 이런 생선에는 몸에 나쁜 콜레스테롤은 전혀 없다는 것을 상기해야 한다. 오징어나 문어 등에는 스테롤이라는 물질이 풍부한데, 이것은 타우린이라는 아미노산으로 오히려 콜레스테롤을 떨어뜨리는 몸에 좋은 역할을 하는 것이다. 또한 게, 새우, 조개에도 이 성분이 다량 들어 있다.

음식 섭취 후 분해되지 않는 찌꺼기의 문제점

단백질은 3대 영양소인 탄수화물, 지방, 단백질 중에서 소화와 분해 과정을 거친 후 찌꺼기가 가장 많이 남는 성분이기 때문에 단백질의 찌꺼기가 대장에 오래 머물면서 독성 물질을 발생하게 된다. 사실 육류는 소화되면 아미노산으로 분해되어 인체의 구성 요소로서 큰 역할을 하지만, 분해되지 않는 찌꺼기가 장기간 장에 머무르면서 장의 원활한 연동 운동을 방해하고, 찌꺼기 중 인돌(indole), 푸트레신(putrescine), 카다베린(cadaverine) 등이 대장 벽의 점막을 손상시키기 때문에 대장암이 발생할 가능성이 높아지게 된다.

3장
칼로리의 원천인 지방

　지방은 인체에 에너지를 공급하는 영양소다. 지방 1g을 섭취하면 9kcal를 만드는데, 이것은 탄수화물과 단백질이 각각 1g당 4kcal의 에너지를 내는 것에 비해 2배 이상이나 높은 수치다. 그러므로 에너지로 쓰이지 않는 부분은 체지방으로 축적되어 살을 찌게 하는 주범이 된다.

　지방은 인체의 20~25%를 구성하는데, 그 역할을 보면 위장의 점막을 튼튼하게 하고, 세포막의 주요 성분으로서 뇌를 둘러싼 막이 대부분 지방으로 형성돼 있으며 피부의 지방 세포막을 강화해 과도한 수분 증발을 막아준다. 또한 지용성인 비타민 A · D · E · K의 인체 흡수를 용이하게 한다. 그 외 호르몬의 생성에도 지방이 필요하며, 우리의 인체 온도를 일정하게 유지해주는 역할도 한다.

지방의 종류: 식물성 지방, 동물성 지방

(1) 식물성 지방의 종류 및 특징

종류	주요 성분	용도	보관법	발연점	주의 사항
콩기름	오메가-6, 오메가-3 지방산	튀김, 부침	실온	220~240도	쉽게 산화됨

참기름	올레인산, 오메가-6 지방산	무침	어두운 곳	160도	열량이 높음
들기름	오메가-3 지방산	무침	냉장고	170도	열량 높음, 유통 기한 짧음
올리브유	올레인산	샐러드드레싱	어두운 곳	엑스트라 버진 160도	
		튀김용		퓨어 240도	
카놀라유	올레인산, 오메가-3 지방산	튀김, 볶음	실온	240도	튀김이 잘 됨
현미유	올레안선, 오메가-6 지방산	드레싱, 볶음, 무침	실온	240도	국산 오일
포도씨유	오메가-6 지방산, 올레인산	튀김, 볶음	실온	230~250도	

※ 오메가-3 지방산

이 지방산은 주로 알파리놀렌산(ALA) 형태로 들기름, 견과류, 녹황색 채소에 들어 있지만, EPA, DHA 형태로 연어, 참치, 고등어, 꽁치, 청어 등에도 들어 있다는 점을 상기할 필요가 있다. 식물성 지방은 불포화 지방인 것으로 생각하지만 상기한 생선류 등에도 불포화 지방산이 들어 있다는 점이다.

※ 생선별 오메가-3 지방산 함량 비교 (단위: mg/100g)

생선 종류	오메가-3 함량
연어	1,280~2,150
정어리	1,150~2,000
고등어	400~1,850
참치	280~1,510

※ 오메가-3 지방산이 많이 함유된 식품

(1) 연어, 고등어, 정어리, 참치 등과 같은 등푸른 생선

(2) 들깨

(3) 견과류

(4) 시금치, 양배추, 콜리플라워 등과 같은 녹황색 채소

※ 트랜스지방

　식물성 지방인 불포화 지방산에도 동물성 지방인 포화 지방산 못지않게 건강을 해치는 지방산이 있는데, 그게 바로 트랜스지방이다. 이것은 불포화 지방산인 식물성 기름이 상하는 것을 방지하기 위해 수소를 첨가하는 과정에서 발생하는 지방산으로 자연 상태에서는 거의 존재하지 않는다. 가공식품의 유통 기한을 연장하기 위해 트랜스지방을 사용하게 되는 것이다. 이 지방이 함유된 과자, 햄버거, 라면, 빵, 치킨, 튀김 등을 과다하게 섭취할 경우, 동맥 경화, 뇌졸중, 각종 암, 심장병, 당뇨병, 이상지질혈증 등을 유발할 수도 있으므로 경계하지 않으면 안 된다. '달콤한 악마'의 유혹에 빠지지 않도록 과감하게 식생활 혁명을 일으켜야 한다. 몸에 가장 나쁜 지방이기 때문이다. 트랜스지방은 식물성 기름을 고체화하려고 수소를 첨가하는 과정에서 생긴 것으로 LDL, 중성지방, 총콜레스테롤을 상승시키고 HDL을 감소시켜 각종 생활습관병을 유발할 위험성이 많으므로 각별한 주의가 요망된다. 이 지방은 자연 상태에서는 존재하지 않는데, 옥수수기름으로 제조되는 마가린에는 최고 25%까지의 트랜스 지방산이 포함돼 있다. 이것은 오메가-3 지방산이 DHA나 EPA로 전환되는 것을 막으며, 오메가-6 지방산이 감마리놀렌산이나 아라키돈산으로 전환되는 것을 막는다. 그러므로 오메가-3 지방산이나 오메가-6 지방산이 무용지물이 돼 각종 질환에 걸리는 결과가 나타난다.

　트랜스지방산은 면역 세포의 분별력을 저하시키기도 하는데, 분별력이 떨어진 면역 세포는 자신의 피부를 적군으로 간주하여 스스로 공격하기 때문에 피부가 짓물러지는 아토피 피부병이 나타난다. 바삭바삭하고 부드러워서 튀김 맛의 늪에 빠져 헤어나지 못하지만, 그 속에는 세포를 파괴시키는 독소가 가득하다는 사실을 간과해서는 안 된다. 하지만 이 마술의 늪에 빠지는 것도 한두 번 정도는 허용될 수 있을 것이다. 가령 추석, 설과 같은 명절에는 어쩔 수 없이 튀김류가 만들어지기 마련인데, 이때에는 액상 식용유를 사용하되 엑스트라 버진 올리브유로 튀김을 하면 안 된다. 이 기름으로 튀김을 하면 옥수수기름보다 더 빨리 트랜스지방으로 변질되기 때문이다. 오메가-6 지방이 많이 함유된 콩기름의 발연점은 200℃인데 비해 오메가-3 지방이 많이 들어 있는 엑스트라 버진 올리브유의 발연점은 160℃이다. 즉, 이 올리브유가 더 낮은 온도에서 끓고 더 빨리 산화하게 된다. 따라서 이 올리브유를 튀김용으로 선택하는 것은 아주 좋지 못한 방법이다. 하지만 엑스트라 버진 올리브유가 아닌 정제 올리브유를 사용하면 발연점이 섭씨 240도나 되므로 산패되는 온도가 높아 여러 번 사용할 수 있어 경제적이라고 할 수 있다.

우리가 평소 안심할 수 있다고 생각하는 식물성 지방산인 불포화 지방산에도 건강을 해치는 지방산이 있다. 바로 이것이 트랜스지방이란 사실을 상기해야 한다. 특히 이 지방산은 식용유를 고온에서 장기간 가열할 때 많이 발생한다. 명심해야 할 점은 우리 인체가 이 악당을 처리할 능력이 없다는 점이다. 그러므로 동맥에 이 기름이 쌓이게 되는 것이다. 그 결과는 불 보듯 뻔하다.

트랜스지방산인 마가린이나 쇼트닝은 빵, 과자류는 물론 샐러드드레싱에도 사용되고 있다.

트랜스지방산은 LDL을 늘리고 HDL을 저하시킬 뿐 아니라, 최근에는 뇌의 혈관에도 나쁜 영향을 미쳐 알츠하이머나 파킨슨병 등을 유발한다는 보고도 나와 있으므로 가까이 하지 말아야 한다.

물론 오래전부터 잘 알려진 사실이지만 최근 마가린의 유해성이 대서특필되면서 버터를 사용하는 경향이 있지만 버터는 마가린만큼 유해하지는 않지만 이것 역시 트랜스지방산을 함유하고 있으므로 사용하지 않는 것이 바람직하다. 이렇게 따지면 실제 건강을 위해 먹을 수 있는 게 과연 얼마나 될까? 하지만 질병을 예방하려면 이렇게 따지지 않을 수 없는 것이다.

이와 같이 인체에 유해한 트랜스지방산의 피해를 막으려면 평소 비타민 E, 녹황색 채소, 깨, 아몬드, 땅콩, 콩류를 섭취하면 좋을 것이다.

트랜스자방산의 해악을 요약하면 다음과 같다. 첫째, 콜레스테롤 수치를 상승시키고, HDL의 수치를 낮춘다. 둘째, 중성지방 수치를 높인다. 셋째, 체내의 해독 체계를 방해한다. 넷째, 심장병의 위험 요인을 증가시킨다. 다섯째, 남성 호르몬인 테스토스테론의 수치를 강하한다. 여섯째, 대사증후군과 제2형 당뇨병의 주요 원인인 인슐린 내성을 높인다.

※ 트랜스지방 '0' 표기 방식의 함정에 속지 말자

세계보건기구(WHO)는 하루 섭취하는 총 칼로리의 1% 한도 내에서 트랜스지방을 섭취하라고 권장한다. 성인의 하루 섭취 열량을 2000kcal로 산정할 경우 2g이 되는 셈이다. 어린이는 1.8g 이하다. 현재 트랜스지방의 표기 방식을 보면 0.2g 미만은 '0'g으로 표기한다는 점이다. 과자류의 1회 섭취 권장량은 30g으로 그 속에 트랜스지방이 0.2g 미만일 때 '0'으로 표시할 수 있다는 점이다. 권장량이 30g이지만 과자 한 봉지는 대체로 70~100g 정도 된다. 이 정도의 양이라면 권장량의 2~3배에 해당한다. 0.2g의 2배는 0.4g, 3배는 0.6g인 셈이 된다. 여기다 100g당 트랜스지방이 4.7g이 들어간 도넛 1개(100g 기준)를 추가로 먹으면 권장량을 훌쩍 초과하여 상당량의 트랜스지방을 섭취하게 된다. 문제는 우리가 일반적으로 이러한 트랜스지방 함유 식품을 과량으로, 즉 1일 권장량 이상으로 섭취하는 데 있다. 또한 포화지방까지 함유돼 있으면 더 심각한 상태가 된다. 트랜스지방이 2% 늘면 심장 질환의 위험이 28% 늘어난다. 트랜스지방은 또한 비만 중에서도 가장 악성 미만인 복부 비만을 유발한다. 하지만 트랜스지방으로 만든 달콤한 도넛, 고소한 스낵, 바삭한 팝콘 등 달콤하고 고소한 이 악마의 유혹을 뿌리치기가 쉽지 않다는 점이다. 더 큰 문제는 체내에 들어온 이 악성 지방을 배출할 수 있는 방법이 없다는 점이다. 한 번 체내에 들어가면 약 50일 동안은 배출되지 않기 때문에 문제가 되지만 50일이 아니라 어제, 그리고 오늘 또 내일 이런 식으로 계속 먹게 될 경우 우리의 몸은 점점 질병에 노출되는 것이다. 고소한 맛과 바삭한 느낌을 내는 쇼트닝과 마가린은 스낵, 빵, 튀김, 도넛 등에 광범위하게 활용되고 있는 실정이다. 100g당 트랜스지방의 함량은 닭튀김이 0.9g, 감자튀김이 2.9g, 도넛이 4.7g, 피자가 0.4g, 햄버거가 0.4g, 케이크가 2.5g이다. 그러므로 튀긴 음식을 피하고, 빵도 귀리빵, 호밀빵, 통밀빵 등으로 바꾸고 라면도 생면을 먹든지 아니면 뜨거운 물에 한 번 끓여 기름을 뺀 상태로 먹는 노력을 인위적으로 실천하면 한층 도움이 될 것이다. 그러면 당분과 트랜스지방으로 채워진 음식의 열량을 아래의 표에서 비교해보자,

※ 당분과 트랜스지방으로 채워진 음식의 열량 비교

제공: 하루 1200칼로리 다이어트

종류	중량	칼로리
소보로빵	1개(80g)	300kcal
마늘바게트	두 조각(80g)	234kcal
와플	1개(90g)	231kcal
카스테라	한 조각(100g)	323kcal
롤케이크	한 조각(85g)	310kcal
크로아상	1개(80g)	344kcal
토스트	한 장(100g)	290kcal
크림빵	1개(80g)	219kcal
감자튀김	1인분(140g)	447kcal
닭튀김	한 조각	245kcal
맛탕	1인분(140g)	191kcal
양념통닭	한 조각	345kcal
탕수육	1인분	335kcal
핫도그	1인분	242kcal
햄버거	1인분	343kcal
라면	1인분	446kcal

(2) 동물성 지방의 종류 및 특징

우리가 일반적으로 '동물성 지방은 포화 지방이고 몸에 나쁜 지방이다'라고 생각하지만 동물성 식품에도 불포화지방이 포함되어 있다는 점이다. 즉, 쇠고기에도 돼지고기에도 불포화지방이 들어 있는 것이다. 포함된 비율만 다를 뿐 이들 두 지방은 항상 공존한다는 사실이다. 일반적으로 육류는 포화지방이 많으니 피해야 한다고 하지만 육류에 포함된 불포화지방은 무시하고 있는 것이다. 마치 동전의 양면을 생각하지 않고 한 쪽만 본 결과라고나 할까. 포화지방의 해악 때문에 불포화지방의 이점이 그늘에 가려진 꼴이 된 것이다. 다음의 표를 비교해보자.

단위: %

	쇠고기	돼지고기	닭고기	오리고기
포화지방산	41.2	40.4	35.6	34.3
단일 불포화지방산	53.5	49.1	48.6	47.1
다가 불포화지방산	3.2	9.5	14.3	18.0
불포화지방산	56.7	58.7	63.0	65.1
단일 불포화지방산, 포화지방산	0.08	0.23	0.40	0.53

도표에서 확인한 바와 같이 포화지방이 가장 많은 것이 쇠고기다. 우리는 일반적으로 돼지고기보다 쇠고기가 포화지방이 적다고 생각하지만 상기한 육류 중 쇠고기에 포화지방이 가장 많다는 사실을 확인할 수 있다. 사실상 큰 차이는 없지만 그래도 불포화지방이 많은 것을 먹겠다면 오리고기가 나은 편이다. 하지만 오리고기라도 과식해서는 안 된다. 거기에도 역시 포화지방이 들어 있다는 점이다. 포화지방이 몸에 나쁜 이유는 몸에 나쁜 LDL 콜레스테롤

을 증가시켜 심혈관 질환을 일으키기 때문이다. 그러므로 우리는 항상 이 포화지방의 해악을 간과하지 말아야 한다.

※ 각종 질환에 따른 기름 선택

질환	권장할 기름
고혈압	들기름, 올리브유
당뇨	올리브유, 참기름
뇌졸중	참기름, 들기름, 올리브유
심혈관 질환	참기름, 들기름, 올리브유

건강에 좋은 오일의 종류 및 효능

오일의 종류 및 주요 지방		효능	
종류	주요 지방		
올리브유	올레산 (오메가-9 지방산)	심장병, 동맥경화, 노화, 암에 탁월한 효능이 있다.	
참기름	올레산, 오메가-6 지방산	항산화 작용, LDL 강하, 동맥 경화 예방	
들기름	오메가-3 지방산	심장마비, 뇌졸중, 암 예방	
포도씨유	오메가-6 지방산, 올레산	항산화 작용, 비타민 E 풍부	
카놀라유	올레산, 오메가-3 지방산	오메가-3 지방산 함유	※ GMO일 가능성이 많으므로 구입할 때는 조심한다.
홍화씨유	오메가-6 지방산, 올레산	뼈 건강에 도움, 골다공증 예방	
현미유	올레산, 오메가-6 지방산	콜레스테롤 및 LDL 강하, 심혈관 질환 예방	
콩기름	오메가-6 지방산, 오메가-3 지방산	필수지방산, 비타민 E 풍부	

※ 자주 애용하는 오일들

㈀ 올리브유

올리브유는 LDL의 수치를 낮추고, HDL의 수치를 높여주는 불포화 지방산인 올레산을 77%나 함유하고 있어 각종 생활습관병을 효과적으로 예방해준다. 또 올리브유는 항산화 작용이 탁월한 비타민 E와 폴리페놀이 함유돼 있어 노화 방지에도 도움을 준다.

비록 올리브유가 건강에 유익한 기름이라 하더라도 기름이란 점을 상기할 필요가 있다. 동물성 기름뿐 아니라 식물성 기름도 췌장에 부담을 주므로 몸에 좋다는 이유만으로 다량 섭취해서는 안 될 것이다. 엑스트라 버진 올리브유은 발연점이 섭씨 160도 정도로 낮으므로 그 이상의 고온으로 가열할 경우 영양 성분이 타고, 발암물질인 '아크릴아마이드'나 독성 물질로 변하게 된다. 또한 활성산소도 대량으로 발생한다. 그러므로 조리할 경우 튀기지 말고 강한 불에 흔들면서 볶는 조리법을 선택하도록 한다. 하지만 탈산·탈색·탈취 공정을 거친 퓨어 올리브유를 사용하면 발연점이 섭씨 240도나 되기 때문에 튀김용으로도 가능하므로 경제적이라고 할 수 있다. 하지만 어떤 기름도 산패되는 온도를 넘기면 트랜스지방으로 변질될 가능성이 있으므로 각별히 주의할 필요가 있다. 즉, 엑스트라 버진 올리브유는 주로 샐러드나 무침용으로 사용하고 퓨어 올리브유는 튀김이나 볶음용으로 사용하는 것이 좋다.

그런데 비록 올리브유가 암 등 생활습관병에 탁월하다고는 하나 어디까지나 섬유질이 전혀 없는 순수 기름이란 점을 간과해서는 안 된다. 이것은 들깨와 들기름, 참깨와 참기름, 포도씨와 포도씨유, 땅콩과 땅콩기름, 호두와 호두기름, 해바라기씨와 해바라기씨기름 등과 서로 다르듯이 올리브와 올리브유는 서로 다른 것이다. 비록 지중해식 식단에 올리브유가 듬뿍 들어간다고는 하나 그들의 식단에는 올리브유만 있는 것이 아닐 것이다. 그들의 식단에는 과일, 채소, 콩 등도 있는 것이다. 그러므로 그들이 건강한 생활을 누리는 것은 올리브유보다는 과일과 채소, 콩에 무게를 둬야 할 것이다.

살찔 확률이 높은 기름을 왜 많이 먹어야 하는가, 기름은 가공식품인 것이다. 기름을 추출할 때 대부분의 미량 영양소는 찌꺼기와 함께 폐기되므로 실제 남은 영양소는 소량에 불과한 것이다. 즉, 기름에는 섬유질이 없기 때문에 섭취하는 즉시 빠르게 체내에 흡수되어 체지방으로 저장된다는 점을 상기해야 한다. 하지만 통견과와 통씨앗을 섭취하면 함유된 기름과 섬유질이 결합하면 기름의 흡수가 제한되고, 체내의 나쁜 기름도 일부 배출시키게 되는 것이다. 따라서 1일 권장량만 지킨다면 살찔 염려를 전혀 하지 않아도 된다.

(ㄴ) 참기름

참기름은 한국인이 가장 많이 먹는 기름으로 올레인산과 오메가-6 지방산이 풍부하다. 천연 항산화 물질인 세사몰린(sesamolin)이 들어 있어 쉽게 변질되지 않는데, 이 물질은 동맥경화의 원인이 되는 LDL의 생성을 방지한다.

그런데 참기름의 색깔이 너무 진한 갈색을 띨 경우 깨를 오래 볶았다는 증거로 발암물질이 검출될 수도 있으므로 참기름을 고를 때는 연한 갈색인 것을 선택하는 것이 현명할 것이다.

(ㄷ) 들기름

주요 성분이 오메가-3 지방산(54%)인 들기름의 가장 큰 효능은 심장마비와 뇌졸중을 예방하는 것이다. 물론 들기름에는 오메가-6 지방산(13%)과 오레가-9 지방산(19%)도 함유돼 있다.

이 중 오메가-3 지방산, 즉 알파-리놀렌산(ALA)은 항돌연별이 효과 및 암세포 증식 억제 효과가 있는 것으로 밝혀지기도 했다.

또 들깨는 성장기 어린이에게도 효능이 탁월한 식품으로도 알려져 있다. 들깨에 함유된 알파-리놀렌산은 뇌의 신경 기능을 촉진하는 효과가 있기 때문에 어린이 학습 증진은 물론 노인의 치매 예방에도 효과가 있다.

불포화 지방산의 종류 및 함유 식품

불포화 지방산에도 여러 종류가 있다. 오메가–3 지방산은 생선, 견과류, 들기름에 풍부하고 오메가–6 지방산은 주로 식물성 기름에 많이 들어 있다. 아래의 표에서 확인해 보자.

불포화 지방산의 종류			함유 식품
단일 불포화 지방산	오메가-9 계열	올레산	올리브유, 카놀라유, 참기름, 땅콩기름
다가 불포화 지방산	오메가-6 계열	리놀레산	홍화씨유, 포도씨유, 해바라기씨유, 콩기름, 옥수수기름, 참기름, 땅콩기름
		감마-리놀렌산(GLA)	달맞이꽃종자유
	오메가-3 계열	알파-리놀렌산(ALA)	들기름, 아마인기름, 콩기름, 견과류, 진녹색 채소, 해조류
		EPA, DHA	연어, 참치, 고등어, 꽁치, 청어, 물개, 고래

몸에 좋다는 식물성 기름도 과잉 섭취는 금물

식물성 기름이 몸에 좋아도 기름임에는 틀림없다. 어쨌든 기름은 췌장에 부담을 준다. 췌장액과 담즙산이 없으면 기름은 분해되지 않는다.

또 식물성 기름은 일단 몸에 들어가면 담즙액의 분비를 증가시키고, 대장에서 발암물질로 전환된다. 특히 옥수수기름, 홍화씨기름, 코코넛기름 등과 같은 식물성 기름은 대장의 종양 성장을 촉진시킨다는 사실이 밝혀진 것이다. 따라서 식물성 기름이라고 해서 과량 섭취해도 된다는 생각을 버려야 할 것이다.

식물성 지방도 발암 위험이 있으므로 섭취 시 유의해야 한다

(1) 동물성 지방보다 어류의 지방이나 식물성 지방을 먹는다.

(2) 기름에 튀긴 음식은 먹지 않는다. 먹는 경우가 있더라도 극소량만 섭취한다.

(3) 사용한 기름은 재사용하지 않는다.

(4) 마가린은 사용하지 않는다.

(5) 드레싱이나 마요네즈의 사용 빈도를 줄인다.

(6) 지방의 배출을 돕는 채소와 해조류와 같은 식물성 섬유질을 함께 먹는다.

(7) 가령 올리브유가 좋다고 해서 이것 하나만 고집하지 말고 포도씨유 등 다양한 기름을 번갈아 사용한다.

육류를 배제하고 생선을 섭취하자

중성지방이 되는 지방산은 포화지방과 불포화지방으로 나눌 수 있는데, 생선이나 식물에는 몸에 좋은 불포화지방이 함유돼 있고, 육류에는 몸에 나쁜 포화지방이 들어 있다. 물론 포화지방도 몸에 필요하긴 하지만 문제는 과잉 섭취 때문인 것이다. 그러므로 평소 의도적으로 포화지방이 많이 함유된 식품을 배제하고 불포화지방이 다량 함유된 생선류를 적극적으로 섭취해야 한다.

등푸른 생선에 함유된 EPA라는 지방은 혈액을 굳게 만드는 혈소판이 모이지 않도록 하고, 혈액의 점도를 낮춰 청결한 상태를 유지하는 동시에 혈전이 발생하지 않도록 한다. 한편 DHA는 콜레스테롤이나 중성지방을 줄이는 역할을 한다. 즉, 생선의 이런 지방산이 우리의 혈관 나이를 젊게 만들어주는 것이다. 그런데 이러한 지방산을 섭취할 때 문제가 되는 것은 조리할 때 기름에 튀기지 말아야 한다는 것이다. 생선을 기름에 튀길 경우 몸에 유익한 지방은 거의 소실되고 튀기는 과정에서 산화 물질이 생겨 동맥 경화와, 세포의 노화를 촉진한다는 것이다. 그러므로 평소 생선을 섭취할 때는 산화 과정이 다소 일어나지만 굽거나 삶아서 먹는 방법을 선택해야 한다. 물론 신선한 것이면 날것으로 섭취하면 더 좋다.

4장
비타민

비타민은 필요한 양이 극소량이지만 우리 인체에서 합성할 수 없다. 그렇기 때문에 반드시 섭취해야 한다. 섭취할 수 있는 가장 좋은 방법은 하루에 5종류 이상의 과일과 야채를 섭취하는 것이지만 이런 방법은 사실상 거의 불가능하기 때문에 자신의 건강 상태와 나이, 성별에 맞게 적정량을 섭취할 필요가 있다. 예컨대 음주와 흡연을 즐기는 사람인 경우에는 권장량보다 더 많은 양을 섭취해야 한다. 흡연자는 담배 한 개비당 20mg 정도의 비타민 C가 파괴되기 때문에 하루 한 갑을 피운다면 400mg 이상의 비타민 C가 더 필요하다. 또 음주자인 경우에는 알코올이 소장에서 비타민 B군의 흡수를 지연시키고, 간에서 알코올 해독에 사용되는 비타민 B군을 다량 소모시키기 때문에 거의 매일 비타민B군을 보충해줄 필요가 있다.

비타민 복용 시 참고 사항

(1) 대부분의 비타민은 식후에 섭취해야 흡수가 잘 된다.

(2) 비타민의 대사 과정에서 발생하는 옥살산(Oxalic acid)이란 물질은 결석을 유발할 수 있다. 특히 신장의 기능이 좋지 않은 사람은 과량 섭취를 삼간다. 또 지용성 비타민인 A, D, E, K 등은 정상인이라도 과다 복용을 삼간다.

(3) 식품으로 섭취하는 비타민 B는 수용성이어서 쉽게 파괴되고 흡수율이 떨어진다. 그러므로 활성비타민을 섭취하여 식품에서의 단점을 보완해 줄 필요가 있다.

비타민 보충제의 문제점

우리가 필요로 하는 비타민을 자연식품으로 섭취해야 하지만, 제철 음식이나 여러 조건으로 인해 보충제를 섭취하지 않을 수 없는 경우가 많다. 하지만 이들 보충물들이 화학적으로 합성 과정을 거치거나 성분만 추출한 것이 대부분이라는 점을 간과해서는 안 될 것이다. 예컨대 합성 비타민 C인 '아스코브산(ascorbic acid)'은 흡수가 잘 되지 않고, 생체 이용률도 떨어지며 대량으로 복용하는 경우가 있을 경우 신장 결석을 유발할 수 있다. 또 합성하여 만든 순수 베타-카로틴은 오히려 건강에 해롭다는 연구 결과가 있다. 하지만 자연에서 섭취하는 비타민 A의 전구체인 녹황색 야채의 베타-카로틴은 우리 몸에 유익한 역할을 하는 것이다.

비타민의 종류와 기능

종류	별명	주요 기능	결핍 시 증세	함유 식품
비타민 A (레티노이드, 카로티노이드)	눈 비타민	눈의 성장과 발육 지원	야맹증, 안구 건조증, 성장 불량	간, 당근, 녹황색 채소 및 과일
비타민 B$_1$ (티아민)	항피로 비타민	탄수화물과 에너지 대사, 피로물질 축적 예방	각기병, 식욕 부진, 피로, 무기력증	돼지고기, 달걀, 곡류, 콩, 땅콩, 생선, 해바라기씨
비타민 B$_2$ (리보플라빈)	면역 비타민	에너지 생성 지원	입과 혀의 염증, 피부염	우유, 버섯, 시금치, 브로콜리, 생선, 달걀
비타민 B$_3$ (나이아신)	피부 비타민	혈액 순환 촉진, 기억력 향상	설사, 피부염, 구토, 체중 감소, 감각 이상	버섯, 참치, 돼지고기, 쇠고기, 닭고기, 무화과

비타민 B₅ (판토텐산)	항스트레스 비타민	스트레스 및 피로 해소	피부염, 식욕 부진, 피로, 수면 장애, 변비, 설사	견과류, 닭고기, 버섯, 브로콜리, 우유, 달걀, 간, 청국장, 고구마
비타민 B₆ (피리독신)	신경 비타민	단백질 대사, 신경 전달 물질 합성	빈혈, 경련, 우울증, 신경과민	생선, 콩, 시금치, 바나나, 돼지고기, 양배추, 곡류, 해바라기씨, 감자, 연어, 닭가슴살
비타민 B₇ (비오틴)	대머리 비타민	탈모 예방, 피부염 완화	피부염, 결막염, 탈모	우유, 땅콩, 달걀, 간
비타민 B₉ (엽산)	기형아 예방 비타민	신생아 성장과 발육 지원	빈혈, 기형, 성장 부진	콩, 오렌지, 바나나, 곡류, 녹색채소, 요구르트, 시금치, 딸기
비타민 B₁₂ (시아노코발라민)	칼슘 비타민	신경 손상 방지, 적혈구 형성	악성 빈혈, 감각 이상, 신경 기능 손상	소 간, 돼지고기, 우유, 치즈, 생선, 굴, 조개류, 꽁치
비타민 C	항산화 비타민	상처 치유, 세포의 근육과 뼈 형성	괴혈병, 잇몸 출혈, 면역력 감소, 상처 치유 지연	귤, 딸기, 오렌지, 토마토, 녹색채소, 감자
비타민 D	햇빛 비타민	칼슘과 인의 농도 유지	구루병(어린이), 골연화증(성인)	참치, 우유
비타민 E	노화 지연 비타민	불포화 지방산의 산화 방지	신경 손상, 생식 불능, 근위축증	견과류, 콩, 달걀, 간, 녹색채소
비타민 K	혈액 응고 비타민	뼈 조직의 단백질 합성	출혈, 골절	녹색채소

비타민 D의 효능을 간과해서는 안 된다

비타민 D는 칼슘의 흡수를 증가시켜 체액 내의 칼슘 농도를 일정하게 유지하여 골격 건강에 중요한 역할을 하며 골다공증 발생을 감소시켜준다. 우리가 햇볕을 쬐면 비타민 D가 체내에서 저절로 합성된다. 즉, 햇빛이 피부에 닿으면 콜레스테롤이 햇빛을 다른 물질로 변환시킨다.

이 물질이 혈관을 통해 간에 들어가면 비타민 D로 전환된다. 그 후 신장이

다른 물질을 이용하여 이 비타민 D를 활성화시킨다. 이것이 바로 비타민 D_3로 알려진 '칼시트리올(calcitriol)'이다. 이 물질은 칼슘과 인의 흡수, 뼈의 대사 작용, 심경근의 기능을 조절한다.

하지만 피부암 위험을 회피하기 위해 자외선 차단제의 사용이 보편화되고, 환경 공해 등으로 자외선 조사량이 줄어 많은 사람들이 비타민 D의 결핍 상태에 있다. 비타민 D_3는 골격의 성장과 건강에 매우 중요한 역할을 한다. 이 성분이 부족하면 골격은 연약해지고 형태가 비정상적이 되어 소아는 구루병을, 성인은 골연화증을 유발하게 된다.

따라서 평소 비타민 D_3 보충제를 섭취해야만 나이가 들어 비타민 D가 부족하지 않게 된다. 비타민 D가 부족하면 당뇨병, 우울증, 치매 등 각종 증상이 일어나기 쉽다. 또한 동맥 내부에 칼슘이 들러붙어 관상동맥 질환이 발생하기도 한다. 한국인 남성은 47%, 여성은 64%가 비타민 D 부족 증상을 보이고 있다는 통계가 있다. 또한 국내 청소년은 78%가 비타민 D 부족이라고 한다. 보충을 위한 최선의 방법은 오전 10시부터 오후 3시 사이에 신체의 1/4 정도를 약 20분간 햇볕에 노출시키는 것이다.

물론 자외선 차단 크림을 바르지 않은 상태의 기준이다. 또한 이 성분이 다량 함유된 정어리, 청어, 참치, 우유, 유제품, 달걀노른자, 간유, 버섯 등을 섭취하면 효과가 있다. 하지만 햇볕을 쬘 기회가 거의 없는 사람들, 특히 직장인들은 별도의 보충제를 복용해야 한다. 보충제를 구입할 때는 효과가 미미한 비타민 D_2보다는 몸에 바로 작용하는 활성 비타민 D_3(콜레칼시페롤 계열)를 선택한다.

이 제품은 체내 활성도가 다른 것보다 13~15배 높다. 단위는 600~2000단위를 복용하는 것이 좋다. 최근 체내에 비타민 D 농도가 떨어지면 인슐린 분비가 원활하지 못해 당뇨의 위험이 높아진다는 결과가 나와 주목을 끌고 있다. 또한 전립선암의 발생 위험이 30~50% 높아진다는 보고도 있다.

5장
미네랄

미네랄은 하루에 100mg 이상을 필요로 하는 '다량 미네랄'과 극소량을 필요로 하는 '미량 미네랄'로 나눌 수 있다. 전자에는 칼슘, 칼륨, 나트륨, 마그네슘과 같은 것이 있고, 후자에는 아연, 망간, 크롬, 구리, 철, 몰리브덴, 셀레늄, 요오드 같은 것이 있다. 특히 미량 미네랄은 체내에 필요로 하는 양은 극소량이지만 결코 부족해서는 안 되는 것들이다. 셀레늄과 같은 원소는 암 예방과 활성산소 제거에 반드시 필요하다.

미네랄의 종류 및 역할
(1) 마그네슘

마그네슘은 수백 가지나 되는 생화학적 과정의 필수 원소로서 '항스트레스 미네랄' 또는 '천연 진정제'라고도 불릴 정도로 흥분과 화를 가라앉혀 스트레스를 풀어준다. 신경 전달 기능에 관여하기 때문에 스트레스를 많이 받는 사람에게는 필수적인 영양소이다. 또한 300종 이상 효소의 작용을 활성화시키는 역할을 한다.

이 미네랄은 칼슘과의 균형이 맞아야 하는데, 칼슘의 1/2을 섭취하여야 한다. 평소 칼슘의 중요성을 인정하면서도 정작 마그네슘에 대해서는 소홀히 하는 일이 예사인 경우가 많다. 즉, 칼슘과 마그네슘의 비율을 2:1로 해야 된다는 것이다.

　그러나 칼슘을 적정 비율 이상으로 많이 섭취하여 마그네슘이 부족해지면 부정맥, 동맥경화를 일으켜 심근경색으로 이어질 수도 있다는 것이다. 심장, 근육, 신경, 뼈 등 생식 기관을 포함한 우리 몸의 모든 세포들이 이 무기질에 의존하고 있다. 이 물질은 체내에 0.05% 들어 있으며 주로 뼈와 치아에 칼슘과 공존한다. 평소 마그네슘이 부족한 경우는 식사 중에 채소와 과일이 덜 포함되고, 마그네슘이 4배나 많이 함유된 통곡류인 현미나 통밀로 만든 통밀빵보다 흰 빵이나 흰쌀 위주로 식사를 하기 때문이다. 당뇨병은 마그네슘을 결핍시키며, 음주를 하거나 카페인이 함유된 음료를 마셔도 이 미네랄의 손실을 가속화한다. 청량음료에 들어 있는 인산도 체내의 마그네슘을 몰아내는 역할을 하게 된다. 체내에 마그네슘이 부족하면 가벼운 활동에도 쉽게 피로를 느낄 수 있으며 심장의 박동이 비정상적이 될 수도 있다. 2007년 러닝머신에서 달리기를 하다가 불의의 사고를 당한 개그맨 K 씨도 운동 전 체내에 마그네슘이 부족했던 것으로 밝혀졌다. 마그네슘은 과일, 채소 등에 많이 함유돼 있으므로 평소 과일, 채소, 전곡을 많이 먹는 것으로도 권장량에 충분히 근접할 수 있다. 마그네슘이 함유된 식품으로는 두부, 옥수수, 나토, 아몬드, 바나나, 대두, 캐슈너트, 시금치, 보리새싹 등이 있다.

(2) 칼슘

　마그네슘과 함께 심장, 혈관의 근육세포를 조정한다. 칼슘은 혈관 세포를 수축하여 혈압을 상승시키고 마그네슘은 혈관을 완화하여 혈압을 강하하는 역할을 한다. 이와 같이 두 원소의 균형이 좋아야 혈압이 정상으로 유지된다. 이것은 비타민 D와 같이 섭취하면 흡수가 좋아진다. 칼슘이 함유된 식품으로는 말린 새우 20g에 1420mg이 함유되어 있다. 또 견과류에도 많이 들어 있는데, 특히 아몬드에는 100g당 234mg이나 들어 있고, 뱅어포에는 100g당 1,000mg이나 들어 있다. 그 외 참깨, 우유, 치즈, 무의 잎, 두부, 해조류 등에 들어 있다. 멸치에도 물론 칼슘이 들어 있지만 건조 과정에서 일기가 불순할 경우 과량의 소금을 사용하는 경우 나트륨도 많으므로 주의한다.

※ 칼슘의 기능

칼슘은 인체의 구성 성분으로서 약 2% 정도를 차지하고 있는데, 99%에 해당하는 체내 칼슘의 대부분은 골격과 치아에 존재하고 극히 일부에 해당하는 1%가 세포와 세포 내외의 체액에 존재하면서 신체의 생리 조절 기능을 담당하고 있다.

칼슘의 기능을 살펴보면 대사 작용, 세포 분열, 심장 질환, 신장 기능, 치매, 노화, 백혈구의 탐식 작용, 고혈압, 수정(受精), 혈액 응고, 동맥 경화, 뇌졸중, 근육 수축 등에 관여하는 것으로 알려져 있다.

※ 한국인은 대체로 칼슘 부족 상태에 있다.

현대인은 대체로 영양 과잉 상태에 놓여 있는 상태이지만, 그럼에도 반드시 필요한 미네랄인 칼슘은 권장량에 비해 매우 부족하다. 2011년 현재 통계에 따르면 국민의 칼슘 섭취량은 권장량의 72% 수준에 그치고 있다고 한다. 소아청소년의 경우 남아가 510mg, 여아가 431mg으로 상당히 부족한 실정이라는 것이다.

아이들의 칼슘 섭취는 우유 등의 유제품이 35% 수준인데, 이것은 한국인에게는 '유당 불내증' 체질이 많아 우유를 적게 마시고 있는 것으로 나타났다. '유당 불내증'이란 한국인의 장이 우유 속의 탄수화물인 유당을 제대로 소화해 내지 못하는 현상으로 우유를 마실 경우 가스를 동반한 복통, 설사가 나타나는 현상을 말한다. 이와 같은 '유당 불내증'은 대체로 10회 정도 우유를 소량씩 자주 마셔 훈련하거나 요구르트나 치즈 등의 유제품으로 대체하면 쉽게 극복할 수 있을 것이다. 그러나 우유에 칼슘 함량이 많은 것은 확실하지만 이 칼슘의 흡수를 돕는 마그네슘이 일정량 들어 있지 않으면 우유의 칼슘도 무용지물이 되고 만다. 즉, 뼈의 밀도를 높여주는 칼슘과 뼈의 강도를 높여주는 마그네슘이 2:1의 비율이 돼야 하는데, 우유 중의 칼슘 함량에 비해 마그네슘의 함량 비율은 턱없이 부족하다고 한다. 그러므로 마그네슘이 부족하여 칼슘이 전부 흡수되지 못하게 된다. 게다가 인의 함량이 너무 많다는 것도 문제가 된다. 즉, 칼슘과 인은 많고, 마그네슘은 적게 포함돼 있다는 점이다. 그러므로 칼슘이 제대로 흡수되지 못하게 되는 것이다.

사실 우유는 산성식품이고, 포화지방이 많고, 송아지가 먹는 식품이라는 점을 기억해야 할 것이다. 그러므로 칼슘을 섭취해야 하는 차원이라면 차라리 우유 외의 칼슘 함유 식품을 선호하는 게 더 낫고, 마그네슘도 녹색 채소, 콩, 견과류, 씨앗 등에서 찾는 게 좋을 것이다. 따라서 이런저런 이유로 차라리 우유를 대신해서 두유를 마실 것을 권장하고 싶다.

또한 젖소의 전염병 예방을 위해 항생제를 먹인 젖소의 우유에서는 항생제가 검출된 사례가 있으므로 불안할 수밖에 없다. 그러므로 칼슘의 공급원을 말린 새우, 두부, 순무의 잎, 굴, 말린 멸치, 뱅어포, 미역, 다시마 등에서 찾는 것이 더 현명한 판단일지도 모른다. 말린 새우 20g에는 1,420mg의 칼슘이 들어 있다.

칼슘이 부족하면 골다공증, 구루병[골연화증], 뼈가 휘는 증상 등이 발생할 위험이 높으며 관절염이나 우식증에도 걸리기 쉽다. 그러므로 평소 시금치와 브로콜리와 같은 짙은 녹색 채소, 두부, 멸치 등을 자주 섭취하는 것이 좋다.

성인인 경우 하루 700mg의 칼슘을 권장하고 있지만 골다공증의 위험성 때문에 하루 약 1000~1500mg을 권장하고 있다.

칼슘을 제품으로 섭취할 경우 흡수가 원활하지 못하고 흡수가 되더라고 칼슘 단일 성분만 섭취하게 되므로 이 방법을 지양하고 멸치볶음 2접시(390mg), 두부 반 모(360mg) 정도를 먹으면 하루 섭취량에 근접할 수 있다고 한다.

우리가 칼슘을 섭취할 목적으로 흔히 사골국을 먹는 경우가 있지만 사골국에는 칼슘보다 칼슘의 흡수를 저해하는 인 성분이 더 많고, 지방과 콜레스테롤도 많이 들어 있다는 사실을 절대 잊지 말아야 할 것이다.

따라서 평소 칼슘을 섭취할 수 있는 방법에는 무시래기, 무청, 고춧잎, 케일과 같은 채소류, 동태, 참치, 꽁치, 대하 등과 같은 어패류, 두부, 순두부와 같은 콩 제품, 미역, 다시마 등과 같은 해조류 등이 있다. 특히 무시래기에는 100g당 칼슘이 335mg이나 함유돼 있으므로 시래기나물로 만들어 먹으면 맛도 좋고 건강에도 크게 기여할 것이다. 이때 들깨가루로 나물을 무치면 그 맛이 일품이다.

평소 식사 때 주식을 줄이는 한편 부식을 여러 가지 섭취하면 칼슘을 원활하게 보충할 수 있을 것이다. 가령 추어탕 한 그릇에는 약 700mg의 칼슘이 들어 있고, 우거지국과 시래기된장국에는 약 300mg이 들어 있으며 메밀국수, 콩국수 등에도 200~250mg의 칼슘이 들어 있는 것으로 알려져 있으므로 종종 섭취하면 건강에 도움이 될 것이다.

또한 칼슘의 흡수를 돕도록 비타민 D를 함께 섭취하면 좋을 것이다. 햇볕을 20분 정도 쪼여도 체내에서 비타민 D가 합성이 되며 고등어, 참치, 꽁치와 같은 등푸른 생선, 달걀노른자 등에도 비타민 D가 풍부하게 함유돼 있다.

한편 알코올은 소장에서 칼슘의 흡수를 방해하고, 과량의 단백질 섭취는 소변 중 칼슘의 배출을 증가시키므로 권장량에 맞게 섭취한다.

(3) 칼륨

칼륨은 나트륨의 배설을 촉진하여 나트륨에 의한 혈압 상승을 억제하는 작용을 한다.

인체에 칼륨이 부족하면 쉽게 피로하고 무기력해지며 심장병이 있는 사람인 경우 심장 박동이 빨라지고 근육에 경련이나 통증이 생긴다. 또한 칼륨은 부족한데 나트륨이 너무 많을 경우 고혈압을 유발하게 된다. 성인인 경우 1일 약 5g의 칼륨이 필요하다고 한다. 이 미네랄은 물에 잘 녹기 때문에 손실되기 쉬우므로 음식을 조리할 때 신경을 쓸 필요가 있다. 칼륨이 함유된 식품으로는 바나나 150g 중 540mg, 아보카도 1/2개인 90g 중 648mg, 시금치 70g 중 483mg, 고구마 100g 중 470mg, 대두 20g 중 380mg, 가자미 1마리 150g 중 495mg 등이 있다.

⑷ 인

칼슘과 화합하여 골격의 주성분이 된다. 인체 중에 약 1% 정도 함유돼 있는 인은 혈액 및 체액에서 완충제로서 작용하므로 인이 결핍되면 칼슘의 이용도가 저하하게 된다. 그러므로 골격이 취약하게 되고 전신의 영양이 쇠퇴하며 질병에 대한 저항력도 약화된다. 생체의 모든 조직 세포에 불가결한 구성 요소인 인은 그 80~90%가 골격과 치아 속에 칼슘과 마그네슘의 인산염으로 들어 있고, 그 외 근육, 뇌, 신경, 간장 등에도 들어 있다.

⑸ 나트륨

나트륨은 인체에 들어와 삼투압을 통해 체액의 양을 조절하지만 과다 섭취할 경우 고혈압을 유발한다. 소금 성분의 약 40%가 나트륨이고, 소금이 나트륨 섭취의 최대 공급원이다. 나트륨 과다 섭취는 거의 모든 만성 질환의 시발점이다. 음식을 통해 들어온 나트륨이 혈액으로 들어가면 혈액의 농도가 높아져 삼투압 현상으로 주변의 물을 혈액 내로 끌어들인다.

따라서 혈액의 양이 늘어나 혈관이 팽창하면 혈관벽이 압박을 받게 된다. 결국 동맥의 벽이 딱딱해져 동맥 경화가 발생하게 되는 것이다. 또 나트륨은 혈관 내피세포를 자극해 혈관을 수축시킨다. 혈액의 양이 늘어나 혈액 순환이 순조롭지 못한데, 동맥마저 수축해버리면 동맥 내부의 압력은 급속히 치솟게 된다. 마침내 고혈압 상태가 되면 신장이 손상을 입는다. 신장이 망가지면 나트륨 배출이 지연되는 악순환이 반복된다. 나트륨을 과다 섭취하면 위 점막이 퇴행, 위축되어 위암 발생의 가능성이 높아진다.

나트륨 과다 섭취는 또한 소변에서 칼슘이 배출되는 현상을 촉진하게 되는데, 이로 인해 골다공증이 유발되기도 한다. 뇌혈관 동맥도 나트륨의 영향으로 뇌동맥이 막히는 뇌경색 발생 위험 요인이 되기도 한다. 뇌동맥이 높은 압력으로 인해 뇌출혈이 발생하는 것이다. 나트륨이 위험한 것은 계속 짠맛을 찾게 되는 중독성이 있기 때문이다.

따라서 우리 사회 전반에 팽배해 있는 나트륨 과다 섭취 문제를 해결할 수 있는 방안이 강구돼야 할 것이다. 즉, 식약처에서는 1일 소금 섭취의 권장량을 5g으로 정해놓고 있다. 그런데 실제로 우리 국민이 1일 섭취하는 소금의 양은 15g 정도다. 이 양은 권장량의 3배에 해당하는 양이 된다. 하지만 이 양은 어디까지나 정제염, 즉 순수한 염화나트륨을 기준으로 환산한 양이기 때문에 죽염과 같이 각종 미네랄이 풍부한 소금과는 다른 것이다. 죽염은 대체의학의 일종으로 제도권 밖의 요법이기 때문에 아직 국가가 공식적으로 인정하지 않고 있는 것이 문제다. 사실 죽염은 각종 실험을 통해서 그 효과가 명백하게 드러나고 있는 것이다. 그러므로 죽염을 섭취할 경우는 식약처에서 인정하고 있는 5g을 초과해서 섭취하더라도 문제가 없고 오히려 우리 인체에 약리적인 효과를 준다는 것이 밝혀지고 있는 것이다. 그러므로 소금이라도 정제염인가 아니면 천일염 또는 죽염인가를 따져서 그 섭취 기준을 따로 정해야 마땅할 것 같다고 생각한다. 소금 1g의 양은 1/3작은술인데, 이것과 같은 소금의 함량을 계산해보면 간장인 경우는 5g(1작은술), 된장, 고추장은 10g(1/2큰술), 토마토케첩은 30g(2큰술)에 해당한다.

※ 나트륨을 소금의 함량으로 환산해보자

소금은 나트륨(Na) 40%와 염소(Cl) 60%로 이루어진 염화나트륨(NaCl)인데, 소금의 함량을 환산하려면 나트륨의 함량×2.5로 하게 된다. 예컨대 라면 한 봉지에 나트륨이 2g(2,000mg) 들어 있다고 보면 소금의 함량으로는 2g×2.5 = 5g이 되는 것이다.

세계보건기구(WHO)의 나트륨 권장량은 2,000mg인데 비해 한국인의 1일 나트륨 섭취량은 평균 4,000mg인 것으로 나타나고 있다. 이것은 WHO에서 권장하는 수치의 2배에 해당하고 있다.

하지만 부산대 식품영양학과 박건영 교수는 "WHO에서 권장하는 나트륨 섭취량은 한국인에게는 맞지 않을 수 있다"며 "소금에 민감한 체질을 가진 사람을 제외하고 일반인은 소금의 섭취를 전통 발효 식품을 통해 하루 15g을 넘지 않는 범위 내에서 섭취하는 것이 좋다"고 밝힌 바 있다.

※ 가공식품 속의 나트륨 함량을 알아보자

라면 1개에는 나트륨이 2140mg, 토마토케첩 30g에는 388mg, 간고등어 1토막에는 1045mg이 함유돼 있다. 이와 같이 식품을 가공할 때에는 맛이나 색을 더 좋게 하고, 오래 보존하기 위해 나트륨이 첨가되는 것이다.

따라서 라면, 김치, 젓갈, 장아찌, 과자, 식빵, 햄버거 등의 가공식품에는 나트륨이 많이 들어 있는 것이다.

이 외에도 나트륨의 함량이 과다한 음식을 열거해보면 칼국수에는 2,900mg, 육개장 2,900mg, 물냉면 2,600mg, 어묵국 2,400mg, 갈비탕 1,700mg, 순두부찌개 1,400mg, 순대 1,300mg, 비빔밥 1,300mg, 카레라이스 1,100mg, 된장찌개 950mg, 참치김치찌개 900mg, 김밥 한줄 650mg, 배추김치(5조각) 500mg 등이 있다.

※ 순수 염화나트륨과, 천일염·죽염의 차이

물을 전기 분해하여 만든 순수 염화나트륨을 정제염이리고 하는데, 거의 모든 가공식품에 함유돼 있다. '세계보건기구'에서 1일 염화나트륨의 기준을 5g 이하로 섭취할 것을 권장하면 그중의 나트륨 함량은 5g의 40%인 2g, 즉 2,000mg이 되는 것이다. 이것은 염화나트륨이 99.9%인 것을 말하고 있다.

즉, 염화나트륨 외에 다른 미네랄 성분은 없는 것이다. 우리는 이 미네랄이 없는 정제염을 하루에 2~3배 초과해서 섭취하기 일쑤이다. 상기한 각종 음식에서 나트륨의 함량을 볼 수 있듯이 하루 2,000mg 초과는 예사인 것이다.

하지만 순수 염화나트륨이 아닌 천일염이라면 문제가 달라진다. 천일염은 80~90%의 염화나트륨과 70~80종의 다양한 원소들로 구성돼 있기 때문이다. 그렇기 때문에 인체에 미치는 영향 또한 다르게 나타나기 마련인 것이다. 천일염의 성분 중 염화나트륨을 제외한 나머지 10~20%의 원소들이 염화나트륨보다 훨씬 강력한 영향을 미치는 것이다.

즉, 10~20%에 해당하는 성분인 칼슘, 칼륨, 인, 마그네슘, 철, 구리, 비소, 저마늄, 셀레늄, 바나듐 등과 같은 원소들은 비록 염화나트륨에 비해 비율은 상당히 낮지만 인체에 미치는 영향력은 엄청나다.

하지만 천일염에는 간수라는 독소가 있다. 이 독소를 제거하기 위해 만든 것이 죽염인데, 이것은 고온으로 열처리를 했기 때문에 모든 독소가 제거되어 인체에는 아무런 피해가 없다고 한다. 현재 죽염이 각종 질환에 활용되고 있는 실정이며 치병에 지대한 영향을 미치고 있다고 하므로 적극적으로 권장한다. 죽염은 특히 위장의 상피세포의 치유에 효능이 탁월하고, 구강 질환, 각종 염증, 안약 등으로 활용되고 있다. 물론 이 외에도 다양한 효능이 있는 것으로 밝혀지고 있다.

미네랄 보충제의 문제점

우리가 필요로 하는 미네랄을 자연식품으로 섭취해야 하지만, 제철 음식이나 여러 조건으로 인해 보충제를 섭취하지 않을 수 없는 경우가 많다.

하지만 이들 보충물들이 화학적으로 합성 과정을 거치거나 성분만 추출한 것이 대부분이라는 점을 간과해서는 안 될 것이다.

예컨대 아연과 구리, 구리와 철분, 칼슘과 마그네슘, 칼륨과 나트륨, 사포닌과 요오드는 서로 길항 작용(拮抗作用)을 하는데, 아연을 단독으로 섭취하면 구리의 흡수를 방해해 탈모와 비염이 나타날 수 있고, 구리를 단독으로 섭취할 경우 철분의 흡수를 막아 빈혈과 우울증을 유발할 수 있으며 칼슘의 단독 섭취는 마그네슘이 흡수되지 못하게 하여 심근경색을 일으키고 칼륨의 경우는 나트륨의 흡수를 막아 세포 분열에 이상이 발생하며 노화와 심근경색을 촉진할 수 있다. 또 사포닌은 요오드의 흡수를 막아 갑상선기능저하증을 유발하기도 한다.

미량 원소

50여 종의 미네랄 중에서 칼슘, 인, 칼륨, 마그네슘, 나트륨, 유황, 염소를 제외한 43종의 비율은 전체 원소 중 0.04%에 불과하지만 그 생리적 역할은 너무나 중요하다. 극히 적은 양이기는 하나 인체에 필요 불가결한 원소들이다. 극소량만 필요로 하기 때문에 대수롭게 생각하지 않고 있지만 결핍할 경우 큰 질환을 초래할 수 있다.

가령 편리하다, 간편하다, 맛있다 등의 이유로 라면 등과 같은 인스턴트식품을 삼시 세 끼로 먹는 경우도 있지만 문제는 우리 인체가 라면과 같이 단일 식품만 먹어도 될 만큼 그리 간단하지가 않다는 것이다. 라면에는 영양소가 너무나 부족하기 때문이다. 평소 우리는 식사를 할 때 맵지 않고, 짜지 않고, 싱겁게, 골고루 먹어라, 라는 말을 자주 듣게 된다. 그 이유가 있는 것이다. 미량원소는 대량원소와는 달리 극소량에 불과하지만 근육 조직, 체액의 생리작용, 골격 등에 필요불가결한 사실 때문에 그 섭취를 등한시해서는 안 될 것이다. 미량원소에는 아연을 비롯해서 3가크롬, 철분, 저마늄, 셀레늄, 망간 등이 있다.

(1) 아연

'성 미네랄'이라고 불리기도 하지만 그보다는 혈당 문제에 더 관심을 쏟아야 할 원소이다. 인슐린의 한 성분인 아연은 인슐린의 작용을 활성화할 뿐 아니라 그 작용을 지속적으로 유지하기도 한다. 또한 아연은 전립선의 기능을 높여 정액의 생산을 늘리고 고환을 활성화시켜 정자 수와 운동성을 개선하기도 한다. 이것이 부족하면 전립선 비대증이 생기고 정력도 감퇴하며 정자 수도 감소한다. 단백질, 탄수화물의 대사에 관여하는 필수 원소이며 혈당을 내리는 인슐린을 안정적으로 만드는 작용을 한다. 또한 아연은 항산화제, 면역체계를 건강하게 유지하는 작용, 시력 보호, 혈액 응고, 상처 회복 등의 역할에 관여한다. 부족 시에는 식욕 부진, 혈당의 상승 요인이 된다. 아연이 많이 함유된 식품으로는 굴, 구기자, 참깨(날 것), 팥(익인 것), 잣(날 것), 호박씨, 해바라기씨, 렌틸콩, 장어구이 등이 있다.

(2) 철분

인체 내의 철분은 약 60%가 혈액 속에 들어 있고, 이 외에 간장, 비장, 골수 등에 약 30% 들어 있다.

이 미네랄이 너무 부족할 경우 적혈구가 폐로부터 신체 조직으로 산소를 공급하기가 어려워지며, 철분이 부족한 혈액은 인체를 창백하고 피곤하게 만들기도 하고 정신적으로 해이된 상태를 만들기도 한다는 것이다.. 어린이의 경우 철분이 부족하면 성장을 저해하고 사고 능력을 손상시킨다. 또한 산모

사망의 20%가 철분 부족에서 온다고 한다.

유아와 임산부는 철분이 결핍되기 쉬우며, 월경을 하는 여성은 식사를 통해 철분을 충분히 섭취해야 한다.

별도의 철분을 요하는 사람에게 종종 철분의 좋은 급원인 붉은 육류나 살코기를 권장하고 있으나 이러한 식품에는 열량, 포화지방, 콜레스테롤이 많이 포함돼 있다.

철분의 1일 권장량은 남성이 8mg, 폐경 전 여성이 18mg, 폐경 이후에는 8mg이다. 철분의 급원으로는 곡류, 녹색 채소, 콩류 그리고 적당한 양의 가금류와 붉은 육류가 있다.

(3) 셀레늄

셀레늄은 인체에 필수적인 미량원소이다. 셀레늄은 신생 암세포를 파괴하는 면역 능력을 높여 항암 작용을 하며 면역 증강 물질인 인터페론의 생산을 촉진시킨다.

우리 인체에는 활성산소를 제거하는 효소의 하나인 글루타싸이온과산화효소(glutathione peroxidase)가 있는데 이 효소의 생성에 필수적인 물질이 바로 셀레늄이라는 것이다.

사실 셀레늄은 글루타싸이온과산화효소가 그 역할을 하는 데 필요한 물질이지 직접 항산화 작용을 하는 것은 아닌 것이다. 극소량이긴 해도 반드시 있어야 하는 원소이며 이 양은 하루에 50μg 정도로 보통의 식사만으로도 섭취할 수 있기 때문에 따로 섭취할 필요가 없다.

셀레늄이 많이 함유된 식품을 보면 통밀빵, 해조류, 새우, 조개류, 생선, 살코기, 달걀, 채소류(버섯, 마늘, 아스파라거스 등), 현미, 유제품, 호두, 연근, 고구마잎 등이 있다.

(4) 저마늄(germanium)

저마늄은 '먹는 산소'로 알려져 있다. 저마늄은 부족한 산소를 보충해 신체의 항상성(恒常性, homeostasis)을 유지하는 데 도움을 준다. 또한 항산화 작용을 통해 고혈압, 당뇨, 이상지질혈증 등 대사 질환의 치료를 돕는다. 저마늄은 산소 공급을 촉진해, 혈액이 산성화된 결과 혈관벽이 좁아지는 것을 예방한다. 저마늄이 많이 함유된 식품으로는 마늘, 인삼, 양파, 구기자, 표고버섯, 셀러리, 컴프리 등이 있다.

(5) 망간

망간의 공급원으로는 견과류, 곡류, 차, 잎채소 등이 있으며, 인체에는 극소량만 있으면 되므로 일반인에서는 결핍증이 잘 나타나지 않는다.

유해 중금속, 인체에 축적되면 배출되지 않는다

'우리는 매일 어마어마한 양의 중금속을 흡입하고 있다'고 말하는 사람이 있다면 아마 믿지 않을 것이다. 하지만 이 말은 사실이다. 정말 깜짝 놀랄 일이다. '어떻게 그런 일이 있을 수 있냐'고 반문할지도 모른다. 지금부터 그 이유에 대해 설명하고자 한다. 우선 카드뮴을 예로 들어 보자. 이 중금속은 자동차의 마멸되는 타이어 분진 속에 들어 있으며 담배연기 속에도 들어 있다. 둘째로, 수은은 식수와 어패류로부터 체내로 들어온다. 셋째, 등유, 경유, 휘발유 등의 자동차 연료에 들어 있는 납을 들 수 있다. 이러한 중금속류는 우리들의 호흡기나 피부를 통해 매일같이 체내로 유입된다. 미처 느끼지 못하고 있을 뿐이다. 대도시에 거주하는 주민들은 이것이 숙명일 것이다. 이것이 바로 우리 인체가 하루하루 노화하고 있다는 증거다.

또한 폐 기능을 악화시키는 크롬으로부터도 피해를 입는다. 하지만 크롬은 두 가지 얼굴을 하고 있는데 중금속의 피해를 입는 것은 무기크롬, 즉 6가 크롬이고 다른 하나는 유기 크롬인 3가 크롬이다. 영양 물질인 3가 크롬이 함유된 제품에는 내당성 인자(G. T. F, glucose tolerance factor)가 들어 있는데 고혈당과 저혈당을 모두 개선하는 효과가 있다.

이런 유해 중금속의 피해를 막으려면 산 속에서 살아야 하지만 거의 가능성이 희박한 제안인 것은 사실이다. 그렇기 때문에서도 우리는 매일 인근 산에 올라가 숲속을 걸으면서 음이온을 듬뿍 마시는 것이 건강을 위해 좋은 방법이 될 것이다.

또한 우리가 집을 구입할 때 교통이 편리하다는 이유로 큰 도로 가까이에 있는 집을 사는 경우도 있지만 건강상에서 볼 때는 전혀 도움이 안 되는 것 또한 사실이다. 즉, 대로변 주변은 공기가 너무나 오염돼 있어 우리의 폐가 대량의 독성 물질에 노출되지 않을 수 없다. 오존, 일산화탄소, 아산화질소, 산화황, 납, 다이옥신, 석면, 각종 매연가스 등 이루 말할 수 없는 독성 물질이 난무한다. 오염된 공기에서 나오는 미립자는 그 크기가 너무 작아서 체내의 섬모가 걸러내지 못하고 폐 깊숙이 침투한다. 면역 체계가 있긴 하나 오히려 감염이나 천식이 발생한다. 따라서 집을 장만할 때는 가능한 한 길가에서 멀리 떨어진 곳에 있는 집을 선택하는 것이 현명한 판단이 될 것이다. 건강을 위해서는 이기적인 행동을 하라는 말이 있다. 자신이 건강을 돌봐야 하기 때문이다. 산속에 집을 구입하는 사람도 있지만, 이런 경우는 극소수에 불과하다고 할 수 있을 것이다.

도로변의 은행열매는 중금속으로 오염돼 있어 폐기하라는 지시가 나왔지만, 도로변 가까이에 경작하는 농작물 역시 각종 중금속으로 오염되어 있는 것이 사실이다. 그러기에 우리는 도로변 주변에 있는 쑥 같은 채소나 농작물의 섭취를 제한하고, 거주 지역도 최소한 도로에서 300m 정도 떨어진 거리에서 사는 것이 지혜로운 판단일 수도 있다.

(1) 수은

　최근 고등어, 연어, 참치 등의 어종에서 수은이 축적된 것으로 보고되었다. 등푸른 생선에 포함된 오메가-3를 섭취하는 것도 좋지만 이 수은에 유의해야 한다. 수은은 공장에서 태우는 석탄에서 발생한다. 이것은 바람을 타고 온 세계 곳곳으로 퍼져나간다. 수중 박테리아는 바다에 떨어진 수은을, 맹독성을 가진 메틸수은으로 변환시키는데 이것이 물고기의 체내로 들어가는 것이다. 하지만 더 큰 문제는 이것이 우리 인체에도 축적이 된다는 것이다. 일단 체내에 유입되면 배출이 불가능하다. 또한 수은에 오염된 물고기를 섭취할 경우 우리 체내는 더 많은 수은이 축적되는 것이다.

　수은 오염으로 큰 재앙이 된 사례가 있다. 1956년 일본에서 300여 명이나 되는 목숨을 앗아간 '미나마타병(중추신경계에 이상이 생겨 경련, 정신착란, 손발 저림에 시달리다 사망하는 병)'이 그것이다. 수은 중독은 성인에게 불임증, 기억력 장애, 시력 장애, 혈압 조절 장애, 신경 장애, 근육 장애 등을 유발할 수 있다. 그러므로 물고기는 1주일에 한두 번 정도 먹는 것이 타당할 것이다. 다만 알래스카에서 잡은 야생 연어는 오염이 거의 없어 가장 안전한 것으로 보고되고 있다.

(2) 납

　뼈에 축적되며 신경 장애를 나타낸다. 멸치의 내장에 납 성분이 많은 것으로 밝혀져 주의가 요망된다. 우리가 멸치 내장을 제거하기가 귀찮다는 이유로 내장이 든 멸치를 그냥 볶거나 조리하는 경우가 있지만 그냥 적당히 넘어가야 할 문제가 아닌 것이다. 납은 주로 뼈와 뇌에 많이 축적되는데 평소 식이 섬유를 많이 섭취하면 축적이 되기 전에 혈액의 납 농도를 감소시키고 체외로 배출시킬 수 있다. 식이 섬유의 중요성이 여기에서도 강조되고 있다.

(3) 카드뮴

신장 등의 장기에 축적되어 인체 독성을 나타낸다. '이타이이티이병[일본 도야마 현(富山縣) 진스가와(神通川) 강 유역에서 발생한 공해병이다. 광산 폐수에 섞인 카드뮴에 의한 중독증으로 팔다리, 관절 등의 통증이 심하며 뼈가 약해져서 잘 골절된다. 환자가 '아프다, 아프다'라는 뜻으로 '이타이, 이타이'라고 호소하기 때문에 이런 병명이 붙었다.]을 일으키는 카드뮴은 김에 많이 함유된 것으로 조사되었다. 하지만 세계보건기구(WHO)의 카드뮴 섭취 허용량은 일주일에 0.4mg/kg이다. 이는 가공하기 전의 큰 김 190장씩을 일주일간 매일 먹는 분량에 해당한다. 그러므로 일상적인 섭취 기준으로서는 별 문제가 되지 않는다.

(4) 알루미늄

냄비, 팬, 호일 등으로 유입되며, 양은도시락 통이나 흔히 라면을 끓일 때 쓰는 냄비에는 알루미늄이 함유되어 있는데, 치매를 유발할 확률이 높으므로 사용하지 않는 것이 좋다. 또 알루미늄 성분이 열에 의해 토마토나 양배추와 반응해 녹아 나오기 때문에 알루미늄이 함유된 제품의 사용을 금지하는 것이 좋다.

각종 미네랄의 기능

종류	1일 필요량	적용되는 질환	함유 식품(100mg당 함유량)
셀레늄	50~200㎍	암, 심장병, 뇌, 금속 중독	마늘, 파, 생강, 참깨, 육류, 난황, 해산물, 콩, 버섯
아연	15mg	불임, 심장병, 당뇨병, 동맥경화, 전립선 비대증, 피부 질환	가루차(133.5mg), 굴f(73mg), 난황(6mg), 삶은 밤(5.6mg)
철	남성 10mg 여성 18mg	빈혈, 피로, 변비, 발육 부진	소간(4mg), 육류, 생선, 곡물
구리	2~3mg	동맥경화, 당뇨병	소간(5.3mg), 견과류, 말린 콩류

요오드	150μg	발육 부진, 갑상선 비대	해산물, 유제품
몰리브덴	0.5mg 이하	성장 지연	간, 말린 콩류, 녹색 채소
칼슘	800mg	골다공증, 비만, 통증, 류머티즘, 불면증	우유(110mg), 치즈(740mg), 정어리(70mg), 조개류(130mg), 시금치(49mg), 브로콜리(38mg)
인	80mg	치아 질환, 칼슘 부족	우유(93mg), 치즈(500mg), 육류, 생선, 곡물, 콩류

※ 셀레늄은 비타민 C와 같이 섭취하면 안 된다.
※ 철은 비타민 C와 같이 섭취하면 흡수가 더 잘 된다.

6장
섬유질

　섬유질은 당질의 일종으로 인체의 소화효소로는 분해할 수 없는 성분이다. 제6대 영양소라고 칭하고 있지만 공식 명칭이라고 보기 어렵다. 섬유질은 소화 속도를 늦추기 때문에 식후 혈당이 급상승하는 것을 막아주고, 혈중 콜레스테롤 수치도 좋게 해준다.

　평소 식사에서 부족하기 쉬운 영양소가 섬유질인 만큼 의도적으로 현미, 신선한 채소, 해조류, 과일 등을 매일 섭취하도록 해야 할 것이다.

　섬유질이 많이 포함된 식품 중 최근 열풍이 불고 있는 고구마와, 고구마줄기는 우리의 건강을 위해 좋은 먹을거리가 된다. 하지만 고구마보다 무려 20배나 섬유질이 많다는 '보리새싹'을 이용하면 건강에 큰 도움이 될 것이다. 이것은 이미 오래 전부터 분말화하여 유통되고 있으므로 적극 권장하고 싶다. 물 마실 때 물에 타서 마시면 좋을 것 같다.

　또 렌틸콩은 고구마의 10배나 되는 섬유질을 포함하고 있으므로 적극 활용하면 좋다. 섬유질이 함유된 식품을 프리바이오틱스라고도 부르는데 체내의 유해 물질을 배설시키고 소장에서 영양분의 흡수를 늦춰주는 역할을 한다. 변비, 장염, 대장암 등을 예방하고 다이어트에도 효과가 있다.

　여기에는 물 불용성과 수용성이 있다. 섬유질은 체내에서 아주 중요한 역할을 하는데 예컨대 당뇨병은 사실상 섬유질 부족병이라 해도 지나친 말은 아니다. 섬유질이 부족한 식사는 포도당이나 지방이 많은 식사보다 더 위험하다. 즉, 섬유질이 풍부하게 함유된 음식을 섭취하면 포도당이나 지방의 피해를 상당히 줄일 수 있다. 섬유질이 소장에서 영양분의 흡수를 지연시키기 때문에 췌장에서 과량의 인슐린이 분비되지 않도록 해준다. 하루 평균 약 30g을 섭취해야 하고 혈당이 높은 경우는 50~60g을 권장하고 있다. 이와 같이 매일 권장하는 양의 섬유질만 제대로 섭취해도 건강관리에 크게 기여할 것이다. 평소 일반 식생활을 통해 보다 많은 섬유질을 섭취하려면 주식을 현미, 통밀가루, 잡곡류로 하고, 단백질은 동물성 단백질을 배제하는 대신 콩류와 깨 종류 및 견과류로 하는 동시에 반찬과 곁들여 생채소를 약 100g 정도 섭취할 것을 권장한다. 또 간식으로 과일을 섭취하되 당분이 많다는 것을 염두에 두어야 하고 겨울에는 찬 성질을 갖는 과일이 몸을 차게 할 수도 있음을 상기해야 할 것이다.

하지만 섬유질을 많이 섭취하되 1일 권장 섭취량 이상의 과량으로 섭취하지 말아야 한다는 점을 강조하고자 한다. 사람들은 대체로 변비가 생기면 섬유질이 부족한 것으로 생각하는 경향이 있는데, 장내의 환경은 섬유질로만 해결되지 않는다. 왜냐하면 우리의 체내에 과량으로 유입된 섬유질을 분해하려면 섬유질을 분해하는 효소가 충분히 있어야 한다. 만약 효소가 부족한 채 섬유질만 과량으로 섭취할 경우 찌꺼기가 과량으로 쌓이게 되고 분해되지 않아 가스가 발생한다든가 하는 상황이 발생하게 된다.

효소는 질병을 치료하는 만병통치약은 아니지만 음식물의 소화·흡수를 돕고 체내의 노폐물과 독소를 배출해 신진대사를 활성화시키는 데 있어 없어서는 안 될 물질이다.

우리는 평소에 효소가 많이 함유된 채소와 과일을 매일 섭취해야 한다. 그와 아울러 청국장, 김치, 요구르트와 같은 발효식품도 매일 섭취해야 한다. 효소는 단백질이기 때문에 온도가 상승함에 따라 단백질의 열변성이 일어나 활성을 가진 효소의 농도가 감소되어서 반응 속도가 지연된다. 다시 말해 섭씨 45도 정도까지는 반응 속도가 온도와 함께 증가하지만, 45도 이상에서는 열변성이 문제가 되어 55도가 되면 촉매 능력을 잃게 된다. 따라서 열을 가하여 조리한 음식과 가공식품 등을 섭취하는 비중을 줄여 효소의 양이 부족해지지 않도록 해야 한다. 즉, 되도록 원상태 그대로 자연적인 것을 먹어야 많은 효소를 섭취할 수 있다.

섬유질의 유익한 효과
(1) 장을 통과하는 시간 단축
(2) 소화 지연으로 인한 식후 혈당 상승 억제
(3) 포만감 증대
(4) 장내 유익균 증가
(5) 배변량 증가
(6) 혈청 지질 수치 감소

수용성 섬유질
동맥 경화나 고혈압을 예방하는 효과가 높으며 과일이나 해조류에 많이 함유돼 있다.

불용성 섬유질
식이 섬유를 섭취할 때는 불용성의 셀룰로스, 헤미셀룰로스, 리그닌 등을 섭취하는 것이 장내 세균에 의해 쉽게 발효되지 않으므로 쉽게 발효되는 수용성의 펙틴이나 해조류를 섭취하는 것보다 효과적이다.

식이 섬유의 각종 특성

(1) 당질의 흡수를 저하시켜 당뇨병, 비만 등을 예방한다.

(2) 대장암, 게실증 등 장 질환을 예방한다.

(3) 변비를 예방한다.

(4) 소화 후 잔존물의 장내 체류 시간을 단축시키고, 변의 양을 증가시킨다.

(5) 타액 · 위액의 분비를 촉진시켜 포만감을 준다.

(6) 장내 균의 총수를 변동시킨다.

(7) 다른 에너지원이 되는 영양소의 소화 · 흡수를 지연시킨다.

(8) 충수염, 탈장, 치질 등을 예방한다.

(9) 혈중 중성지방이나 콜레스테롤의 상승을 억제한다.

섬유질의 역할(독소를 빨아들여 배출하는 '진공청소기'의 역할)

(1) 장운동을 촉진하여 변비, 대장암 등을 예방한다.

(2) 같은 양을 먹어도 섬유질이 많이 함유된 식사를 하면 포만감을 많이 느낀다.

(3) 소장에서 당분의 흡수 속도를 지연시켜 혈당의 급상승을 예방한다.

(4) 지방찌꺼기를 흡수해 배출하므로 이상지질혈증을 예방해준다.

(5) 콜레스테롤 수치, 중성지방 수치, 혈압을 낮춰준다.

섬유질 섭취 방법

(1) 현미잡곡밥

(2) 통밀빵, 보리빵, 귀리빵, 호밀빵(원료는 좋지만 정제됐다는 점 때문에 과량 섭취해서는 안 된다).

(3) 김, 미역, 다시마, 파래 등의 해조류를 매일 한 가지 이상 섭취한다.

(4) 채소와 과일을 많이 섭취한다.

섬유질이 많이 함유된 식품

(1) 곡류-밀, 보리, 콩, 귀리, 호밀, 현미, 수수 등의 잡곡류, 콩류 등

(2) 채소류-고구마줄기, 고사리

(3) 과일류-키위(한 알에 2~3g의 식이섬유 함유),

(4) 해조류-한천, 미역, 다시마, 김, 톳나물, 파래, 청각 등

1일 식이 섬유 권장량 20~35g 섭취 어렵지 않다

현재 한국인의 섬유질 섭취량은 15~20g 정도 된다는 통계를 보면 권장량의 최저 기준치보다 약 5g 정도 부족한 셈이다. 그러므로 하기한 방법 등을 이용하여 더 많은 식이 섬유를 섭취할 필요가 있다.

(1) 통곡류 등 정제되지 않은 탄수화물에는 식이 섬유가 풍부하다.

(2) 해조류는 한 가지만 먹어도 하루 권장량을 초과한다. 특히 한천에는 100g당 81.3g, 녹미채[톳]에는 54.9g 그리고 파래에는 38.6g이나 들어 있어 일일 권장량을 훨씬 초과한다.

(3) 고구마줄기는 식이 섬유가 엄청나게 많으므로 제철에 많이 구입하여 말려서 수시로 나물로 볶아먹으면 좋을 것이다. 또 고구마는 식이 섬유가 100g당 2.32g 정도 되니까 중간 것 하나의 중량인 140g에는 약 3.2g이 들어 있는 셈이다.

(4) 렌틸콩에는 식이 섬유가 고구마의 10배나 되는 양, 즉 100g당 23g 정도가 들어 있다. 2006년 미국의 건강 전문지가 세계 5대 건강식품으로 선정할 만큼 그 효능이 입증된 식품이므로 자주 섭취한다.

(5) 보리새싹에는 식이 섬유가 풍부하다(양배추의 10배).

(6) 곤약에는 글루코마난(glucomannan)이라는 식이 섬유가 풍부하게 들어 있다. 이 물질은 콜레스테롤과 중성지방을 배출시키고, 혈중 혈당 수치를 억제하는 작용을 한다.

하지만 식이 섬유만 들어 있고 다른 영양소는 없는 식품만을 먹는다는 것은 위험한 식습관이라는 사실을 유념할 필요가 있다. 그러므로 각종 영양소가 알맞게 들어 있는 식품류와 함께 식이 섬유도 적당량 섭취해야 하는 것이다.

또 식이 섬유를 섭취할 때는 물도 충분히(1일 1.5L~2L) 마셔야 식이 섬유를 잘 뭉쳐서 체외로 배출시킬 수 있다는 점을 상기해야 할 것이다. 그리고 식이 섬유를 많이 섭취할 때는 효소가 많이 든 식품도 함께 섭취해야 할 것이다. 효소가 섬유질을 분해해 주기 때문이다.

섬유질 함량이 가장 높은 식품과 낮은 식품의 비교

(1) 섬유질 함량이 높은 식품류: ㉠ 우무: 우무는 우뭇가사리 따위의 홍조류에서 얻는 점성이 큰 다당류로서 섭씨 80도 이상에서 녹고 섭씨 35도에서 굳어 젤이 된다. 우무의 주성분에는 아가로스(agarose)와 아가로펙틴(agaropectin)이 있는데 각각 70%와 30%로 구성되어 있다. ㉡ 곤약: 사탕무과의 곤약 뿌리에서 만든 곤약 가루에 수산화칼슘을 첨가하여 만드는데, 그 주성분은 글루코마난이다. 불용성인 이 성분은 콜레스테롤 대사, 당 대사 등 여러 생리 작용에 영향을 준다. ㉢ 갈조류인 미역, 다시마 등의 해조류에는 많은 식이 섬유가 들어 있다.

(2) 섬유질 함량이 낮은 식품류: 육류, 생선, 달걀 등에는 식이 섬유가 없다. 이와 같은 음식들로만 섭취하여 체내 섬유질이 부족하면 장의 점막 세포가 제 기능을 다하지 못하고 점막에 구멍이 생긴다. 그 결과 소화가 안 된 음식 찌꺼기와 유해균들이 이 구멍을 통해 혈액으로 유입하게 된다. 이런 현상을 '장벽이 새는 증후군'이라고 부르는데, 음식 알레르기, 염증, 자가면역질환 등 여러 가지 질환을 유발하는 원인이 된다.

새우나 게와 같은 갑각류의 껍질에 함유된 '키틴'이 체내 세포를 활성화시킨다

새우나 게와 같은 갑각류의 껍질에는 키틴이라는 섬유질이 함유돼 있는데, 이 물질은 세포를 활성화하므로 먹을 때 버리지 말고 먹는 것이 좋다. 하지만 위가 약한 사람은 위 점막에 손상을 입을 수도 있으므로 조심해야 한다.

그런데 체내 흡수를 용이하게 하기 위해 화학 처리한 키토산이 있으므로 안심할 수 있다. 이 키토산은 각종 암 예방, 동맥 경화 예방, 비만 예방, 독소 배출 등에 그 효능이 입증되고 있으며 인체의 세포와 친화성이 매우 뛰어나기 때문에 살균, 진통 작용도 하며 점막과 세포를 보호하기도 한다. 키틴질의 작용은 다음과 같다.

(1) 혈당 조절, 대사 촉진,

(2) 콜레스테롤 강하

(3) 항암 작용

(4) 요산(尿酸) 대사 조절

(5) 혈압 강하

(6) 칼슘 흡수 촉진, 골다공증 개선

섬유질이 많이 함유된 식품을 섭취하여 질병을 예방하자

식이 섬유가 거의 모든 질병 예방에 효능이 있는 것으로 입증되면서 계속 주목을 끌고 있다. 섬유질은 장내에서 유해 물질의 생성을 막음과 동시에 변의 양을 증가시켜 식품 속에 혼입되어 있는 유해 물질을 신속하게 배출시켜준다.

※ 섬유질이 많이 함유된 식품(100g당 %)

식품의 종류	섬유질 함량
한천	81.3
고구마줄기(말린 것)	74.6

녹미채[톳]	54.9
고사리(삶은 것)	53.06
달래	45.14
도라지	39.86
파래	38.6
깻잎	34.15
당근	29.51
무	26.21
대두	23.24
보리	20.75

※ 섬유질이 없는 식품(100g당 %)

식품의 종류	섬유질 함량
쇠고기	0
돼지고기	0
닭고기	0
고등어	0
달걀	0
우유	0
설탕	0
버터	0
치즈	0

섬유질 보충제의 문제점

우리가 필요로 하는 섬유질을 자연식품으로 섭취해야 하지만 제철 음식이나 여러 조건으로 인해 보충제를 섭취하지 않을 수 없는 경우가 많다. 하지만 이들 보충물들이 화학적으로 합성 과정을 거치거나 성분만 추출한 것이 대부분이라는 점을 간과해서는 안 될 것이다. 섬유질은 인체에 반드시 필요한 성분이지만 순도가 높은 보충제 형태로 과식할 경우 악영향을 미친다는 점을 유의해야 할 것이다.

소장에서의 섬유질의 작용

(1) 당분의 흡수를 지연시킨다.

식후에는 혈당이 가파르게 상승하여 혈관 내 혈액이 끈적끈적해지면서 혈액 순환에 장애가 나타난다. 이렇게 되면 심장에 부담이 생기고 췌장은 높은 혈당을 처리하기 위해 인슐린을 대량으로 분비하게 되는데, 이때 섬유질은 당분의 흡수를 정상적인 속도로 지연시켜 당뇨의 위험을 막아준다.

(2) 지방 분해 효소의 활성을 저해한다.

섬유질을 섭취하여 지방이 섬유질에 둘러싸이면 췌장에서 소장으로 분비되는 지방 분해 효소의 활성이 차단된다. 그러므로 섬유질에 둘러싸인 지방질은 제대로 소화, 흡수되지 못하고 체외로 배설되는 것이다. 즉, 고열량 섭취를 막아주는 것이다.

(3) 담즙산을 흡수하여 배출한다.

섬유질은 소화를 돕기 위해 소장에서 분비된 담즙산을 흡수해 체외로 배출시킨다.

(4) 섬유질은 콜레스테롤을 배출시킨다.

담즙에는 콜레스테롤이 포함되어 있는데, 섬유질은 이것을 흡착하여 체외로 배출시킨다. 가령 섬유질을 소량 섭취하거나 조금도 섭취하지 않을 경우 콜레스테롤이 배설되지 않고 도로 소장을 통해 혈액에 유입된다.

대장에서의 섬유질의 작용

(1) 섬유질이 대장의 발효를 촉진한다.

섬유질을 분해하는 작용은 대장에 상주하는 박테로이드(bacteroid), 비피도박테리아(Bifidobacterium), 유박테리아(Eubacterium) 등이 섬유질에 함유된 당을 에너지로 이용하여 증식한다. 이러한 박테리아가 섬유질을 먹고 생산해낸 아세트산, 프로피온산, 낙산과 같은 영양소들의 90% 이상이 대장 벽의 상피세포에서 흡수되는데, 이 중 3~5%가 변으로 배설된다. 이 중 낙산은 대장 상피세포의 에너지 급원이 되고 아세트산은 지방산으로 분해되며 프로피온산은 포도당으로 전환된다.

(2) 길이가 짧은 지방인 단쇄지방산이 나트륨을 흡수한다.

박테리아의 작용으로 대장에서 단쇄지방산으로 분해된 섬유질은 대장에서 나트륨의 흡수를 촉진한다. 그 결과 삼투압의 원리에 의해 설사 유발을 방지하게 되는 것이다.

(3) 암모니아를 감소시킨다.

암모니아는 단백질이 분해되어 발생한 유독한 가스다. 이 가스는 간에서 소변으로 만들어져 신장으로 배설된다.

섬유질을 충분히 섭취하면 음식물의 장내 통과 시간을 단축할 수 있다

우리가 섭취한 음식물은 위장에 있는 동안 2~3시간, 6m가 넘는 소장을 통과하는 4~6시간, 횡행결장까지 5~8시간, S상 결장까지 16~20시간 정도 정체하다 배설된다. 따라서 섬유질이 부족한 음식물을 섭취할 경우 변이 정체되어 장시간 음식물 잔재가 부패, 발효해서 장의 점막 벽에 염증을 유발시키고 혈액을 오염시켜 작종 질환을 일으키게 된다. 그러므로 이러한 정의 점막 벽의 염증과 혈액의 오염을 막기 위해 평소 충분한 섬유질을 섭취해야 될 것이다.

하지만 섬유질을 섭취할 때 주의할 점이 있으니 그것은 바로 충분한 수분을 섭취해야 된다는 것이다. 그런데 만약 섬유질 섭취량만 늘리고 수분을 섭취하지 않으면 변을 딱딱하게 만들어 변비를 유발할 수 있다. 그러므로 1일 섬유질 권장량인 25~30g을 섭취할 경우 약 2L 가량의 물을 함께 마시는 것이 좋다.

그러나 수술 후 회복 기간이 필요한 환자나 위 질환이 있는 환지인 경우는 섬유질이 부담이 될 수 있으므로 일정 기간 섬유질 섭취를 피하는 것이 좋을 것이다.

숙변과 질병과의 관계

(1) 혈압: 변비로 인한 숙변이 고혈압의 원인이 된다.

(2) 뇌출혈: 숙변이 원인이다.

(3) 치질: 변비가 원인이 된다.

(4) 구강: 변비는 구내염, 치은염을 유발한다.

(5) 구취: 통변이 잘 안되면 입에서 냄새가 날 수 있다.

(6) 미용: 부스럼, 여드름, 얼룩점, 기미 등은 모두 숙변이 원인이다. 그러므로 숙변을 제거하고 장내를 청소하면 피부가 곱게 된다.

(7) 암: 숙변은 암을 유발할 수 있다.

한국인의 하루 식이 섬유 섭취량 변화

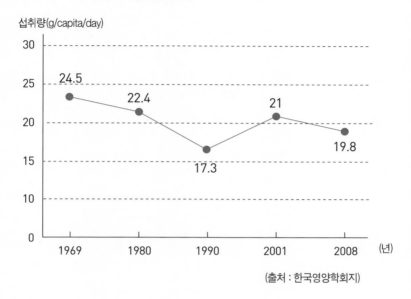

섭취량(g/capita/day)

(출처 : 한국영양학회지)

섬유질은 발암물질을 흡수한다

육류, 우유, 달걀 등의 동물성 단백질은 섬유질의 함량이 적기 때문에 변이 장내에 장기간 머물러 있게 된다. 이렇게 되면 장내 세균의 균형이 무너져 유해균의 숫자가 많아지게 되는데, 그로 인해 단백질이나 아미노산이 잘 분해되지 않고 아민, 암모니아, 페놀, 유화수소 등과 같은 독성 물질이 만들어지게 된다. 이 중 아민은 식품 첨가물인 발색제의 아질산염과 화합하여 발암물질인 나이트로사민(nitrosamine)이 된다.

한편 담즙산으로부터는 대장암을 비롯한 수많은 발암물질이나 독소가 만들어지게 된다.

하지만 섬유질은 이와 같은 독성 물질을 흡수하여 장이 변을 순조롭게 배출하게 만들기 때문에 대장암을 비롯한 여러 가지 질환을 예방할 수 있는 것이다.

※ 식이 섬유 섭취량에 따른 대장암 발생 위험도

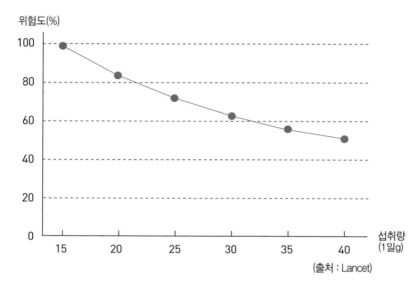

위험도(%)

100

80

60

40

20

0

15   20   25   30   35   40

섭취량
(1일g)

(출처 : Lancet)

7장
식물영양소
(phytonutrients, phytochemicals)

식물에 천연적으로 들어 있는 화합물로서 식물을 뜻하는 피토(phyto)와 화학을 뜻하는 케미컬(chemical)의 합성어이다. 이 물질을 섭취하면 건강에 좋은 효과를 주는 것으로 인식되고 있다. 노화의 주범인 인체의 산화를 막는 데 항산화 비타민보다 식물영양소의 역할이 더 중요하다는 연구 결과가 나와 주목을 끌고 있다.

20세기가 비타민의 시대였다면 21세기는 식물영양소의 전성시대라고 부를 만큼 수많은 식물영양소가 속속 등장하고 있다. 평소 우리는 채소와 과일을 많이 먹어라는 말을 자주 듣는다. 단순히 섬유질과 효소 때문인가? 그러한 성분이 함유돼 있는 사실 외에도 비타민과 미네랄 그리고 최근 크게 주목받고 있는 식물영양소 때문이다. 항산화 능력으로 볼 때 식물영양소가 비타민보다 훨씬 강력하다.

그렇다면 식물영양소란 무엇을 말하는가? 이것은 식물이 해충, 미생물, 곤충, 자외선 등 열악한 환경으로부터 자신을 보호하기 위해 만들어내는 생리활성 물질로 짙은 채소와 과일에 많이 들어 있다. 대표적인 것으로는 토마토, 수박의 라이코펜, 가지, 적채, 보라고구마의 보라색이나 포도나 머루의 검정색은 안토사이아닌, 콩의 제니스틴, 포도의 보라색은 레스베라트롤, 당근과 오렌지의 노란색은 베타-카로틴, 브로콜리의 설포라판, 강황의 쿠쿠민, 녹차의 카테킨 등이 있다. 총 5000여 종의 식물영양소 중 현재까지 1000여 가지의 식물영양소가 발암 억제 효과가 있는 것으로 밝혀지고 있다.

식물영양소는 녹색, 주황색, 적색, 보라색, 백색 등 식물 고유의 색소에 함유돼 있는데, 인체에서 항산화, 항노화, 항염 작용을 하며 세포의 균형 성장, 해독, 면역 등을 돕는다. 이러한 역할 중 가장 주목을 끌고 있는 것이 바로 활성산소의 산화 작용을 막는 항산화 기능이다.

식물영양소의 작용과 관련해 '세계보건기구'가 부른 일화가 있다. 바로 '프렌치 패러독스'가 그것인데, 고기와 유지방의 소비량과 심장병 사망률 간에는 분명한 상관관계가 있다고 지적하면서도 프랑스인들의 심장병 사망률이 타국에 비해 현저히 낮았던 사실을 알게 된 것이다. 이러한 사실을 두고 '세계보건기구'가 '프렌치 패러독스'라고 불렀던 것이다. 그 후 프랑스인들은, 그 유명한 명칭이 그들이 일상적으로 마시는 레드 와인에 다량 함유된 식물영양소의 항산화작용 때문이라고 주장했던 것이다. 이로 인해 전 세계적으로 레드 와인 붐이 일어나게 된 것이다. '한국영양학회' 등에서는 이 식물영양소를 '제7의 영양소'라고 부르고 있다.

※ 색깔별로 분류한 식품의 성분, 효능, 공급원

색	대표적 식물영양소	효능	함유 식품
붉은색	라이코펜, 엘라그산, 안토사이아닌	전립선 건강, 노화 방지, DNA 건강, 혈관 건강, 면역력 증진	토마토, 수박, 석류, 딸기, 포도, 라즈베리, 크랜베리, 자두, 오미자, 복분자, 팥, 대추, 적색파프리카, 붉은 색 고추, 체리
노란색	알파-카로틴, 베타-카로틴, 헤스페리딘, 베타-크립토산틴	시력 개선, 피부세포 재생 심혈관 건강	당근, 호박, 옥수수 오렌지, 귤, 레몬, 고구마, 카레, 감, 자몽, 망고, 살구, 황도, 노란파프리카, 단호박

초록색	베타-카로틴, 에피칼로카테킨 갈레이트(EGCG), 루테인, 제아잔틴, 아이소 싸이오 사이안산염	눈 건강, 노화 방지, 콜레스테롤 수치 개선	케일, 시금치, 브로콜리, 양배추, 시금치, 키위, 녹차, 오이, 셀러리, 부추, 매실, 아스파라거스, 완두콩, 피망
보라색	안토사이아닌 레스베라트롤	노화 방지, 시력 개선 항산화 작용	보라고구마, 적채(보라양배추), 보라양파, 보라옥수수, 가지, 블루베리, 적포도주, 포도, 오디, 자영감자
흰색	알리신 쿼세틴	노화 방지, 심혈관 건강 증진 면역력 증진	마늘, 양파, 배, 연근, 감자, 인삼, 무, 버섯, 도라지, 더덕, 백도, 바나나
검은색	안토사이아닌	기억력 강화, 항암, 노화 방지, 항산화 작용, 면역력 강화, 뼈 건강	흑미, 검은콩, 검은 참깨, 미역, 다시마, 김, 블랙베리, 검정옥수수

영양 덩어리 블랙 푸드(black food) 열풍

(1) 검은콩

검은콩은 누런 콩과 비교할 때 식물성 여성호르몬인 아이소플라본이 4배 정도 많이 함유돼 있다. 이 호르몬은 여성의 에스트로겐과 비슷한 작용을 하면서도 유방암의 발병 위험을 감소시키는 작용을 한다. 검은콩에 다량 함유된 사포닌은 혈관에 과산화지질이 쌓이는 것을 막아준다. 또 불포화 지방산은 혈관 내 콜레스테롤이 쌓이는 것을 막아준다. 콩에 함유된 풍부한 단백질은 피부 탄력 섬유인 콜라겐의 재료가 되며 아이소플라본은 콜라겐 형성을 유도한다.

콩 속에는 식물성 단백질과 불포화 지방산이 풍부하게 함유돼 있는데, 특히 서목태, 서리태 등으로 불리는 검은콩 껍질에는 누런 콩 껍질에서는 발견되지 않는 글리시테인(glycitein)이라는 특수한 항암 물질이 들어 있음이 실험 결과 입증되기도 했다.

(2) 흑미

흑미에는 식물의 검은색에서 발견되는 '안토사이아닌'이 특히 풍부하게 함유돼 있다. 안토사이아닌은 암을 예방하고 면역력을 강화해주는 효과가 있는 것으로 알려져 있다.

또한 흑미에는 미네랄이 풍부한데, 특히 셀레늄과 같은 미네랄은 간세포를 활성화하는 것으로 알려져 있다.

(3) 흑호마[검은 참깨]

검은 참깨에는 안토사이아닌 외에 뇌 활성 물질인 레시틴이 특히 많이 함유돼 있다. 뇌 기능이 활성화되면 기억력과 학습 능력을 향상시킬 수 있다.

(4) 포도, 오디, 블랙베리

미 일리노이대학 의대의 연구진은 식물의 검은 열매 껍질 성분인 '레스베라트롤'이라는 항산화 성분에 관해 연구를 했는데, 그 연구 결과에 따르면 이 성분이 암이 생성되는 개시, 촉진, 진행과 같은 3단계에서 모두 차단 효과를 나타냈다고 한다. 국내의 한 전문가에 따르면 이 레스베라트롤이 암세포 증식을 촉진하는 특정 유전자의 신호 전달 과정을 조절해 암을 예방하며, 이미 손상된 세포도 회복시켜 준다고 한다.

'컬러푸드' 암 예방에 탁월한 효능 있다

암을 예방하기 위해서는 녹황색 채소보다 붉은색, 파란색, 자주색 등 컬러푸드를 먹는 것이 더 효과적이라는 연구 결과가 나와 주목을 끌고 있다.

가지, 적채, 자영감자, 보라고구마, 보라옥수수 등에 함유된 식물영양소는 항산화 효과가 있는 안토사이아닌의 일종으로 암세포의 성장을 막을 뿐 아니라 정상 세포는 제외하고 암세포만 제거하는 효능도 있다. 실험 결과에 따르면 시금치, 당근 등 녹황색 채소에 함유된 안토사이아닌은 암세포의 성장을 50~80% 늦추는 데 그쳤지만 보라옥수수에서 추출한 안토사이아닌이 시금치의 안토사이아닌보다 9배의 효과를 냈다고 한다.

※ 새롭게 부각되고 있는 올리브잎의 식물영양소 올러유러핀(oleuropein)

올리브에 대한 관점은 대체로 올리브유에 국한되어 왔다. 그 시장 규모도 엄청난 것이 사실이다. 하지만 최근 올리브잎에 대한 효능이 새롭게 속속 밝혀지면서 올리브잎에 대한 시장 규모가 올리브유에 육박할 정도로 급성장하고 있는 것이다. 올리브잎에 함유된 항노화 물질인 올러유러핀이라는 식물영양소 때문이다. 이 올러유러핀 성분은 잎에 다량으로 분포되어 있는데, 열매에서 추출한 올리브유보다 무려 50배나 높은 항산화 능력이 실험 결과 나타난 것이다.

올리브잎추출액의 항산화 능력을 타 식품과 비교한 조사 결과를 보면, 1g당 비타민 C가 2100, 포도껍질추출액이 5500, 녹차추출액이 5937, 포도씨추출액이 6250인데 반해 올리브잎추출액은 10465나 되는 ORAC(항산화 능력) 수치가 나온 것이다.

또한 올리브잎추출액 1g은 오렌지 50개에 해당하는 항산화 효과와 비슷한 결과가 나타난 것으로 알려져 있다. 올리브잎은 강력한 항산화 작용, 면역력 증강, 혈액 순환 개선뿐 아니라 만성 피로, 뇌졸중, 협심증, 심근경색증 등의 심혈관 질환, 고혈압, 이상지질혈증, 당뇨병, 감기, 헤르페스 감염, 곰팡이 감염, 피부질환 등의 각종 질병 치료에 탁월한 효능이 있는 것으로 입증된 것이다.

8장
물, 차(茶) 등

1. 물

물의 중요성은 인체의 구성 요소 중 대부분을 차지하고 있다는 사실로 확인할 수 있다. 영유아의 경우는 약 85%가 물로 구성되어 있지만 성인은 70% 정도가 물로 이루어져 있다. 인체가 차지하는 물의 비중이 이처럼 많지만 체내에 1~2%만 부족해도 심한 갈증과 괴로움을 느끼게 된다. 손실되는 양이 5%에 달하면 반 혼수상태에 빠지며 12%를 상실하면 생명이 위태롭다.

체내의 독소를 배출시키는 대표적인 해독 식품인 물은 체내에서 영양분의 소화와 흡수에 도움을 주며 체온 조절, 혈액 순환 등 생명을 유지하는 데 필수적인 역할을 한다. 따라서 생명 유지에 필수적인 물을 많이 마실 필요가 있다. 생수가 싫다면 보리차나 옥수수차가 적당할 것이다. 청량음료나 녹차, 커피는 물이 아니므로 물로 대신할 수 없다. 물을 충분히 섭취하지 않은 채 이뇨 작용을 하는 음료를 많이 마시는 습관은 수분의 부족을 증가시킬 뿐이다. 물이 부족하면 쉽게 피로하고 피부가 건조해지며 변비에 시달리기도 한다.

물에는 칼로리도 없고 영양 성분도 없지만 그 자체가 인체에 필수적인 영양분임을 인정하지 않을 수 없다. 인체 내의 수분은 세포의 저항력을 높여 각종 세균과 바이러스 등의 침입을 막고, 몸속의 유해 물질을 배출시킨다. 또한 신진대사의 핵심 기능을 수행한다.

물은 영양소는 없지만 대사 활동에 관여하는 건강의 기초가 되는 물질이기 때문에 물을 충분히 마시지 않으면 여러 가지 질병이 발생할 수도 있다.

물은 하루 종일 최대한 많이 마신다

물을 충분히 마시지 않으면 우리 인체가 스트레스에 휩싸이게 된다. 신장 기능이 약해지고, 담석과 신장 결석이 생기며 면역력이 손상된다. 그러므로 매일 물을 많이 마시는 습관을 들여야 한다.

물은 의도적으로 조금씩 자주 마시는 것이 좋지만 식전 30분부터 식후 1시간까지는 소화와 흡수를 방해하므로 피해야 한다. 위액을 묽게 하기 때문이다. 녹차와 커피의 경우는 카페인으로 인해 섭취량의 1.5배의 수분을 배출시키는 역효과를 가져오므로 여러 번 마실 경우에는 배출된 양을 감안하여 물을 보충해주어야 한다.

즉, 녹차인 경우는 커피에 비해 카페인 함유량이 1/5 수준이지만 녹차를 많이 마신다면 그에 상응해서 수분도 많이 배출된다는 사실을 염두에 두어야 할 것이다.

우리 몸에서 하루에 물이 빠져나가는 양을 보면 호흡으로 300ml, 땀으로 500ml, 소변으로 1500ml, 대변으로 200ml가 되어 총 2500ml나 된다. 특히 고령자들은 체중에 비해 체내 수분 함유량이 적기 때문에 조금만 땀을 흘려도 탈수가 오지만 정작 자신이 물을 먹어야 하는지를 느끼지 못한다. 하루에 2.5L는커녕 1L조차도 안 마시는 경우가 허다하기 때문에 의도적으로 물을 많이 마시는 습관을 들여야 할 것이다.

하루에 2.5L를 섭취하는 경우를 계산해보면 음식으로 섭취하는 수분이 약 500ml 정도는 되니까 나머지 2000ml는 음료수로 마셔야 하는 양으로 계산해볼 때 200ml 양의 컵으로 10잔 정도가 될 수 있다. 이런 습관을 일주일, 한 달 정도 들이면 소변에 냄새도 없고 색깔도 깨끗하게 된다. 병이 생길 이유가 없다.

조물주가 인간을 설계할 때 물을 마시도록 설계했지 콜라나 사이다를 마시라고 설계하지 않았을 것이다. 인간도 자연의 일부, 즉 소우주이므로 자연의 원리에 어긋나지 않게 살아야 되는 것이다. 물 한 컵을 30분~1시간 간격으로 약 3분 동안에 천천히 마시는 습관을 들여 보자. 넉넉잡고 한 달만이라도 이렇게 해보자, 그야 말로 물로 몸을 대청소하자는 것이다. 분명히 몸에 청신호가 올 것이다.

또한 물은 티림프구를 활성화하는 데 아주 중요한 역할을 한다. 기름기는 티림프구를 약화시키지만 물은 티림프구에 대단히 좋다. 하루에 최소한 6잔(최대한 10잔)은 마시되 식사 직전이나 식사 중일 때는 반드시 피해야 한다. 특히 새벽의 공복에 마시면 체내의 독소를 콩팥이 씻어내는 데 굉장히 편리하다.

이와 같이 우리는 항상 물을 최고의 인체 해독제로 생각하면서 물마시기를 게을리 하지 말아야 할 것이다.

그런데 문제는, '모든 사람이 매일 2L의 물을 마시는 게 좋다고 말할 수 없다'라고 하는 점이다. 즉, 어떤 사람에게는 물이 신진대사를 돕고 노폐물을 배출시켜 인체를 건강하게 하고 혈액을 맑게 하는 데 지대한 역할을 하지만, 다른 사람에게는 물이 오히려 신진대사를 방해하는 독이 될 수도 있다고 한다. 따라서 물에 대한 찬반론이 있다는 점을 참고 사항으로 알아두는 것도 좋을 것 같다.

2. 차(茶)

인체에 대한 효능별로 다음과 같이 차를 분류해보자.

(1) 눈 건강에 좋은 차: 결명자차, 구기자차, 국화차
　　㉠ 결명자차

결명자는, 중국의 의서인 '한약의 임상응용: 中山醫學院편'이란 책에서 淸肝明目, 袪風熱, 通便, 血壓降下, 피부 진균 억제 등에 효과가 있다고 기록하고 있다.

또 동의보감에는 결명자의 효능에 대해 고혈압, 간장병, 위약(胃弱), 위궤양, 숙취, 변비 등에 좋다고 기록되어 있다.

이와 같이 결명자는 간을 맑게 해주고, 눈을 밝게 해주므로 눈이 어두워지는 것을 막아준다.

하지만 이미 시력이 떨어진 사람이나 노환인 사람에게는 별 효과가 없는 것으로 알려져 있다.

결명자에는 또 소변이 잘 나오게 하는 효능이 있으며 풍열로 인해 눈이 충혈 되고 밤눈이 어두운 사람에게 좋은 차이다. 그 외 고혈압과 간경화, 변비를 해소하고 소화 기능을 도와 소화를 원활하게 해주는 효능도 있다.

결명자에 함유된 약리 작용을 살펴보면 다음과 같다.

ⓐ 메싸이오닌(methionine): 간장 질환 및 황달 개선, 간장 보호, 숙취 완화
ⓑ 베타-카로틴(beta-carotene): 눈의 충혈, 눈물이 나는 증상, 눈이 침침한 증상, 급성 결막염, 유행성 각막염 등을 완화한다.
ⓒ 에모딘(emodin): 변비 완화 작용
ⓓ 리놀레산(linoleic acid): 혈관벽에 축적되어 있는 콜레스테롤을 제거하여 혈류를 개선해주므로 동맥 경화나 고혈압을 예방한다.
ⓔ 히스티딘, 글루탐산, 글리신과 같은 아미노산이 들어 있어 신진대사와 발육 촉진에 기여한다.

하지만 속이 냉하거나 찬 사람의 경우는 오히려 몸을 더 차게 하고 설사를 하는 단점이 있음을 상기할 필요가 있다. 이것은 결명자의 찬 설질 때문인데 따뜻하게 하여 마시도록 한다.

ⓛ 구기자차

구기자는 간과 신장을 보호해주고 정력을 길러주는 아주 훌륭한 차이기도 하다. 구기자에는 비타민 B_1, B_2, C를 비롯해서 시금치의 15배에 달하는 철분과 칼슘, 아연 등 21종이나 되는 미네랄 성분이 함유돼 있어 구기자의 항산화 효과를 극대화시킨다. 또한 혈액 순환을 원활하게 해주며 노화를 예방한다. 한방 약물학 책에는 '補精氣諸不足 易顔色 變白 明目 安神 令人長壽(스태미나 부족을 보충하여 주고 얼굴 빛을 좋게 하고 머리 흰 것을 검게 하며 눈을 밝게 하고 신경을 진정시키고 사람으로 하여금 장수케 한다)'고 하였다. 구기자는 혈관벽의 손상을 복구하고 혈당의 농도를 낮게 해 혈액 순환을 촉진시킨다. 또 콜레스테롤 수치를 낮춰주며 고혈압과 뇌졸중 예방에도 탁월한 효과를 나타낸다.

구기자를 부위별로 나눠 성분을 분석해보면, 열매에는 알칼로이드와, 아스파라진산과 글루타민산과 같은 아미노산이 함유돼 있고, 뿌리에는 한방에서 지골피라 부르는 껍질 부분에 베타인, 스테롤, 리놀산이 함유돼 있으며 잎에는 비타민 C, 단백질, 베타인, 메싸이오닌, 루틴 등이 함유돼 있다. 이 중에서 차로 활용하는 것은 열매로서 상용되고 있다.

특히 구기자에는 베타인(betaine), 루테인의 이성체(異性體)인 제아잔틴(zeaxanthin), 비타민 A의 전구체인 베타-카로틴이 함유돼 있어 시력을 보호하고 백내장을 예방하는 등 눈 건강에 효과가 있는 것으로 알려져 있다.

ⓒ 국화차

국화차는 열을 내려주고 눈을 맑게 해주기도 하고 어지러움을 없애며 눈의 충혈을 완화해준다.

또한 해열, 진정 작용이 있고 풍을 몰아내며 소염 작용이 강하므로 감기에도 좋은 작용을 한다.

(2) 당뇨에 좋은 차: 오미자차, 오가피차, 여주차, 돼지감자차, 구기자차

　ㄱ 오미자차

　오미자의 5가지 맛 중 신맛은 간을 보호하고, 쓴맛은 심장을 보호하며 단맛은 비위를 좋게 하고 매운맛은 폐를 보하며 짠맛은 신장과 자궁의 기능을 좋게 한다. 이와 같이 시고, 달고, 맵고, 짜고, 쓴 다섯 가지의 맛이 우리의 오장육부에 작용해 탁월한 효능을 발휘하는 것이다.

　오미자를 차로 마시려면 냉수에 넣어 우려야 한다. 뜨거운 물에 우리면 신맛과 떫은맛이 강하므로 피하는 것이 좋다. 오미자의 효능은 혈당 강하 외에 피로 회복, 심신 안정, 간 해독 작용, 혈액 순환 강화, 감기 및 비염 치료, 기억력 강화, 천식 진정, 소화 촉진, 노화 방지, 갈증 해소, 빈혈 해소, 폐와 신장 강화, 불면증 해소, 동맥 경화 방지 등이 있다. 특히 따뜻한 성질을 갖는 오미자는 추위를 많이 타고 몸이 찬 사람에게 좋은 차다.

　또한 오미자는 한국인의 당뇨에 좋다는 연구 결과가 나와 더욱 주목받고 있다.

　ㄴ 오가피차

　오가피 속에는 유기산, 알칼로이드, 수지, 단백질, 회분 등의 성분이 함유돼 있다. 콜레스테롤의 수치를 낮추고 혈당을 강하해주는 등 건강 증진에 좋은 차이다. 오가피는 인체의 저항력을 길러주고 체내에 생긴 질병을 조절하여 회복시키는 역할을 하며 풍(風), 한(寒), 습(濕), 비(痺)를 몰아내고 근육 경련, 요통, 관절염 등 허약 체질을 다스리는 데 아주 좋은 차이다.

　또한 오가피는 콜레스테롤 수치와 혈당 수치를 강하해주기도 한다.

※ 가시오가피

　오가피는 양지성 식물로서 어디에서나 재배가 용이하지만, 가시오가피는

반음지성 식물로서 그늘이 지고 습한 곳에서 자라며 생육 조건이 까다로워서 토양의 특성, 햇빛 등 여러 생육 조건이 충족되지 못하면 성장하지 못한다. 가시오가피는 오가피 중에서 가장 약효가 탁월한 것이다. 가시오가피가 건강식품이나 약재로 각광을 받는 것도 바로 가시오가피에 함유된 사포닌 성분 때문이다. 가시오가피에는 사포닌 외에도 플라보노이드, 각종 비타민, 칼슘 등의 성분이 풍부하게 함유돼 있다.

가시오가피의 성분 중 이소프락시딘은 진정 작용, 혈관 확장 작용, 항경련 작용, 혈압 강하 작용, 자율 신경 조정 작용 등의 효능이 있는 것으로 알려져 있는데, 이 성분은 플라본과 더불어 가시오가피의 품질을 확인하는 중요한 지료가 되고 있다. 또한 가시오가피에 함유된 아칸토사이드란 성분은 간세포 보호, 독성 물질 배출, 숙면 효과, 마음의 안정 등의 효능이 인정되고 있다. 그 외 종양 세포의 조직 전이 억제, 악성 종양의 외과적 치료에 도움, 동맥 경화나 류머티즘, 심근염 치료 도움 등의 효과가 있으며, 타닌의 일종인 글로겐산은 당 대사, 당뇨 합병증 등에도 효능이 있는 것으로 알려진다. 이 가시오가피는 독성이 없어 장기간 복용해도 되는 장점이 있다.

ⓒ 여주차

여주에 함유된 카란틴(charantin)이란 성분은 췌장의 베타세포를 활성화해 인슐린 분비를 촉진시킨다.

ⓔ 돼지감자차

이눌린 성분이 탁월한 효능을 발휘한다.

ⓜ 구기자차

구기자는 혈관벽의 손상을 복구하고, 혈당 수치를 강하해 혈액 순환을 촉진시킨다.

(3) 변비에 좋은 차: 결명자차,

　㉠ 결명자차

　결명자에 함유된 에모딘(emodin)이란 성분이 장의 연동 작용을 촉진시켜 변비를 완화하는 작용을 한다.

(4) 다이어트에 좋은 차: 마테차, 바질씨드차,

　㉠ 마테차

　녹차, 커피와 함께 세계 3대 차로 꼽히는 마테차는 미국이나 유럽에서는 다이어트 건강 기능 식품으로 더 많이 알려져 있다. 남미의 사람들은 자연스럽게 살이 찔 수밖에 없는 음식 문화를 갖고 있으면서도 건강을 유지하는 이유는 바로 마테차 때문이라는 것이다.

　마테차에는 지방 대사를 촉진하고 지방이 체내에 흡수되는 것을 억제하는 데 도움을 주는 성분이 함유돼 있는 것으로 알려져 있다.

　남미에서는 이 마테차를 우리가 녹차나 보리차를 마시듯이 마시고 있다. 마테차에도 녹차와 같이 카페인이 들어 있지만 카페인이 녹차보다 적을 뿐 아니라 중독성도 없고 심장 떨림, 불면증 등 부작용이 없다. 게다가 마테차의 '크산틴'이라는 성분은 신경을 안정시키고 기억력을 좋게 해준다. 이 차는 가끔 녹차와 비교되기도 하는데, 녹차와 다른 점은 혈관을 확장하는 효과가 있어 손발을 비롯해서 몸을 따뜻하게 하는 효과가 있다는 점이다.

　또한 마테 잎에 함유된 사포닌 성분은 인체의 면역 체계를 강화시켜 각종 질병으로부터 인체를 보호해주는 효과도 있으며, 13가지나 되는 비타민과 미네랄 성분도 포함돼 있어 체력 보강에 좋은 역할을 해준다.

ⓛ 바질씨드차

바질은 두통, 신경과민, 스트레스 해소 등에 효능이 있지만, 식이 섬유가 풍부하고 독소를 제거하며 변비를 개선하는 등 최근 다이어트에 효과가 있는 것으로 알려지면서 관심이 집중되고 있다.

⑸ 고혈압에 좋은 차: 감잎차, 메밀차, 뽕잎차, 둥굴레차,

ⓐ 감잎차

감잎차에는 엽록소와, 혈관벽을 보호해주는 비타민 A, C, K가 함유돼 있어 고혈압을 비롯해 당뇨병, 심장병, 동맥 경화증 등에 효능이 있다. 특히 감잎차에는 비타민 C가 100g당 600~800mg이나 들어 있어 평소 감잎차를 즐겨 마시면 건강에 탁월한 효과를 얻을 수 있다. 참고로 감에 함유된 비타민 C의 양은 100g당 46~72mg 정도이다.

ⓛ 메밀차

메밀에는 혈압을 낮춰주는 루틴(rutin) 성분이 들어 있다.

ⓒ 뽕잎차

뽕잎에 함유된 루틴(rutin)과 GABA(감마-아미노뷰티르산)란 성분은 모세혈관을 강화해주고 혈압을 안정시켜주므로 동맥 경화, 고혈압 등 심혈관 질환에 효능이 있다.

ⓡ 둥굴레차

둥굴레는 한방에서 黃精이라고 불리기도 하는데, 혈압 강하 작용이 있어 동맥 경화를 방지해 준다.

(6) 기관지에 좋은 차: 도라지차

　㉠ 도라지차

　도라지에 함유돼 있는 사포닌은 기관지의 분비 기능을 도와 목의 통증을 완화시켜 주거나 가래를 제거하는 효과가 있다. 또한 섬유질과 칼슘, 철분이 많은 알칼리성 식품으로 기침에 탁월한 효과가 있다. 목감기나 천식 등의 기관지 질환뿐 아니라 교사 등과 같이 평소 말을 많이 하는 직업을 가진 사람들에게 좋은 효과가 있다.

(7) 체온을 높이는 차: 생강차, 쑥차, 계피차

　㉠ 생강차

　땀을 빼줘 감기를 예방하고 속을 따뜻하게 한다.

　㉡ 쑥차

　몸을 따뜻하게 하고 소화 기능을 돕는다.

　㉢ 계피차

　혈관 운동을 활발하게 하여 혈액 순환을 도화주고 몸의 냉기를 몰아낸다.

(8) 불면증을 완화해주는 차: 대추차, 라벤더차, 캐모마일차, 레몬밤차, 딜차

　㉠ 대추차

　대추는 혈액 순환을 원활하게 하고 불면증을 치료하며 히스테리를 다스리는 등 백약을 해독시키는 효능이 있다.

　㉡ 라벤더차

　허브 중 가장 잘 알려진 품종이다. 보라색의 꽃과 짙은 향기 때문에 관상용

으로도 제격이다. 라벤더는 마음을 안정시키고, 스트레스를 완화하는 부교감 신경을 활성화시켜 편안한 잠을 유도한다.

'허브(herb)'는 녹색 풀을 뜻하는 라틴어 'herba'에서 유래되었다. 하지만 health(건강) · edibility(식용) · refreshment(원기 회복) · beauty(아름다움)의 4단어를 조합해서 만들었다는 현대적 해석도 있다. 식용이 가능하면서 향이 있으면 다 허브다. 허브는 대부분 씨앗 · 잎 · 줄기 · 뿌리까지 먹을 수 있으며, 음식의 맛과 향을 풍부하게 할 뿐 아니라 먹으면 건강해지고 아름다워지는 풀이다.

허브차는 카페인이 없는 건강차로서 신선한 잎이나 건조한 잎을 녹차처럼 뜨거운 물에 넣고 약 5분 정도 우려내면 된다.

각종 약리 작용과 풍부한 향을 가지고 있는 허브는 우리 몸안의 활성산소를 제거하고, 노화를 방지해준다. 우리가 허브를 이용하는 것도 허브가 갖는 독특한 향과 효능 때문이다. 허브가 갖는 공통적인 특성은 항산화 작용과 노화를 방지하는 능력인데, 허브차는 커피, 홍차, 녹차에 비해 식이 섬유의 함유량이 많기 때문에 동맥 경화와 협심증의 원인이 되는 콜레스테롤을 체외로 배출시키고, 장내 환경을 개선하여 배변을 원활하게 하는 작용을 한다.

ⓒ 캐모마일차

캐모마일은 긴장감을 완화하고 심신을 안정시켜주는 효과가 있다. 스트레스가 있거나 신경이 예민해서 불면증이 생길 때 베개 속에 건조된 캐모마일을 넣어두면 효과가 있다.

ⓔ 레몬밤차

레몬밤차는 해독 작용, 통증 억제, 아로마 요법 등 거의 모든 효능을 가진 차로서 불면증에도 효과가 인정되고 있다.

ⓜ 딜차

딜은 진정 효과가 탁월하다. 딜에는 칼슘, 망간, 철분뿐 아니라 항생 작용을 하는 휘발성 오일도 들어 있어 유독한 환경에서 발생하는 발암물질을 중화하는 효능이 있으며, 당뇨, 고혈압, 동맥 경화 등에도 효능이 있는 것으로 알려진다.

⑼ 감기, 기침, 천식에 좋은 차: 모과차, 감잎차, 오미자차, 생강진피차, 도라지차, 유자차

　ⓐ 모과차

모과차는 감기에 특효약이나 다름없다. 모과에는 사과산, 주석산, 구연산, 비타민 C 등이 풍부하게 들어 있어 면역력이 약해진 감기 환자에게 효과가 탁월하다. 또한 모과는 폐를 보호하고 기관지를 튼튼하게 해줘 가래나 천식 증상에 효능이 있다. 모과의 타닌 성분은 청량감을 느끼게 해주는 성분으로 목을 개운하게 해준다. 그 외 모과에는 칼슘, 칼륨 등의 미네랄이 풍부하고 근육을 풀어주는 효과가 있어 손발 저림이 있을 때나 피로할 때 좋은 효과가 있다.

　ⓑ 감잎차

감잎에는 특히 비타민 C가 100g당 600~800mg이나 들어 있어 감기 예방에 탁월한 효능이 있다.

　ⓒ 오미자차

오미자의 5가지 맛 중 시고 떫은맛은 만성기관지확장증에 수축 작용을 나타내므로 기침과 천식을 완화해주는 효과가 있다.

ⓔ 생강진피차

몸이 으슬으슬한 초기 감기에 생강진피차가 탁월한 효과가 있다. 물 2L에 생강 20g을 넣고 30분간 끓이다가 말린 귤껍질[진피]을 넣어 조금 더 끓인다.

ⓜ 도라지차

도라지에 함유된 사포닌은 기관지의 분비 기능을 도와 목의 통증을 완화하고 가래를 제거하는 효과가 있으며, 특히 기침에 특효가 있다.

ⓗ 유자차

유자를 얇게 썰어 유리병에 담고 유자가 담길 정도로 꿀을 넣고 밀봉하면 된다. 감기에 걸려 인후가 붓고 오한이 있을 때 탁월한 효과를 얻을 수 있다.

⑽ 혈액 순환에 좋은 차: 오가피차, 어성초차, 당귀차, 솔잎차, 오미자차,
ⓐ 오가피차

오가피에 함유된 플라보노이드 성분은 신장의 관상동맥을 확장하여 혈류를 개선하고 산소 공급을 원활하게 한다.

ⓛ 당귀차

당귀차는 특히 여성에게 권할 만한 차다. 당귀는 혈중 노폐물을 제거하여 혈액을 정화하므로 혈행을 원활하게 해준다. 또 생리 불순, 빈혈, 생리통에 탁월한 효능이 있고, 피부 트러블 해소, 변비 해소, 소염·진통·항균 작용도 한다.

ⓒ 어성초차

어성초는 살균 작용이 탁월하고, 어혈을 풀어주며 혈액을 정화하는 효능이 있다. 또한 항염증, 해독 작용, 항암 효능도 탁월한 것으로 알려져 있다.

ⓔ 솔잎차

솔잎에는 성인에게 필요한 필수아미노산 8종이 들어 있고, 주요 성분 중 테르펜은 콜레스테롤 수치를 낮추고 말초신경을 확장시켜 고혈압이나 심근경색 등을 예방해준다. 또 타닌은 항산화 작용으로 활성산소를 제거하며 노화를 방지해준다.

ⓜ 오미자차

오미자는 중추신경을 활성화하며 심장의 혈관을 조정하여 주므로 혈액 순환을 원활하게 해준다.

⑾ 기침감기와 천식에 좋고, 항균 작용도 하는 차: 무차
　ⓐ 무차

무는 기침감기와 천식에 좋은 식품이다. 무에 들어 있는 식이 섬유와 황화알릴 성분이 체내의 미세먼지를 흡착하여 배출시키고, 담배의 니코틴을 중화하며 당분의 농도를 강하고 과산화수소를 분해하기도 한다. 무차를 만드는 방법은 무를 깨끗이 씻은 다음 껍질째 얇게 썰어 유리병에 담고 무가 잠길 정도로 꿀을 넣고 밀봉하면 된다. 약 3일 정도 숙성시키면 무 진액이 만들어지는데 이 진액을 따뜻한 물에 타서 마신다.

⑿ 어린이 감기에 좋은 차: 말린 딸기차
　ⓐ 말린 딸기차

말린 딸기를 따뜻한 물에 우려 마시면 효과가 있는데, 딸기 100g에는 비타민 C가 80mg이나 함유돼 있다. 이 비타민의 양은 사과보다 무려 10배나 많은 양이다. 딸기는 맛과 향이 좋아 어린이들이 좋아하지만 우려 마실 때 설탕을 넣으면 딸기의 비타민 B군이 소실되므로 설탕을 첨가하는 대신 우유를 곁들

이면 딸기의 구연산이 우유의 칼슘 흡수를 돕고 비타민 C가 철분 흡수를 도와
준다.

⒀ 몸살감기에 좋은 차: 레몬꿀차

ㄱ 레몬꿀차

레몬의 비타민 C는 신진대사를 원활히 해 체온 저하를 막아주고, 면역력을
높여 감기 예방에도 탁월한 효능을 발휘해준다. 레몬의 떫은맛과 신맛을 줄이기
위해 꿀을 넣어 마시면 먹기가 한결 수월하다. 몸살감기에 좋은 효과가 있다.

⒁ 초기 감기에 좋은 차: 파뿌리차, 생강진피차

ㄱ 파뿌리차

파뿌리는 초기 감기에 탁월한 효능이 인정되고 있다. 파뿌리는 따뜻한 성
질이 있어 장염이나 편도선염 등에도 탁월한 효능이 있으며, 산후 조리용으로
산모들이 파뿌리를 다려 마시기도 한다. 몸살기가 있다 싶으면 파뿌리차를 계
속 마시면 몸에 열이 나면서 땀이 배출된다. 이때 감초나 대추를 넣고 다려도
되고, 파뿌리만 다려 어느 정도 식은 후 꿀을 넣어 마시면 파의 매운 맛을 피
할 수 있다.

ㄴ 생강진피차

몸이 으슬으슬한 초기 감기에 생강진피차가 탁월한 효과가 있다. 물 2L에
생강 20g을 넣고 30분간 끓이다가 말린 귤껍질[진피]을 넣어 조금 더 끓인다.

⒂ 암 예방에 좋은 차: 녹차, 코코아차, 율무차, 영지버섯차, 차가버섯차, 표고
버섯차, 그라비올라(graviola)차

ㄱ 녹차

최근 연구에 따르면 녹차를 매일 마시는 남성들은 그렇지 않은 남성들에 비해 전립선암에 걸릴 확률이 낮은 것으로 조사됐다고 한다. 하지만 녹차는 전립선암뿐 아니라 다른 암의 경우에도 탁월한 예방, 치료 효과가 있다고 한다. 하루에 녹차를 세 번 마시면 우울증을 예방하고 하루 열 번 마시면 암을 예방한다고 알려져 있다.

녹차에는 비타민 A와 같은 작용을 하는 베타-카로틴이 당근(100g당 7.6mg, 익힌 것은 8.3mg)의 10배나 들어 있어 암에 대한 저항력을 높이는 데 효과가 있다고 알려져 있다. 또한 비타민 C는 시금치의 3배 정도 들었고 비타민 E도 풍부하게 함유돼 노화 방지에도 탁월하다. 녹차의 카페인은 커피의 1/5 수준으로 많은 편은 아니지만 이 카페인은 카테킨과 테아닌과 결합하여 섭취 후 2~3시간 정도면 체외로 배출되므로 커피보다 훌륭한 차라고 할 수 있다. 녹차에 함유된 떫은맛인 카테킨이란 성분은 8~15% 정도를 차지하는데 이 성분은 항산화, 항암, 항균, 항바이러스, 충치 예방, 혈중 콜레스테롤 강하 등의 효과가 있으므로 맛이 떫다고 피하지 말고 계속 마시면 건강에 엄청난 효과를 가져다 줄 것이다. 또한 녹차는 중추 신경을 흥분시켜 정신 기능을 강화시키며 사고력을 높여주고 피로를 없애며 머리와 눈을 맑게 해주는 등 해독 작용을 한다. 또한 심장이 답답하거나 갈증이 있거나 소화가 잘 안 되는 경우에 좋은 효과를 얻는 명차이다.

그 외에도 녹차에는 폴리페놀 화합물인 식물영양소 에피갈로카테킨갈레이트(epiigallocatechin gallate, EGCG)가 함유돼 있는데, 이 카테킨은, 혈관벽에 붙어서 동맥 경화를 유발하는 단핵세포를 촉진하는 물질의 생성을 억제하는 것으로 밝혀졌다. 이 카테킨은 또 치매의 일종인 알츠하이머병도 개선해주며, 폐의 암세포 증식을 막는 데도 효능이 있다고 한다.

녹차를 마시면 입속이 개운함을 느끼는 것은 녹차 속에 포함된 클로로필과 타닌 때문이다. 또 술을 마시게 되면 술의 알코올과 녹차의 카페인이 서로 반대 작용을 하기 때문에 알코올을 잘 분해시켜준다.

ⓛ 코코아차

코코아에는 카테킨, 타닌, 카카오폴리페놀 등 녹차보다 더 많은 항산화 물질이 함유돼 있어 항암 작용을 하는 것으로 알려져 있다. 코코아에 함유된 '테오브로민'이란 성분은 말초혈관 확장 작용을 해주고, 근육이 뭉친 것을 풀어주기 때문에 피로 회복에 좋으며 강심 작용과 이뇨 작용도 해준다. 또한 '플라보노이드'라는 항산화 성분은 혈액을 효과적으로 두뇌로 보내줘 치매를 예방해 주기도 한다. 그 외 우울증 개선, 알코올 분해, 등의 작용을 한다.

코코아에는 정신 안정, 집중력 향상, 스트레스 해소, 노화 지연, 면역력 강화 작용도 있다. 이것은 두뇌에 혈액이 원활하게 공급되기 때문인데, 특히 코코아의 향은 알파파를 만들어주기 때문에 뇌를 많이 쓰는 사람에게 아주 좋은 차로 알려져 있다.

하지만 이 좋은 차에도 카페인이 들어 있는데, 코코아 한 잔에는 2~50mg의 카페인이 함유돼 있기 때문에 과다 섭취할 경우 불면증, 불안감, 속 쓰림 등의 문제가 나타날 수도 있다.

ⓒ 율무차

율무를 장복하면 신진대사를 원활하게 하여 체내에 축적된 노폐물을 배출해준다. 또 소염 작용과 함께 농을 배출시키는 효과도 있다.

율무가 암 환자에게 좋은 이유는 율무에 함유된 '콘시롤라이드'라는 성분인 것으로 알려지고 있다. 이 성분에는 항암 성분이 들어 있어 암세포의 성장을 막고 암세포의 증식을 억제하는 역할을 한다.

ⓔ 영지버섯차

영지에 함유된 여러 성분 중 특히 암 종양 발육 억제, 혈압 조절, 혈당 강하 등이 탁월한 것으로 알려지고 있다.

ⓜ 차가버섯차

차가버섯은 암, 당뇨병, 관절염 등에 효과를 나타낸다. 차가버섯에는 면역력을 증강시켜 암을 치료하는 물질이 들어 있는데, 최근 차가버섯을 이용한 면역 요법이 암의 치료 방법으로 이용되고 있어 크게 주목받고 있다. 즉, 차가버섯 추출물을 이용한 실험 결과 손상된 DNA를 복구하는 데 탁월한 효능이 있는 것이 밝혀진 것이다. 차가버섯 추출물은 또 혈당 강하뿐 아니라 암을 예방하는 효과도 있는 것으로 확인되었다.

ⓗ 표고버섯차

표고버섯의 효능을 보면 혈압 조절, 스트레스 해소, 콜레스테롤 강하, 항균, 항암, 항바이러스, 혈당 강하 등이 있다. 표고에 함유된 베타-글루칸의 일종인 레티난이란 성분이 면역력을 증강시키는 것으로 알려져 있다. 그런데 표고의 항암 효과 성분이 있는 베타-글루칸이 줄기에 40% 이상 함유돼 있으므로 이를 잘 활용하는 것이 좋을 것이다.

ⓢ 그라비올라(graviola)차

베트남에서 그라비올라 열매를 수입하여 최근에 개발한 차로서 특히 항암 효과가 탁월한 것으로 알려져 있다.

⒃ 노화 방지에 좋은 차: 올리브잎차, 루이보스티, 대추차, 인삼차, 홍삼차, 구기자차

㉠ 올리브잎차

올리브잎에서 추출한 올러유러핀(oleuropein)이라는 폴리페놀 성분은 최근 새로운 효능이 속속 밝혀지면서 각광을 받기 시작하고 있다. 올리브 잎은 항산화, 항균, 항바이러스 작용 외에도 피로회복, 면역력 증강, 심혈관 질환 예방, 피부 건강, 혈액 순환, 고혈압, 혈당 조절 등에도 그 효능이 입증되고 있다.

올리브잎 추출액에는 올러유러핀을 포함한 100여 가지의 영양 성분이, 우리가 익히 알고 있는 올리브유보다 무려 50배 이상이나 농축돼 있어 새롭게 주목받고 있다. 그러므로 평소 건강을 증진할 목적이 있는 사람으로서는 이 차를 지속적으로 음용할 필요가 있을 것이다. 다음의 표를 통해 올리브잎 추출액과 타 식품과의 항산화력을 비교해보자.

※ 올리브잎 추출액과 타 물질과의 항산화 능력 비교

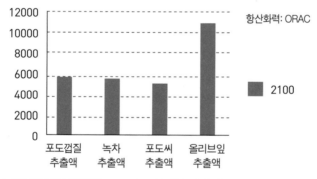

비타민 C의 항산화력을 2,100으로 보았을 때의 비교
(포도껍질 추출액 5,500, 녹차 추출액 5,937, 포도씨 추출액 6,250, 올리브잎 추출액 10,465)

ⓛ 루이보스티

이 차는 남아공에서 생산되는 천연 허브차로서 항산화력이 녹차의 50배나 된다고 한다. 따라서 건강 증진을 위해 적극적으로 음용할 필요가 있는 차라고 생각된다.

ⓒ 대추차

대추에는 단백질과 당분, 유기산, 점액질, 칼슘, 인, 철분이 함유돼 있다.

대추는 비장과 위장을 보하며 기운을 돋아주고 이뇨 작용과 강장 작용이 있고 진정시키는 효능이 있다. 또한 혈액 순환을 원활하게 하고 불면증을 치료하며 히스테리를 다스리는 등 백약을 해독시키는 효능이 들어 있다.

대추는 신경을 안정시켜주고 안색을 좋게 하며 몸이 가벼워지게 한다. 또한 위장을 강하게 하고 소염 작용을 하며 12경맥을 통하게 한다. 말하자면 대추는 젊음을 유지해주고 노화를 방지하는 항산화 식품인 것이다. 하지만 본초학에는 '대추를 과식하면 기를 상한다' 고 했다. 따라서 과식하지 말고 적당량을 섭취해야 할 것이다. 또 특히 말린 대추는 당 지수가 103이나 되므로 절대 과량 섭취하지 말아야 한다.

ⓓ 인삼차

심장 기능을 강화해주며 기력을 왕성하게 해준다. 위장을 건강하게 하고 신진대사를 촉진시키며 정신을 맑게 해준다.

또한 원기를 보충시켜주고, 지구력과 면역력을 강화시킨다. 하지만 양의 체질, 즉 위장 등 속에 열이 많은 사람의 경우는 음양체질에 무관한 홍삼차를 먹는 것이 합리적이다.

※ 인삼 7효설

ⓐ 보기구탈(補氣救脫)

원기를 보하여 주는 것으로 각종 급성, 만성의 병으로 인하여 체력이 쇠약해졌을 때나 일시적인 허탈 증세에 효과가 있다. 즉, 체력 증진 각용을 한다.

ⓑ 익혈복맥(益血復脈)

혈액의 생성을 원활하게 하고 폐장과 비장의 기능을 도화주며 빈혈로 인한 전신의 신진대사 이상을 개선함과 동시에 조혈과 혈핵 순환을 원활하게 하는 작용을 한다.

ⓒ 양심안신(養心安神)

마음을 편안케 하여 신경을 안정시키고 혈액 순환 부전이나 심장의 기능 저하로부터 야기되는 정신 불안을 해소한다. 즉, 각종 스트레스를 해소하는 작용을 한다.

ⓓ 생진지갈(生津止渴)

폐와 비장 및 위의 기능을 개선하여 전신의 기능을 증진시켜주며 인체가 필요로 하는 체액을 충당시켜 줌으로써 갈증을 해소시켜주는 작용을 한다. 즉, 당뇨병 치료에 유효하다.

ⓔ 보폐정천(補肺定喘)

폐의 기능이 약하여 일어나는 천식 및 해수(咳嗽) 등의 증상을 보하고 아울러 비위의 기를 도와 정기를 충실케 한다. 즉, 호흡을 안정시켜 줌으로써 호흡기 질환에 효과가 있다.

ⓕ 건비지사(健脾止瀉)

장관을 튼튼하게 하여 줌으로써 설사를 멈추게 하며 소화 기관을 튼튼하게 하여 소화 기능을 돕는다.

ⓖ 탁독합창(托毒合瘡)

체내의 독소를 제거하여 주고 대사 기능 부전으로 인하여 발생되기 쉬운 병에 대하여 저항력을 증진시켜 주며, 피부의 기능을 정상화시키며 종양에 대해서도 유효 작용을 한다.

※ 인삼 달이는 방법

인삼을 달일 때는 금속 그릇은 피하고, 유리 제품이나 질그릇을 이용하는 게 좋다. 보통 수삼 3뿌리와 대추 3개, 생강 1/2쪽, 생수 2L를 물이 2/3 정도

되게 약 2시간 동안 달인다.

※ 인삼과 꿀·닭·해삼 등은 '찰떡궁합'
　　ⓐ 인삼과 꿀
　　ⓑ 인삼과 닭
　　ⓒ 인삼과 해삼
　　ⓓ 인삼과 대추
　　ⓔ 인삼과 우유
　　ⓕ 인삼과 민물고기

※ 인삼 열매는 사포닌 덩어리
　　국내의 연구 결과에 따르면 인삼 열매가 뿌리보다 사포닌이 2배 이상 많은 것으로 나타났다. 또한 다른 연구에서는 인삼 열매에 함유된 '진세노사이드 Re'라는 독특한 사포닌이 당뇨병과 비만을 예방한다는 것이다. 이는 미국 시카고의대의 연구 결과로 2002년 미국 의학학술지 '당뇨병(Diabetes)'에 발표되기도 했다.

　　ⓜ 홍삼차
　　홍삼을 주원료로 하여 과립 또는 가루로 만든 차로서 홍삼의 효능을 느낄 수 있다.

※ 홍삼의 효능
　　건삼의 진세노사이드(ginsenoside, 인삼 사포닌) 총수는 약 20가지이지만 홍삼의 진세노사이드의 수는 32가지 정도 되는 것으로 밝혀졌다. 이 중 현재 oleanolic acid 계열인 진세노사이드 Rb_1, panaxa triol 계의 진세노사이드

Rg_1, panaxa diol 계의 진세노사이드 Rg_3의 효능을 열거하면 다음과 같다.

Rb_1의 약리 작용에는 중추신경 억제 작용, 최면 작용, 진통 작용, 정신 안정 작용, 해열 작용, 혈청 단백질 합성 촉진 작용, 중성지방 분해 작용, 인슐린 유사 작용, 콜레스테롤 생합성 촉진 작용, 플라스민 활성화 작용 등이 있고, Rg_1은 중추신경 흥분 작용, 피로 회복 작용, DNA와 RNA의 합성 촉진 작용, 플라스민 활성화 작용 등이 있으며, 홍삼의 특정 사포닌인 Rg_3은 암세포 성장 억제, 암세포 전이 억제, 항암제 내성 억제, 항염증, 항치매 효과 등에 효능이 있는 것으로 밝혀졌다. 이 Rg_3은 백삼이나 건삼에는 없고 홍삼에만 있는 특이 성분이다.

그 외 Rh_1은 항알레르기 효과, 항염증 효과, 암세포에 대한 세포 사멸 효과, 간질환 촉진 억제 효과 등이 있고, Rh_2는 종양 세포 증식 및 분화 억제 효과, 인슐린 분비 촉진 및 인슐린 민감성 개선 효과 등이 있다.

우리가 일반적으로 사포닌이 많이 함유된 식품으로 콩, 마, 도라지, 두릅 등을 꼽고 있는데, 이러한 일반 식품에 포함된 사포닌과 인삼에 포함된 사포닌은 엄연히 다른 종류의 사포닌인 것이다.

즉, 인삼 사포닌은 일반 식품의 사포닌과는 달리 트리테르페노이드(triterpenoid)의 담마란(dammarane) 골격을 가진 배당체라는 점이다.

또 다른 식물의 사포닌은 극성을 띠고 있어 용혈 작용과 같은 독성을 지니고 있는 반면 인삼 사포닌은 담마란 계열의 중성 배당체이기 때문에 독성이 거의 없다는 점이다.

그 외에 인삼 사포닌은 다른 식물의 사포닌과는 달리 현저하고 다양한 생물 활성을 가지고 있다는 것이다.

따라서 인삼 사포닌의 중요성은 다른 식물의 사포닌과 차이가 있는 것이다. 일반적으로 다른 식물의 사포닌은 물에 녹으면 거품이 계속 나오는 계면 활성이 있고, 적혈구 또는 혈색소에 대한 용혈 작용이 있으나, 이 용혈 작용은

과산화지방 억제, 혈전 예방, 항산화 작용, 암세포의 성장 억제 등이 있는 것
으로 밝혀졌다.

예컨대 콩 사포닌에는 용혈 작용을 비롯한 다른 유해 작용이 전혀 없다는
사실이 판명된 것이다.

ⓑ 구기자차

구기자에는 비타민 B_1, B_2, C를 비롯해서 시금치의 15배에 달하는 철분과
칼슘, 아연 등 21종이나 되는 미네랄 성분이 함유돼 있어 구기자의 항산화 효
과를 극대화시킨다. 또한 혈액순환을 원활하게 해주며 노화를 예방한다. 한방
약물학 책에는 '補精氣諸不足 易顔色 變白 明目 安神 令人長壽(스태미나 부족
을 보충하여 주고 얼굴 빛을 좋게 하고 머리 흰 것을 검게 하며 눈을 밝게 하고
신경을 진정시키고 사람으로 하여금 장수케 한다)'고 하였다. 구기자는 혈관벽
의 손상을 복구하고 혈당의 농도를 낮게 해 혈액 순환을 촉진시킨다. 또 콜레
스테롤 수치를 낮춰주며 고혈압과 뇌졸중 예방에도 탁월한 효과를 나타낸다.

⑴ 만성 신염(腎炎)에 좋은 차: 옥수수수염차

㉠ 옥수수수염차

신장염, 당뇨병, 이뇨 작용, 요도결석, 혈압 강하. 항암. 동맥 경화 등의 효
능이 있다.

⑱ 치매 예방에 좋은 차: 솔잎차, 코코아차

㉠ 솔잎차

솔잎에는 성인에게 필요한 필수아미노산 8종이 들어 있고, 주요 성분 중
테르펜은 콜레스테롤 수치를 낮추고 말초신경을 확장시켜 고혈압이나 심근경
색 등을 예방해준다. 또 타닌은 항산화 작용으로 활성산소를 제거하며 노화를

방지해준다.

ⓒ 코코아차

코코아에 함유된 플라보노이드'라는 항산화 성분은 혈액을 효과적으로 두뇌로 보내줘 치매를 예방해 주기도 한다. 그 외 우울증 개선, 알코올 분해, 등의 작용을 한다.

코코아에는 정신 안정, 집중력 향상, 스트레스 해소, 노화 지연, 면역력 강화 작용도 있다. 또 코코아에는 리그닌(lignin)이라는 불용성 식이 섬유도 함유돼 있는데, 이는 장내의 유익균의 수를 늘려 정장 작용을 촉진하고, 콜레스테롤, 지방, 당분 등과 같은 발암물질을 효과적으로 배불해 이상지질혈증, 고혈압, 당뇨, 암 등의 질환도 예방해준다.

⑲ 우울증 해소를 위한 차: 타임차, 재스민차

㉠ 타임차(thyme)

'용기, 활동, 행동력'의 상징이 되고 있는 다년생 허브로 서양 요리에서 빠지지 않는 향료용 허브다. 방부 효과와 살균 효과가 뛰어나 감기 예방을 비롯해 구강염, 인후통, 탈모 방지 등에 효과가 있다.

ⓒ 재스민차(jasmine)

이 차는 생리 불순, 스트레스로 인한 위통, 우울증 등에 진정 효과가 있고, 차의 향기는 자율신경계에 영향을 미쳐 심박수가 줄고 부교감신경이 활성화한다는 연구 결과가 있다.

⑳ 두통 해소를 위한 차: 타임차, 페퍼민트차. 라벤더차, 오레가노차

㉠ 타임차

타임차는 위장 기능을 증진시켜 소화를 돕고, 두통에도 효능이 있다. 그 외기관지, 기침, 구내염에도 효과가 있다.

ⓛ 페퍼민트차

페퍼민트는 오테코롱민트, 스피아민트, 캣트민트, 보올즈민트 등과 더불어 서양 방하라 불리는 민트의 한 종류이다. 상쾌하고 시원한 향 때문에 사탕, 껌 등에 구취 제거를 위해 사용되고 있다.

페퍼민트 특유의 멘톨(menthol, 박하뇌) 향은 심신 안정, 두통 해소, 정신 피로, 육체 피로, 눈 건강, 신경통 해소 등에 도움을 준다.

ⓒ 라벤더차

허브 중 가장 잘 알려진 품종이다. 보라색의 꽃과 짙은 향기 때문에 관상용으로도 제격이다. 라벤더는 마음을 안정시키고, 스트레스를 완화하는 부교감 신경을 활성화시켜 편안한 잠을 유도한다.

ⓔ 오레가노차

오레가노에는 살균, 피로 완화, 정혈 작용, 두통, 근육통, 생리통등의 진통 작용이 있으며, 특히 함암 효과가 탁월하다.

(21) 기억력 강화와 정신 집중에 탁월한 차: 로즈메리차

㉠ 로즈메리차

로즈메리는 '바다의 이슬(dew of the sea)'이라고도 불리고 있는 것처럼 잎을 살짝 부비기만 해도 상큼한 바다의 향이 전해진다.

예로부터 요리의 약재로 사용되어 온 로즈메리는 기억력 강화와 정신 집중에 탁월한 효과가 있고, 항균·살균·소독 효과도 있으며 소화불량과 두통도

개선해주고 원기 회복과 피로 해소에도 효과가 있다.

3. 커피: '양날의 칼'을 가진 커피

※ 커피의 장점과 단점

장점	단점
각성 효과, 숙취 해소 효과.	이뇨 작용을 하므로 체내 수분을 오히려 감소시킨다.
체지방의 분해를 증가시켜 기초대사율을 높이고 근육 활동을 촉진한다.	커피 한 잔을 마시면 4~6mg의 칼슘 손실이 있다. 설탕과 커피크림이 들어간 커피는 칼로리도 올리고 혈당도 올린다.
담석 발생률 및 유방암, 췌장암 예방에 도움을 준다.	과다하게 섭취하면 중독 증상이 된다.
뇌 속의 혈관을 팽창시켜 혈액 순환을 좋게 한다.	심장 박동을 증가시켜 예민한 사람은 부정맥이 생긴다.
커피 속의 나이아신(비타민 B_3) 성분은 구강염을 방지하고 칼로리 소비를 늘린다.	혈압을 상승시키므로 고혈압 환자는 마시지 않는다.
졸음 방지, 항우울 작용.	공복 시에는 삼간다(위산 과다 분비).
신진대사 향상.	짧은 시간에 연거푸 많은 양을 마시면 불안, 초조, 두통, 설사 등을 유발할 수 있다. '카페인이즘(caffeinism)'이 된다.
—	카페인에 민감한 사람, 심장병 환자, 불면증 환자, 임산부, 칼슘 섭취가 부족한 사람은 철분 흡수를 떨어뜨린다는 연구 결과가 있다.
정상 성인이 하루 처리할 수 있는 카페인 양은 300mg으로 인스턴트커피 4잔 분량이지만 하루 2잔이 적당하다(하지만 자신의 신체가 카페인을 분해할 수 있는 능력에 따라 2잔 이상이 될 수도 있다).	블랙커피도 카페인 때문에 교감신경을 흥분시켜 항인슐린 호르몬의 분비를 늘린다. 따라서 블랙커피도 과량인 경우에는 안정된 혈당을 기대할 수 없다.
커피에 든 '클로로젠산'과 카페인이 치매 예방에 도움을 준다.	카페인이 몸속 칼슘 흡수를 방해한다. 골다공증이 있거나 폐경기 여성은 안 마시는 게 좋다.

우유, 설탕, 프림을 뺀 원두커피 한 잔은 당뇨병 예방 효과 있음. 이는 커피에 함유된 항산화 성분인 '클로로젠산(한 잔에 40~150mg 함유)'이 중요한 역할을 한 것으로 분석됐다.	4잔 이상 마시는 사람은 그렇지 않은 사람보다 당뇨병에 걸릴 위험이 33% 낮지만 4잔 이상은 부담스런 양일 수 있다. 즉, 당뇨병의 위험을 낮추려고 커피를 4잔 이상 마실 필요는 없다는 얘기다.
—	오래된 볶은 원두에 발암 성분이 있다.
—	카페인은 신경을 자극해 흡연 욕구 충동.
하루에 커피를 세 잔 마시면 간암 발병률을 40%까지 낮출 수 있다는 연구 결과가 있다.	카페인이 위산 분비를 촉진해 속 쓰림을 유발하므로 위장 질환이 있거나 평소 속 쓰림을 겪는 사람은 카페인이 없는 커피를 마시는 게 좋다.

4. 청량음료

청량음료에는 설탕이 많이 함유돼 있으므로 마시면 포도당 농도가 상승한다. 이렇게 되면 인슐린이 분비돼 포도당을 글리코겐으로 바꿔준다. 하지만 여분의 인슐린으로 인해 단 음료를 마시기 전보다 혈액 속의 포도당 농도가 더 떨어지게 된다. 즉 저혈당 상태가 되는 것이다. 우리의 두뇌는 포도당을 가장 많이 필요로 하는데, 저혈당 상태는 뇌에 영양 결핍을 초래해 악영향을 끼치게 된다. 비행청소년들이 청량음료를 많이 마신다는 사실은 이미 밝혀진 일이다. 즉, 청량음료 속의 카페인이 이뇨 작용을 하여 수분 부족을 증가시키고, 식품 첨가물은 정서 불안을 만드는 것이다.

㉠ 사이다: 사이다에는 인(P) 성분이 상당히 많은데, 이 성분이 우리 체내에 들어오면 칼슘이 잘 흡수되지 않게 되는 것이다.

㉡ 콜라: 콜라 역시 인 성분이 많이 함유돼 있어 체내의 칼슘 흡수를 방해하게 되는 것이다. 또한 콜라 1캔에는 설탕이 35g(각설탕 14개 분량)이나 들어 있으며, 콜라 355ml 1캔을 마실 경우 밥 한 공기의 2/3에 해당하는 칼로리를

섭취하게 된다.

※ 커피, 차, 청량음료에 함유된 카페인 양의 비교

	음료 종류	카페인 함량(mg)
커피(225ml 컵)	여과	115~150
	끓임	80~135
	인스턴트	40~65
	디카페인	3~4
차(150ml 컵)	1분 끓임	20
	3분 끓임	35
	냉차(360ml 컵)	70
청량음료	코카콜라	45
	펩시콜라	38

5. 과일주스

주스류는 물이 아니므로 물로 착각해서는 안 된다. 그러므로 하루에 마셔야 하는 물의 총량에 주스를 포함시킬 수 없다. 여기에는 과일의 주요 성분인 섬유질도 없다. 시중에 있는 주스는 원액 100%라도 안 먹는 것이 좋고 집에서 주스기로 짠 주스도 되도록 피하는 것이 좋다. 단 한 잔을 먹더라도 체내에 포도당과 인슐린 수치를 급상승시키기 때문이다. 그러므로 과일은 주스가 아니라 섬유질과 효소가 듬뿍 든 과일 자체를 먹는 것이 이롭다는 사실을 숙지한다.

과일주스가 비만 방지에 더 해롭다

비만을 예방하기 위해 탄산음료보다 과일주스를 마시는 사람이 많다. 하지만 과일주스 역시 비만에 악영향을 끼친다. 열량상으로는 200ml의 콜라가

80kcal이고 200ml의 토마토주스가 26kcal로 토마토주스가 상당히 낮지만 당분의 경우 주스를 만드는 과정에서 당분이 농축되기 때문에 비만에 악영향을 준다. 그러므로 주스보다는 과일 자체를 통째로 먹는 것이 더 현명한 방법이다. 주스는 물이 아니므로 물로 대체할 수 없다. 목이 말라 물을 먹을 때는 주스나 탄산음료를 먹지 말고 생수와 카페인이 없는 차 종류를 마시는 방법을 택해야 할 것이다. 실제로 과일주스 한 잔에는 티스푼 5개 정도의 당분이 들어 있으며 이 양은 탄산음료 한 캔에 들어가는 당분의 2/3에 해당한다.

9장
채소와 과일

채소와 과일에는 카로티노이드, 비타민 C, 비타민 E, 엽산, 미네랄, 섬유질 그리고 각종 식물영양소가 함유돼 있어 암 등 다양한 생활습관병을 예방하는 효과가 있다. 따라서 우리는 이런 영양소가 많은 채소와 과일을 많이 섭취하도록 해야 할 것이다. 하지만 좋아하는 과일이 있을 경우 그것만 섭취하면 균형적인 영양을 흡수할 수 없다. 평소 의도적으로 서로 다른 채소과 과일을 가능한 한 매일 5가지씩 섭취하여 면역력을 강화시키는 것이 중요하다. 색깔이 짙을수록 식물영양소가 더 많이 함유돼 있으므로 신경을 써서 선택하도록 한다.

1. 채소

채소에는 각종 영양소와 섬유질이 들어 있고, 대체로 당 지수와 칼로리도 낮다. 채소라고 다 생것으로 먹을 순 없다. 가령 호박과 가지 등은 생으로 먹을 수 없다. 영양소가 파괴되더라도 열을 가해서 조리하지 않으면 안 된다. 또 브로콜리 같은 경우는 살짝 데쳐야 좋다. 하지만 생으로 먹을 수 있는 것도 많다. 예컨대 상추, 양배추, 셀러리, 오이, 피망, 파프리카, 고추, 야콘, 참마, 시금치, 케일 등 수없이 많다. 하지만 생채소를 지나치게 섭취하면 위장 장애를 일으킨다는 사실을 간과해서는 안 된다. 그런데 많이 먹을 수 있는 방법이 있다. 바로 녹즙이다. 녹즙을 만들려면 다량의 채소가 있어야 한다. 매일 5가지 색깔의 채소를 5접시씩 먹으라고 권장하지만 녹즙 형태가 아니고는 거의 불가능하다. 녹즙은 체내 흡수율도 70%나 되기 때문에 그냥 섭취할 때보다 그 흡수율이 무려 3~4배나 많다. 무리하게 생으로 먹는 것보다 녹즙을 이용하는 방법도 생각해보자. 물론 녹즙인 경우 중요한 섬유질이 제거되지만 섬유질은 녹즙 외의 방법으로도 얼마든지 섭취할 수 있다. 즉, 현미 등의 잡곡밥, 렌틸콩 등의 콩류, 고구마, 과일류, 해조류, 양상추와 토마토 등으로 만든 샐러드, 피망, 파프리카, 고추, 오이, 깻잎 등과 같은 채소 외에도 얼마든지 많은 채소가 있으므로 하루 약 20~35g의 섬유질을 채우는 데 어려울 것이 없을 것이다.

(1) 들깻잎

들깻잎은 특유의 향긋한 향이 있어 돼지고기나 생선회를 먹을 때 느끼한 맛이나 비린내를 없애주기 때문에 쌈으로 잘 어울린다. 들깻잎을 생으로 먹으면 갈증을 멈추게 하고, 섬유질이 풍부해 변비 해소에도 도움이 된다.

그런데 깻잎에는 철분이 다량 함유돼 있는데, 시금치보다 그 양이 2배나 많아 깻잎 30g만 섭취하면 하루에 필요한 양을 다 섭취하게 된다는 것이다. 이 외에도 비타민 C를 비롯해 미네랄도 풍부하게 함유돼 있어 건강을 위한 좋은 음식이 되고 있다.

들깻잎이 내는 특유의 향은 바로 페릴 케톤(perill keton)이라는 정유 성분 때문인데 이 성분이 방부제 역할을 하여 식중독을 예방해주는 것이다.

또한 들깻잎에 풍부하게 들어 있는 엽록소는 상처를 치료하고 세포를 부활하며 혈액을 정화하는 등의 작용을 한다. 그 외 비타민 C도 다량 함유돼 있다.

들깨에는 그 외에도 가바(GABA)라는 성분도 함유돼 있는데, 이 성분은 뇌 혈류 및 산소 공급을 촉진시켜 학습 능력을 향상시키는 것으로 알려져 있다.

즉, 기억력이 감퇴되는 것을 예방해주는 효과가 있다.

(2) 차조기

소엽, 차즈기라고도 부른다. 비타민 B_1, B_2, B_6, 비타민 C, 비타민 E, 비타민 K, 나이아신 등의 비타민류와 칼슘, 철, 아연, 마그네슘, 칼륨 등의 무기질이 다량 함유돼 있어 살균, 방부, 항암, 항알레르기, 면역력, 아토피 피부염, 노화 방지, 빈혈 예방에 효과가 있다. 최근 그 효능이 크게 부상하고 있다.

차조기 특유의 향기 성분은 페릴알데하이드(perillaldehyde)라는 정유 성분이다. 이 성분은 방부 작용을 하는 효과가 있으므로 생선회를 먹을 때 곁들이면 중독에 대한 해독을 할 수 있다. 또한 발한 작용, 위액 분비 촉진 작용, 위장 연동 증진 작용, 이뇨 작용, 진해·거담 작용, 신경 안정 작용을 하는 것으로 알려져 있다. 특히 붉은색 차조기에 들어 있는 시소닌(shisonin)이란 성분은 산성에서 안정한 붉은 색소로서 강력한 항산화제 역할을 하므로 생선회를 먹을 경우는 물론, 평소 식탁에 자주 올리면 건강에 좋은 역할을 할 것이다.

(3) 토마토

토마토에 함유된 라이코펜 성분은 노화 지연, 전립선 건강, 간과 위의 건강뿐 아니라 폐질환 예방에도 도움이 된다. 흡연 때문에 증가한 활성산소를 라이코펜이 감소시켜 폐의 손상을 억제하기 때문이다. 그런데 라이코펜은 올리브유 등에 버무리거나 볶아서 먹어야 흡수율이 높아진다.

하지만 덜 익은 토마토에는 나르코틴(narcotine)이라는 유해 물질이 함유돼 있으므로 익으면 먹도록 한다.

(4) 고추, 오이맛고추, 청양고추, 꽈리고추

고추에는 캡사이신(capsaicin)이라는 매운맛을 내는 알칼로이드 화합물이 있는데, 이 물질을 과량 섭취했을 경우 면역 세포인 자연살생세포의 활동을 방해해 오히려 암 발생 위험을 높인다는 결과가 나와 주목을 끌고 있다.

※ 너무 매운 고추는 발암 위험이 있다

최근에 나온 연구 결과에 따르면 캡사이신 자체가 암 유발 물질이라기보다는 암 유발을 촉진시키는 기능이 있다는 것이다. 즉, 캡사이신이 염증을 유발하고 발암에 영향을 미친다는 것이다. 그러므로 고추의 매운맛 성분인 캡사이신을 과량 섭취하지 말아야 할 것이다.

(5) 피망

피망에는 비타민 A, C가 풍부하며, 그 외에도 비타민 B, B, D와 식이 섬유, 철분, 칼슘도 풍부하다.

피망은 보통 초록색이나 완전히 익으면 색깔이 새빨갛게 변하는데, 이 익은 피망에 함유된 베타-카로틴의 함량은 초록색보다 100배나 많은 것으로 알려진다. 피망은 신진대사를 촉진하고 피부를 윤택하게 하므로 주름살을 감소시키는 효과가 있다.

(6) 파프리카

파프리카는 열에 약하므로 조리하지 말고 샐러드 등 생으로 먹어야 그 효능을 얻을 수 있다. 빨갛게 익은 열매는 향신료와 착색제로 쓴다. 파프리카는 비타민 A의 전구체인 베타-카로틴과, 비타민 C가 많은 것이 공통된 특징인데, 색깔별로 그 효능에 대해 알아보면 다음과 같다.

　(ㄱ) 빨간색: 눈 건강, 암 예방, 면역력 향상, 피부 미용 등
　(ㄴ) 초록색(덜 익은 파프리카): 눈 건강, 항산화 작용, 빈혈 예방 등
　(ㄷ) 노란색: 피부 미용, 스트레스 해소, 혈액 순환 개선 등

(ㄹ) 주황색: 눈 건강, 피부 노화 방지, 면역력 향상 등

(7) 가지

가지의 보라색은 안토사이아닌 색소 때문인데, 이 색소는 항암 효과가 있다. 그 외에 알칼로이드, 페놀 화합물, 클로로필 등 암 예방에 좋은 물질이 다량 들어 있다. 또한 가지에는 식이 섬유가 풍부하게 들어 있어 장의 연동 운동을 촉진하고 변비를 예방해준다.

가지에는 안토사이아닌 외에도 스코폴레틴(scopoletin)과 스코파론(scoparon)이라는 물질이 들어 있는데, 이 물질은 경련을 억제하는 진경 효과가 있어 신경통 치료제로도 사용되고 있다고 한다. 또 가지에는 발암물질인 벤조피렌, 아플라톡신은 물론 탄 음식이나 자동차 배기가스에 함유된 발암물질인 PHA(다환성 방향족 탄화수소)를 억제하는 효과가 있는 것으로 알려지고 있다.

가지는 가열해도 항암 효과는 거의 변하지 않으며, 체내에 쌓인 지방을 비롯해 각종 암을 억제하는 효과가 있다. 평소 가지를 상식하지 않을 이유가 없다.

(8) 감자, 홍영, 자영

보라감자인 자영은 일반 감자보다 맛이 연하고 비타민이 풍부해 생즙이나 샐러드로 이용하기에 적절하다. 자영은 100g당 67칼로리로 열량이 적어 다이어트 식품으로도 손색이 없다. 이 보랏빛은 안토사이아닌이라는 식물영양소로서 눈의 피로를 풀어주고 시력을 보호해주는 효과가 있어 컴퓨터를 장시간 사용하는 사람에게 좋은 먹을거리가 된다.

한편 일반감자인 흰 감자는 구워서 먹을 경우 당 지수가 98이나 되기 때문에 혈당에 상당한 부담이 될 수 있다는 점을 상기해야 한다. 그러나 삶은 감자는 당 지수가 70이기 때문에 구운 것보다는 다소 안심이 된다. 이 역시 고GI 식품이므로 과량 섭취를 삼가는 것이 현명하다. 맛 좋은 식품은 주로 산성 식

품이고, 또 고GI 식품에 많으므로 주의가 요망된다. 고GI 식품의 과량 섭취는 결국 혈액의 혼탁으로 이어져 당뇨, 암 등 각종 질환의 온상이 된다. 즉, 건강의 제1 조건은 혈액의 청결이란 점이다.

(9) 고구마, 보라고구마

고구마에는 식이 섬유 및 흰 점액질인 얄라핀이 풍부하게 들어 있을 뿐 아니라 체내의 소화효소로는 분해하지 못하는 전분도 10~20% 함유돼 있는 것으로 알려져 있어 체중 조절을 용이하게 할 수 있는 이점이 있다.

고구마에 함유된 베타-카로틴과 안토사이아닌은 면역력을 향상시킬 뿐 아니라 항산화 작용도 한다. 또한 루테인도 들어 있어 자외선과 활성산소의 피해를 막아주고, 눈을 보호해주며 노인성 백내장과 퇴행성 황반 증상을 예방해준다.

※ 최근 고구마 열풍이 불고 있다.

이는 아마도 고구마의 흰색 점액인 얄라핀도 한 몫 하지만 섬유질이 인체에 크게 기여했음이 아닌가 한다. 또한 익혀도 거의 파괴되지 않는 고구마의 비타민 C는 70% 정도나 보존된다. 고구마의 단맛 또한 열풍을 몰고 오는 데 한몫한 것이다. 단맛은 강하지만 당 지수는 55 정도이다.

※ 보라고구마의 비밀

보라고구마는 껍질은 물론 속살까지도 짙은 보라색을 띠고 있다. 이 색깔이 바로 안토사이아닌이라는 성분인데 포도, 머루, 적채, 복분자, 블루베리, 블랙베리, 가지 등에도 함유돼 있는 항산화물질이다.

그런데 보라고구마에 함유된 안토사이아닌은 포도의 7배나 된다. 타임지가 선정해 인기몰이를 했던 블루베리도 바로 이 안토사이아닌의 항산화작용 때문이었다. 또한 비타민 A · C · E를 비롯해 칼륨, 섬유질 등이 풍부하고, 얄라핀이라는 흰색의 점액질이 섬유질과 양면작전으로 변비 해소에 괄목할 만한 역할을 해준다. 풍부한 칼륨은 고혈압을 해소한다. 색깔별로 고구마의 항산화력을 비교해보면 보라색은 83, 주황색은 21, 흰색은 12로 보라고구마의 항산화력은 흰색고구마의 항산화력보다 7배 가량 높다.

한편 고구마의 비타민 C는 조리 과정을 거쳐도 70~80%는 파괴되지 않으며 우리가 흔히 뿌리에 비타민 C가 가장 많은 걸로 알고 있지만, 실제로는 잎에 가장 많고 그 다음이 줄기 이고 마지막이 뿌리이다. 그러므로 줄기와 잎을 나물로 활용하면 비타민 C를 충분히 섭취할 수 있으며, 특히 고구마잎은 장아찌로 담그면 별미가 될 것이다. 또 고구마의 살보다 껍질에 항산화력이 더 많으므로 가능하면 껍질째 먹는 것이 현명한 방법이다. 우리가 삶은 고구마를 먹을 때 습관적으로 껍질을 벗기고 먹지만 이것은 잘못된 습관일 뿐이다. 보라고구마의 섭취 방법은 쪄 먹는 것과 생즙을 이용하는 방법인데, 특히 생즙은 안토사이아닌을 다량 섭취할 수 있는 좋은 방법이다. 물론 생으로도, 샐러드로도 섭취할 수 있다. 연중 저장(고구마의 저장 온도는 일반적으로 섭씨 12~13도 이지만 보라고구마는 추위에 보다 약하므로 섭씨 약 15도가 적합할 것이다)이 가능할 경우 홍수 출하(10월~11월) 때 싸게 구입하여 매일 생즙을 복용하면 활성산소를 제거하는 등 건강에 큰 도움을 기대할 수 있을 것이다.

⑽ 토란

토란은 뱃속의 열을 내리고 위와 장의 운동을 원활하게 해주는 효과가 있는 것으로 알려져 있다.

알칼리성 식품인 토란은 섬유질이 풍부해서 소화를 돕고, 변비를 완화하는 효과가 있으며, 토란에 함유된 당질은 미끈미끈한 갈락탄(galactan) 성분이다. 이 성분은 단백질과 결합하여 당단백질의 형태로 존재한다. 그 외에 토란에는 덱스트린과 설탕 성분도 있어 단맛을 내기고 한다.

또 토란의 효능에는 콜레스테롤을 강하하고, 염증을 제거하며 피로를 회복해준다. 그리고 생체 리듬을 주관하는 생리 활성 물질인 멜라토닌 성분이 들어 있어 불면증을 완화해주는 효과도 있다.

(11) 우엉

우엉에는 비타민의 종류는 거의 없지만 셀룰로오스나 리그닌(lignin) 등의 불용성 식이 섬유가 다량 함유돼 있다. 이러한 식이 섬유는 정장 작용을 촉진하여 콜레스테롤의 수치를 강하하여 동맥 경화를 예방해준다. 또한 발암물질을 제거하여 대장암을 예방해주는 역할도 한다.

한방에 우엉은 '열을 식히고 뭉친 것을 풀고 독을 제거한다'고 되어 있는데, 이것은 우엉에 풍부하게 들어 있는 섬유질이 장내의 독성 물질이나 노폐물을 체외로 배출시키는 작용을 하기 때문이다. 그 효능을 요약해보면 첫째, 섬유질을 많이 함유하고 있어 변비를 막아주고, 둘째, 이뇨 작용을 하는 물질이 들어 있어 신장의 기능을 활성화시키며 몸안의 노폐물 분해를 촉진한다. 셋째, 철이 포함돼 있어 조혈 작용이 있고, 넷째, 아르지닌(arginine)이 함유돼 있어 강장 작용과 더불어 스태미나를 증진시킨다. 또한 이눌린이라는 성분도 들어 있는데, 이 물질은 간의 독소를 제거하여 정혈 작용을 해주고 신장 기능을 도와주며 혈중 혈당을 강하해주는 작용을 한다.

(12) 연근, 연자, 연잎, 암술

연근에 함유된 뮤신이라는 물질은 점액질의 당단백질인데, 이 물질은 콜레스테롤 수치를 낮춰주고, 위벽을 보호하며 해독 작용을 한다. 또한 니코틴을 배출하는 효능이 탁월하므로 흡연자에게 좋은 식품이라고 할 수 있다.

연을 부위별로 살펴보면 연자에는 콩팥 기능 보강, 불면증 완화, 증력 증강의 효과가 있고, 연잎에는 설사, 두통, 어지럼증, 코피, 야뇨증 등을 완화해주며 뿌리에는 각혈, 토혈, 치질 등의 지혈 효과가 있고 암술에는 이질을 치료하는 효과가 있는 것으로 알려져 있다.

⒀ 당근

당근은 성질이 따뜻하고 맛이 달고 독이 없으며 날 것을 먹든 익혀 먹든 해가 없다.

당근의 주성분인 카로틴은 체내에 흡수되어 비타민 A로 변하게 되는데, 이 비타민은 시력 보호, 야맹증 예방, 원기 회복, 만성 피로 예방, 콜레스테롤 수치 강하 등의 효능이 있다. 또한 당근에 함유된 식이 섬유는 변비를 개선해주며, 배탈도 예방해준다.

당근은 해독주스로 만들어 마시는 경우가 많은데, 매일 즙으로 마시면 폐암의 발생 위험이 50%나 떨어진다는 미국 암 연구소의 연구 결과가 있다. 하지만 오이와 같이 비타민 C가 풍부한 채소와는 함께 즙을 내서는 안 된다. 아스코비나제(ascorbinase)라는 비타민 C 파괴 물질 때문이다. 그러나 아스코르비나제의 파괴 작용은 가열하거나 산에 의해 제거되므로 요리할 때는 당근을 약간 데치거나 식초를 쳐서 요리하면 된다.

그런데 당근의 체내 흡수율에 있어서 비교해보면 날 것으로 갈아 먹을 때는 카로틴의 흡수율이 20%이고, 삶으면 40%, 기름에 볶거나 튀기면 50~70%로 높아진다.

당근은 비타민 A의 함량이 아주 높은데, 더 중요한 것은 항산화성의 카로티노이드인 베타-카로틴, 알파-카로틴, 루테인, 제아잔틴 등이 들어 있다는 점이다. 평소 당근을 자주 먹어야 할 이유가 바로 여기에 있는 것이다. 당근은 생으로 먹을 경우 흡수가 잘 안 되기 때문에 기름과 함께 요리하면 베타-카로틴의 흡수율이 60~70%로 높아진다. 하지만 주스로 마실 경우는 예상과는 달리 베타-카로틴의 흡수율이 상당히 떨어지므로 올리브유를 한두 방울 넣어 마시는 것이 좋다.

⒁ 무, 무청

무를 많이 먹으면 속병이 없다는 말이 있다. 그만큼 각종 소화 효소가 풍부하게 함유돼 있기 때문이다. 특히 무즙은 위가 약한 사람에게 필요 불가결하다. 무에는 비타민 C가 10~30mg 정도 들어 있는데, 윗부분에 더 많고, 속보다 껍질에 약 2.5배 더 많이 들어 있다. 그러므로 껍질을 깎지 말고 깨끗이 씻어서 먹는 것이 더 좋다.

무는 소화제이자 기침의 명약이다. 예부터 소아의 백일해 치료에 민간요법으로 무즙에 꿀을 넣어 사용했다. 이 방법은 가래를 삭히는 데도 효과가 탁월하다. 따뜻한 성질이 있는 무는 손상된 폐나 기관지를 따뜻하게 보호해주는 역할도 한다.

무의 뿌리에는 전분 분해 효소인 아밀레이스(amylase)의 일종인 다이아스테이스(diastase)나 음식을 태울 때 생기는 발암성 물질을 분해하는 산화효소(oxidase), 요소를 분해해 암모니아를 생성하는 효소, 과산화수소를 분해하는 과산화수소분해효소, 단백질을 분해하는 효소 등 각종 효소가 풍부해서 소화를 촉진하는 대명사로 알려져 있을 정도로 다이어트와 소화에 아주 좋은 식품이다. 또한 무에는 알리신이란 물질이 들어 있어 심혈관 질환을 예방해주는 효과가 있다.

무는 감기, 기관지염의 기침, 거담, 냉증, 신경통에도 좋지만, 특히 가래가 나오면서 기침이 나올 때는 약 40~50ml의 무를 간 즙에 꿀을 적당히 넣어 마시면 좋은 효과가 있다.

무청에도 비타민 A, 비타민 B$_1$, B$_2$, C를 비롯해 철분과 칼슘 등이 풍부하게 함유돼 있어 혈관을 정화하고 혈관 내의 노폐물을 제거해준다.

무를 말린 무말랭이에는 비타민 B_1, B_2, 철분과 칼슘 같은 성분이 크게 증가한다. 또한 무청을 말린 무시래기는 100g당 칼슘이 335mg이나 들어 있어 골다공증 예방에 좋다. 또한 각종 생활습관병의 예방뿐 아니라 간암을 억제하는 효과도 알려져 있으며, 풍부한 식이 섬유, 칼슘, 철분, 비타민 A, C로 인해 빈혈을 방지하고, 변비를 억제하며 피로 회복과 눈 건강에도 도움을 주는 등 각종 질환을 예방해주는 것으로 알려져 있다.

(15) 셀러리

셀러리에는 각종 미네랄이 풍부하게 함유돼 있고, 비타민 B_1과 B_2도 다량 함유돼 있다. 미네랄 중 특히 철분이 다량 함유돼 있는데, 이 철분은 조혈 작용에 이용되고 있다.

셀러리는 신진대사를 촉진함으로써 피로를 해소하고 스태미나를 증진시켜주며 위의 활동도 원활히 해준다.

(16) 양배추, 적채

양배추는 서양에서 요구르트, 올리브와 함께 3대 장수식품으로 꼽을 만큼 그 효능이 인정되고 있는 식품이다. 양배추에는 특히 심부분에 비타민 U가 풍부하기 때문에 이 부분을 버리지 말고 녹즙 만들 때 함께 넣으면 위장에 좋은 효과를 기대할 수 있다. 비타민 U는 항궤양성 물질로 위에 흡수되면 위의 점막을 강화하고 궤양으로 손상된 부위를 회복시켜주므로 위궤양의 예방과 치료에 좋은 효과를 기대할 수 있다. 또한 지혈 작용을 하는 비타민 K도 다량 들어 있다.

보라양배추인 적채에 풍부하게 함유된, 항산화 성분과 식이 섬유는 결장암 예방에 효과적이며, 혈중 혈당 수치를 강하하는 효과도 있다.

평소 불규칙한 식사, 맵고 짠 자극적인 음식 등으로 인해 속이 항상 불편하고 배에서 자주 꼬르륵 소리가 나는 사람은 양배추의 위력에 주목할 필요가 있다. 특히 양배추에는 설포라판이라는 성분이 있어 위암 발생의 주요 인자로 알려져 있는 헬리코박터 파일로리균의 활성을 억제하는 것이 확인되었고, 특히 아이소싸이오사이안산염(ITC, isothiocyanate) 성분은 발암 전 단계에서 암을 예방하는 것으로 밝혀져 있다.

ITC는 발암물질 대사 활성화에 관여하는 효소의 활성을 억제함으로써 발암물질의 대사에 영향을 주거나, 해독 효소의 활성을 증가시킴으로써 발암물질이 체외로 쉽게 배출되도록 해 암의 성장을 저해한다. 하지만 양배추는 생으로 먹기가 불편하기 때문에 열을 가하여 먹는 경우가 있는데, 이것은 결코 바람직한 방법이 아니다. 생으로 식사 때 먼저 먹는 것도 좋지만 녹즙으로 먹는 것이 가장 좋다. 양배추에 함유된 'S-메틸 메싸이오닌'이라는 비타민 U는 단백질과 결합해 손상된 위벽을 보호해 소화 궤양을 치료하고 세포를 튼튼하게 만든다.

연구 결과에 따르면 양배추 주스는 소화 궤양 치료에 탁월한 효과가 있는 것으로 밝혀졌다. 그러므로 평소 양배추를 꾸준히 먹으면 위의 점막을 보호해 위염과 위궤양뿐 아니라 위암도 예방할 수 있다. 또 양배추에는 궤양으로 인한 출혈을 막아주는 비타민 K도 들어 있다. 열을 가하지 말고 생으로, 즙으로 먹는 것이 좋은데, 잎의 녹색 부분에는 비타민 A가, 흰 부분에는 비타민 B와 C가 많다. 그러므로 양배추를 구입할 때 녹색 부분이 있는 양배추를 선택하는 것이 현명하다.

⒄ 양파, 보라양파

영국에서는 하루에 양파 1개를 먹으면 의사가 필요 없다, 라는 속담이 있을 정도로 예로부터 양파를 역병막이의 수호신으로 불리어왔다.

양파의 대표 성분인 황화알릴(allyl sulfide)은 암을 예방하고 비타민 B_1의 체내 흡수율을 높여준다. 그로 인해 혈중 콜레스테롤을 녹여 동맥 경화증과 이상지질혈증을 예방·치료하는 데 유용하다.

또 양파에는 황화프로필이라는 성분이 있는데 이 성분은 인슐린 분비를 촉진시켜 당뇨를 예방해주는 효능이 있으며, 양파의 껍질에 많이 함유된 쿼세틴(quercetin)이란 성분은 고혈압과 알레르기 질환을 완화해준다.

그리고 보라양파에는 안토사이아닌이란 식물영양소가 들어 있어 노화 방지, 시력 개선, 항산화 작용도 더해준다.

또 양파에는 '차이니즈 패러독스(Chinese Paradox)'라는 유명한 말이 있다. 즉, 기름진 음식을 많이 먹는 중국인들이 심장병에 잘 걸리지 않는 데서 나온 말이다. 그 이유는 양파에 들어 있는 쿼세틴 성분이 동맥 경화를 예방해주기 때문이다. 쿼세틴은 양파의 항산화 물질인 플라보노이드계의 일종으로 좋은 콜레스테롤인 HDL을 높이고 나쁜 콜레스테롤인 LDL을 낮춘다. 쿼세틴은 특히 양파의 껍질에 많이 함유돼 있으므로 원액 제조기 등을 통해 양파즙을 내어 먹으면 혈관 건강에 유익한 작용을 할 것이다. 톡 쏘는 냄새인 '황화알릴'이라는 성분은 혈액 속의 기름찌꺼기를 녹여 배출하는 역할을 한다. 양파를 벗길 때 매운 냄새를 풍기는 이유는 이 황화알릴의 전구체가 분해되면서 냄새를 유발하는 효소와 결합하기 때문이다. 황화알릴은 익히면 단맛으로 변하는데 익혀도 영양가는 변하지 않는다.

양파는 마늘과 더불어 면역력을 높이는 일등공신이므로 매일 생으로 먹든지 아니면 가공해서 먹든지 해야 할 것이다. 하지만 양파와는 달리 마늘은 위장이 약한 사람인 경우 생으로 먹는 것을 삼가야 할 것이다.

⒅ 시금치

시금치는 11월부터 봄까지가 제철이므로 그 외의 시기의 시금치는 비타민 C의 양이 제철의 것보다 1/3밖에 안 된다. 카로틴 또한 여름의 것은 겨울의 것에 비해 70% 수준밖에 안 되므로 영양가를 기대할 수 없다.

시금치에 함유된 루테인은 눈의 건강에 좋고, 뿌리 부분에 함유된 망간은 뼈의 형성이나 혈액 응고에 중요한 작용을 한다. 그러므로 뿌리를 제거하지 말아야 한다.

또 시금치에는 오메가-3 지방산이 들어 있어서 항산화 작용을 하므로 건강에 유익한 채소로 꼽히기도 한다. 그런데 이 시금치에 들어 있는 수산염이 마음에 걸린다. 녹즙이나 생으로 먹으면 수산염을 소량 흡수하지만, 데쳐서 나물로 할 경우에는 데치기 전에 물에 담가 두었다가 데치는 것이 현명한 방법이다. 그렇게 하면 수산염이 제거되어 인체에 흡수가 안 된다. 시금치의 수산염은 체내 칼슘 흡수를 방해한다.

⑲ 케일

케일에는 엽록소와 미네랄이 풍부하게 함유돼 있고, 베타-카로틴, 루테인, 제아잔틴과 같은 항산화 물질이 들어 있는데, 특히 루테인과 제아잔틴의 함량이 높아서 백내장, 황반 변성, 녹내장과 같은 퇴행성 안 질환의 예방에 도움이 된다. 또한 항암 성분으로 효능이 높은 설포라판(sulforaphane)이 상당히 많이 들어 있다.

십자화과 채소인 케일은 녹즙용의 대표적인 재료인데, 최근 10여종의 십자화과 채소를 실험한 결과 항암 효과가 가장 탁월한 것이 케일과 브로콜리인 것으로 알려졌는데, 특히 케일에 함유된 페놀과 플라보노이드 성분이 항암 작용을 하는 데 크게 기여한 것으로 밝혀진 것이다.

최고의 채소로 손꼽히는 케일에는 엽록소가 풍부하여 정혈 작용을 하고 조혈 작용을 한다. 조혈 작용을 하는 이유는 엽록소의 성분인 클로로필이 혈액의 헤모글로빈과 같은 구조를 가지고 있으며, 핵의 마그네슘이 인체에서 철로 바뀌어 헤모글로빈이 되기 때문이다. 엽록소는 산소 공급을 원활히 하여 혐기성 세포인 암세포가 생성되는 것을 저지한다.

케일의 성분을 보면 각종 비타민과 미네랄, 아미노산, 지방, 단백질, 효소, 엽록소, 섬유질 등이 있다. 케일은 소화, 흡수가 잘 되고 영양이 풍부해 위암이나 위궤양을 막아준다. 특히 케일의 섬유질은 변비의 염려 없이 장을 깨끗이 청소해준다. 또한 숙변을 제거하면 머리가 좋아지고 기억력이 강해져 학생들은 우수한 성적을 올릴 수 있다.

⑳ 파슬리

파슬리는 향기가 독특하고 영양분이 많아 요리 때 액세서리로 활용되기도 하고 수프, 소스, 샐러드에도 쓰이는 등 다양하게 이용되고 있다.

파슬리에 함유된 루테인과 제아잔틴과 같은 카로티노이드는 특히 눈의 건강에 도움이 된다. 또 파슬리에 함유된 플라보노이드계 색소인 아피제닌(apigenin)에는 놀랄 만한 항염증, 항산화, 항암 효과가 있는 것으로 밝혀지기도 했다. 파슬리의 효능에는 눈의 건강, 신장이나 방광의 감염증 치료, 모세혈관 강화, 초조함과 노이로제 방지, 빈혈 방지, 두뇌 기능 강화 등이 있다.

(21) 브로콜리

브로콜리에는 위궤양에 탁월한 효능이 있는 비타민 U가 양배추보다 훨씬 많이 함유돼 있다는 점을 상기할 필요가 있다. 또 브로콜리에는 항암 작용에 탁월한 쿼세틴(quercetin)과 설포라판(sulforaphane)이 상당량 함유돼 있다. 예컨대 브로콜리를 많이 먹은 여성 그룹은 가장 적게 먹은 그룹보다 난소암 발병률이 25%나 낮았고, 블로콜리를 많이 먹은 남성은 전립선암에 걸릴 확률이 매우 낮다는 연구 결과가 있다.

이와 같이 항암 작용이 탁월한 성분인 설포라판은 암세포의 사멸을 막는 유전자의 생성을 차단함으로써 암세포가 자살을 하게 되는 세포자살

(apoptosis)을 유도하는 것이다.

또 브로콜리에는 칼륨, 엽산과 같은 항산화 물질이 함유돼 있어 심장병을 예방한다고 알려지고 있다.

(22) 도라지

도라지는 감기로 인한 기관지염은 물론 목이 아플 때에도 효과적이며, 가래와 천식, 편도선 등 각종 목 질환에도 효과가 인정된다.

도라지에 함유된 사포닌은 콩, 칡, 더덕, 마, 두릅 등에도 들어 있는데, 이 성분은 진정, 해열뿐 아니라 진통, 혈당 강하, 콜레스테롤 대사 개선을 비롯하여 항암 작용, 위산 분비 억제 효과도 있는 것으로 알려져 있다.

특히 도라지의 항암 작용은 암세포의 소멸을 돕는 것으로 알려져 있다. 즉, 염색체의 말단에 있는 텔로미어(telomere)에 영향을 미쳐 암을 억제하는 효과가 나타난 것이다. 다시 말해 도라지가 텔로머레이스(telomerase)의 활성화를 저해하여 암세포의 소멸을 도움으로써 항암 작용을 한다는 것이다.

또 도라지에는 다음과 같은 놀라운 효능이 있다. 첫째, 호흡기 질환에 특효가 있어 예로부터 치료약으로 많이 사용되어 왔다. 감기는 물론 천식, 가래 등에 탁월한 효능을 보이고 있다. 둘째, 혈당 수치를 정상화하는 효과가 있어 당뇨병 예방 및 치료에 상당한 효력을 발휘한다. 셋째, 스트레스를 완화시켜주는 효과가 있다. 넷째, 콜레스테롤을 제거하는 기능이 있어 혈관이 막히는 것을 예방하고 혈관을 튼튼히 한다. 다섯째, 풍부하게 함유된 사포닌, 비타민 C, 철분, 인 등이 면역력을 강화시켜준다. 여섯째, 목이 붓고 염증이 생기는 증상을 치료해준다.

※ 폐를 건강하게 하는 방법

(ㄱ) 도라지를 섭취한다. 도라지는 폐를 맑게 해 가슴이 답답한 것을 풀어주

고 찬 기운을 몰아내며 기침과 가래를 없앤다.

(ㄴ) 유산소 운동을 한다. 등산 등 규칙적으로 유산소 운동을 하면 폐 전체를 쓸 수 있다고 한다. 일반적으로 사람들은 자신의 폐를 1/6 정도만 사용하는 것으로 알려져 있다.

(ㄷ) 스트레스를 조절한다. 속된 말로 열 받는다는 말을 하는 경우가 있다. 즉, 스트레스를 받는 것을 말하는 것이다. 스트레스를 받으면 몸에 열이 생기게 마련인데, 이 열이 폐를 지나면서 폐포에 쌓이게 된다. 이렇게 되어 코티솔이라는 스트레스 호르몬이 다량 분비되면서 폐가 그 기능을 잃어버리게 되는 것이다.

(ㄹ) 브로콜리에는 설포라판이라는 유황 화합물이 들어 있는데, 이 물질은 폐에 들러붙은 세균이나 담배 찌꺼기 같은 독성 물질을 씻어주는 역할을 한다. 본래 정상적인 폐에선 백혈구가 세균이나 독성 물질을 걸러주지만 폐가 약해지면 이 기능이 떨어지는 것이다.

(23) 여주

여주는 예부터 당뇨에 효과가 있는 민간약으로 사용되어 왔다. 혈압을 안정시키는 칼륨이 풍부할 뿐 아니라 당 대사에 관여하는 비타민 B_1, 당질의 흡수를 억제하는 식이 섬유가 당뇨병을 예방하는 역할을 한다.

여주에는 비타민 C도 풍부한데, 이 물질은 가열해도 쉬 파괴되지 않는다. 여주는 생으로 섭취해도 되지만 기름에 볶으면 흡수가 잘 된다. 생물을 선택할 때는 녹색인 것을 선택하고 누렇게 익은 것은 영양 성분이 떨어지므로 배제한다.

여주는 사실 최근 돌풍을 일으키고 있는 식물성 인슐린의 보고다. 세계 최장수국인 일본의 오키나와는 일본에서도 장수인들이 많이 사는 곳으로 유명하다. 이곳 사람들은 천연 혈당 강하제인 여주를 자주 먹는다. 볶아서도 먹고 생즙을 짜서 마시기도 한다. 여주에 함유된 카란틴(charantin)이란 성분은 췌장의 베타세포를 활성화해 인슐린 호르몬을 분비시켜 주기 때문에 혈당을 낮춰줘 당뇨를 예방한다. 또한 켤레리놀레산(CLA, conjugated linoleic acid)이란 성분이 들어 있어 불필요한 지방도 연소할 뿐 아니라 면역 기능을 향상시키고 항암 작용도 한다. 여주에는 또 시트룰린(citrulliune)이란 아미노산 성분도 들어 있어 면역을 강화하고 피로도 회복시켜 준다.

(24) 오이

알칼리성 식품인 오이는 칼륨 함량이 높다. 오이와 같은 칼륨 함량이 많이 든 식품을 먹게 되면 체내의 나트륨과 불순물을 많이 배출하게 되므로 혈압이 안정화되는 등 혈액이 정화된다.

오이는 비타민과 미네랄의 주요 공급원이기도 하며, 특히 엽록소와 비타민 C는 피부 미용에 탁월한 효과가 있다. 그 외 이뇨 효과도 있고, 위장에도 도움이 되고 있다.

(25) 참마

참마에는 뮤신(mucin), 사포닌(saponin), 아르지닌(arginine) 등과 같은 인체에 상당히 유효한 성분들이 들어 있다.

참마에 함유된 점액질 성분은 단백질(글로불린)과 당질(만난)이 약하게 결합한 당단백질인데, 뮤신과 디오스코린(dioscorin)이란 두 가지 성분으로 나눌 수 있다. 뮤신은 소화와 강장 역할을 하며, 디오스코린은 혈당 저하 작용을 하는 것으로 알려져 있다. 참마에 함유된 단백질에는 아르지닌 외에도 히스티딘,

라이신, 트립토판, 페닐알라닌, 타이로신, 시스틴, 메싸이오닌, 트레오닌 등의 아미노산이 들어 있어 인체에 유익한 작용을 한다. 알칼리성 식품인 참마에는 효소도 많이 함유돼 있는데, 특히 아밀레이스(amylase), 과산화수소분해효소(catalase) 등의 효소가 많아 소화 작용을 돕는 역할도 한다. 참마는 죽으로 만들어 먹으면 좋은 보양식이 될 것이다.

(26) 야콘

'땅속의 배'로 불리기도 하며, 아삭아삭하고 단맛이 있는 야콘에는 천연 인슐린인 이눌린이 많이 함유돼 있어 혈당 강하에 도움을 준다. 또 어린잎은 야콘차를 만들기도 한다.

야콘의 단맛 성분은 프럭토올리고당(fructooligosaccharide)이란 성분인데, 이 성분은 지방의 소화와 흡수를 저해하는 것으로 알려져 있다. 또 식이 섬유가 풍부하고 칼로리도 낮아서 다이어트에 안성맞춤이며, 칼륨이 풍부해서 혈압 상승을 억제하고 체내 독소를 배출하는 효과가 있으며 칼슘과 마그네슘이 풍부해 골다공증을 예방해주기도 한다.

(27) 파

파는 열을 내리고 기침이나 담을 제거해줌으로써 감기에 특효가 있는 채소로 알려져 있다. 파를 달인 물은 류머티즘, 동상에 좋으며 신경 안정과 피로 회복 효과도 있다.

파의 강한 냄새는 황화알릴(allyl sulfide) 등에 의한 것으로 이것이 산소의 작용으로 휘발성 유화물로 변해 염증을 억제하는 작용을 하며, 신경을 자극하고 소화를 촉진하여 발한 작용을 한다.

이 황화알릴이란 물질은 불쾌한 냄새가 나는 무색의 액체로 마늘, 양파, 부추 등에도 들어 있는데, 비타민 B의 흡수를 돕고, 항암 작용, 항종양 활성, 산화 방지 활성 등의 효능이 있다.

(28) 아스파라거스

아스파라거스에는 카로틴이나 미네랄이 다량 함유돼 있는데, 특히 이삭의 끝에는 고혈압이나 동맥 경화를 예방하는 루틴(rutin)과 같은 비타민 P가 풍부하게 들어 있다. 루틴이 혈관을 강화해주기 때문에 그러한 질환을 예방해 주는 것이다.

또한 아스파라거스에는 아미노산의 일종인 아스파라진(asparagine)이 들어 있는데, 이 물질은 면역력을 강화해 고혈압이나 암을 예방해준다. 또 질소 대사나 에너지 대사에 관여하고 신진대사를 촉진하여 피로를 회복해주는 등의 작용을 한다. 이 채소는 영양이 많으므로 자주 식탁에 올리면 건강에 도움이 될 것이다.

(29) 미나리

향긋한 향과 아삭하고 쌉쌀한 맛이 입맛을 돌게 하는 미나리는 비타민과 섬유질이 풍부해 활력을 강화해주는 식품이기도 하다. 살균 작용, 지혈 작용, 간 기능 향상 작용 등의 작용이 있다.

미나리는 동상의 특효약으로 알려져 있는데, 동상이 걸릴 경우 잎을 비벼서 나온 생즙을 마사지하면서 환부에 문지르면 효과가 좋다.

(30) 두릅

두릅에는 사포닌이 함유돼 있어 혈중 혈당을 강하하고, 혈중 지방도 강하하여 혈액 순환을 원활하게 한다. 사포닌은 두릅의 새순을 비롯하여 줄기, 뿌리에 다 들어 있는데, 특히 뿌리껍질에는 사포닌이 다량 들어 있다. 그 외에도 클로로필 등의 식물영양소도 들어 있어 활성산소를 제거하고 LDL을 낮춰주는 효과도 있다.

두릅은 또 위의 기능을 왕성하게 하는 작용을 해 위경련이나 위궤양에 좋으며 꾸준히 먹으면 위암을 예방하는 효능도 있다. 그 외 신장 기능을 강화해 주는 효과도 있다.

사실 두릅은 당뇨와 혈당 강하에 탁월한 효과가 있는 것으로 알려져 있다.

두릅은 단백질이 풍부하고 지방, 당질, 섬유질, 인, 칼슘, 비타민(B_1, B_2, C) 과 사포닌 등을 함유하고 있어 혈당을 내리고 혈중 지질을 강하하는 데 탁월하다. 껍질과 뿌리, 나무줄기 모두 혈당 강하 효과가 높아 두릅을 데쳐서 먹거나 뿌리를 달여 먹기도 한다.

필자는 약 10여 년 전에 등산 중 우연히 발견한 두릅을 파와서 재배하고 있다. 당시 5그루 정도 파왔는데 이제 그 수가 30여 그루나 된다. 땅 밑의 뿌리로 번식하기 때문이다. 3월부터 약 10월까지 계속 수확할 수 있다. 물론 거름이나 농약 없이 빗물만 먹고 자란다.

봄철에는 시중에서 판매하는 형태로 수확할 수 있지만, 여름철부터는 위쪽에 성장하는 부드러운 순을 채취한다. 한번은 약 150g 정도를 따와서 데쳐 먹고 다음날 혈당 체크를 했는데, 5mg/dl나 혈당이 강하되었다.

필자의 경우는 평소 혈당이 90 정도 인데, 85로 5나 감소한 것이다. 두릅에는 사포닌 성분이 탁월한데, 이것이 췌장의 기능을 강화하는 역할을 하지 않았나 생각한다. 실제 이 책을 읽는 독자 중 혈당이 높아 고생하시는 분이 계시다면 이런 방법을 선택하는 것도 좋을 것이다. 즉, 사포닌의 함량으로 치면 순보다는 가지가 더 많고 가지보다는 뿌리껍질에 더 많다.

따라서 사포닌이 가장 많은 뿌리 50g을 물 2컵 반에 넣고 그 양이 반으로 줄어들 때까지 달여서 마신다. 이 양이 1일 분량인데, 며칠 먹으면 아마 효과를 볼 수 있을 것이다. 그런데 두릅나무의 새순은 독성이 거의 없지만 가지와 뿌리껍질에는 소량의 독성이 함유돼 있기 때문에, 특히 뿌리껍질의 달인 물을 과량 또는 장기간 섭취할 경우 부작용이 나타날 수 있다고 하므로 주의가 필요하다.

(31) 쑥갓

쑥갓은 예부터 위를 따뜻하게 하고 장을 튼튼하게 하는 채소로 널리 애용되어 왔다.

쑥갓은 향이 독특하고 맛이 산뜻해서 날 것으로 먹는 것이 좋은데, 나물로 해도 맛이 좋다. 성분으로는 비타민 A, B, C와 엽록소가 많이 들어 있는데, 특히 비타민 A의 함량이 상당히 많아 쑥갓 120g만 먹어도 1일 공급량을 채우고도 남는다.

(32) 부추

부추는 일명 기양초로서 최음 효과가 있는 채소이다.

부추는 파의 일종으로 마늘, 양파 따위에서 풍기는 냄새인 황화알릴(allyl sulfide)이 들어 있다. 이 성분은 비타민 B의 흡수를 돕고, 항암 작용, 항종양 활성, 산화 방지 활성 등의 기능이 있다.

부추는 간, 심장, 위, 신장, 폐 등 오장에 효능이 있는 채소로 혈액 순환을 개선하고 소화 기관을 튼튼하게 해주며 간 기능을 강화해 지친 체력을 활성화해주는 효과가 있는 것으로 알려져 있다.

부추는 창자를 튼튼하게 하므로 몸이 찬 사람에게 좋은 식품이다.

부추는 특히 비타민 C가 풍부하게 함유돼 있어 몸살, 두통, 불면증, 지혈 등에 효과가 있는 것으로 알려져 있다. 또 고혈압과 이상지질혈증을 억제하고 각종 암과 뇌혈관계 질환 등 생활습관병을 예방하는 항산화 성분이 다량 함유돼 있다.

부추는 특히 그 김치의 항암 효과가 배추김치보다 월등히 높게 나타났는

데, 이는 부추에 함유된 알릴 화합물과 엽록소 등 각종 성분에 기인한 것으로 밝혀졌다.

이와 관련하여 부산대 박건영 교수 연구팀은 부추김치의 항암 효과에 대한 실험을 통해 항돌연변이 효과를 입증하기도 했다.

(33) 뿌리비트[비트루트], 잎비트[비트그린]

2010년 학술지 〈Plant Foods in Human Nutrition〉에는 비트에 들어 있는 베타레인(betalain) 성분이 항산화, 항염증, 항암 효과가 있다고 보고한 바 있다.

비트루트는 엽산의 함량이 높아 한 번 먹는 분량으로 1일 공급량의 34%를 공급하고, 섬유질과 망간도 1일 권장량의 28%를 공급하는 것으로 알려져 있다. 항산화 물질인 페놀 화합물과 식용 색소로 사용되기도 하는 수용성 색소인 베타레인도 함유돼 있는데, 이 성분은 인체에 유익한 영향을 미친다.

비트그린 역시 많은 영양소가 있는데, 특히 베타-카로틴, 루테인, 제아잔틴도 함유돼 있어 눈의 건강에 좋은 영향을 미친다.

(34) 더덕

더덕은 사삼(沙蔘)이라고도 하며 '산에는 나는 고기'라는 별명도 있다. 맛과 향이 탁월하며 사포닌 함량이 풍부하다. 폐, 비장, 신장을 튼튼하게 해주며 면역력을 활성화하고 기침, 기관지염에 효과가 있다. 폐암과 갑상샘암에 효능이 있다고 알려져 있으며 신진대사를 촉진해 노화를 예방하고 지방을 분해한다.

(35) 호박

호박에 풍부하게 들어 있는 알파-카로틴과 베타-카로틴은 활성산소의 피해를 막아주어 눈과 피부 건강에 탁월한 역할을 해주고, 면역력을 증강시킨다. 즉, 늙은 호박이나 단호박에 함유된 카로틴, 라이코펜, 루테인, 제아잔틴, 비타민 C 등과 같은 성분들은 각종 활성산소로부터 우리 몸을 지켜준다.

(36) 머위

머위에는 사포닌, 콜린, 타닌, 주석산 등이 함유돼 있어 기관지 점막으로부터 점액 분비를 촉진시켜 거담 작용을 하며, 머위 특유의 쓴맛 성분은 식욕 증진 작용과 건위 작용이 있다. 머위는 항암 효과가 인정돼 유럽에서는 암 치료제 성분으로 이용되고 있으며, 암 환자의 통증을 완화해주는 역할을 하는 것으로 알려져 있다. 또 머위의 잎이나 줄기의 생즙은 벌레에 물리거나 화상을 입거나 베인 상처에 바르면 효과를 볼 수 있다.

머위는 지방에 따라 '머우'나 '머구'로도 불리어지고 있다. 머위를 삶을 때 갈변을 막으려면 뚜껑을 덮고 삶아 청색으로 변했을 때 꺼내 찬물에 담그면 된다. 머위의 쓴맛 성분인 클로로젠산(chlorogenic acid)이 폴리페놀 산화 효소에 의해 갈변하기 때문이다. 이 물질은 주로 채소와 과일에 들어 있는 성분으로 산화를 방지하는 활성이 있다. 머위에는 극소량의 발암물질이 존재하지만 물에 잘 녹으므로 데쳐서 먹으면 문제시 되지 않는다.

(37) 달래

톡 쏘는 매콤한 맛이 나는 달래는 입맛 없을 때 식욕을 돋우는 나물로 손색이 없다. 파와 비슷한 향이 나지만 오히려 마늘에 가까워 한방에서는 '들 마늘'이라고 부른다. 즉, 야생 마늘이란 뜻이다. 달래에는 마늘의 매운 맛 성분인 알리신(allicin)도 들어 있다. 따라서 마늘처럼 항암 채소로 주목받고 있으며, 피로를 해소하는 비타민 C도 풍부하게 함유돼 있다.

달래에는 채소 중 칼슘이 가장 많이 함유돼 있는데, 100g당 무려 169mg이나 들어 있어 냉이 116mg, 쑥 93mg보다 훨씬 많은 양이다. 달래의 효능에는 신경 안정, 불면증에 도움, 피로 해소, 정력 증강, 피부 윤택 등이 있다.

(38) 취나물

취나물의 '취'는 채소의 '채(菜)'에서 유래했다고도 하고, 냄새를 뜻하는 '취(臭)'에서 나왔다는 설도 있다.

취나물의 향은 무거운 몸을 가볍게 해주고, 식욕을 돋우어주며 춘곤증도 날려준다. 취나물은 특히 폐와 기관지를 활성화하는 기능이 있어 기침·가래에 효과가 있다. 따라서 감기에 잘 걸리거나 가래가 많거나 천식이 있는 사람에게 좋으며, 봄철 황사 등으로부터 폐와 기관지를 보호할 수 있다. 또한 열을 내리고 간을 해독하며 장을 청소하는 효능이 있어 변비에도 좋다.

(39) 냉이

냉이는 채소 중 단백질 함량이 가장 높다는 것이 특징이다. 또한 칼슘과 철분도 풍부하다. 냉이에 함유된 성분 중 비타민 B_1은 피로를 해소하고, 비타민 C는 노화 방지·피로 해소·감기 예방에 좋으며 비타민 A는 항산화 작용을 하고, 눈을 보호해주며 춘곤증도 예방해준다. 그 외 콜린 성분도 풍부해서 간장 활동을 촉진하고 간염, 간경화, 간장 쇠약 등의 간 질환을 관리하는 데도 효과적이다.

봄나물 알고 먹으면 보약

봄채소는 다른 계절에 나는 채소보다 몸에 좋다. 겨우내 움츠렸던 땅에서 더 좋은 자양분을 머금고 솟아났기 때문이다. 특히 봄채소에는 비타민과 미네랄이 풍부하게 함유돼 있기 때문에 봄채소를 먹는 것만으로도 생활습관병을 예방하거나 시력을 보호하는 데 더 없이 좋다. 봄채소하면 쑥, 달래, 냉이, 두릅, 쑥갓, 시금치, 부추 등이 떠오른다. 이런 채소들은 혹독한 환경에서 스스로 유익한 성분을 합성하였기 때문에 추운 겨울을 뚫고 올라온 이런 것들을 먹는 것만으로도 건강에 큰 도움이 될 것이다. 물론 이런 채소들은 온상에서 키워 일 년 내내 먹을 수 있지만, 온상처럼 갇힌 땅에서 제한된 일조량을 받지 않고 충분한 일조량을 받으며 자유롭게 자란 채소는 그야말로 생명이 깃든 보약과도 같은 것들이다. 그래서 맛과 향도 다르다. 여기서 중요한 사실이 있다면, 그것은 대자연의 생명력을 받고 자란 노지의 봄나물은 온상에서 재배된 것들보다 식물영양소가 많다는 점이 최근 밝혀진 것이다. 20세기가 비타민의 시대였다면 21세기는 식물영양소의 전성시대라고 부를 만큼 그 효능이 인정되고 있다. 식물영양소의 중요한 효능으로는 체내 활성산소를 제거하고, 암세포의 증식을 억제하며 면역력을 향상시켜 각종 질환을 예방해주는 것 등이 있다. 따라서 가능한 한 노지에서 유기농으로 재배된 것을 선택하는 지혜가 필요하다.

봄나물 중 부추는 '비타민의 보고(寶庫)'라고 할 정도로 비타민이 풍부하고 칼슘과 인도 많다. 쓴맛이 일품인 머위는 봄에 제철로 먹어야 가장 맛있다. 머위는 17가지의 아미노산이 들어 있어 피로 회복과 식욕 증진에 좋다. 또 머위는 항암 효과가 있어 독일을 비롯한 유럽에서 암 치료제 성분으로 이용된다. 그런데 머위에는 극미량의 발암물질이 들어 있다. 하지만 이 물질은 물에 잘 녹으므로 데쳐 먹으면 문제가 되지 않는다. 두릅은 어떤가. 두릅은 두릅나무의 어린 순으로 쌉쌀한 맛과 향이 일품이다. 쓴맛이 나는 사포닌 성분은 혈행을 원활히 하고, 혈당을 낮추며 위장의 기능을 증진시키기도 한다. 취나물에는 비타민 A가 배추의 10배나 들어 있다. 최근 취나물 추출물을 투여한 쥐들이 인공적으로 투여한 암세포를 효과적으로 억제했다는 연구 결과도 있다. 쑥에 함유된 치네올 성분은 소화액 분비를 촉진시켜 음식의 소화를 돕고, 혈행을 촉진하여 냉증을 개선해준다. 더덕은 한국인만 먹는 채소로 알려져 있다. 씹을수록 진한 향이 나는 것이 특징이다. 대체로 고추장을 발라 구워 먹지만 봄에 나는 연한 뿌리는 잘게 썰어 무쳐 먹으면 색다른 맛이 있어 좋다. 사포닌도 많고 식이 섬유도 풍부하다. 봄나물의 효능을 요약하면 다음과 같다.

※ 봄나물의 효능
　(1) 쑥에 함유된 치네올: 소화 촉진, 혈행 개선, 냉증 치료, 통증 완화
　(2) 달래, 냉이의 비타민 C: 면역력 증강, 피로 회복
　(3) 부추, 미나리, 취나물의 비타민 B_1: 피로 회복, 신체 활성 증진
　(4) 두릅, 더덕, 도라지의 사포닌: 혈행 개선
　(5) 도라지, 부추, 두릅의 비타민 B_2: 해독, 지방 연소

봄나물의 효능에서 보는 바와 같이 향긋하고 쌉쌀한 봄나물은 각종 비타민과 미네랄이 풍부해 춘곤증과 생활습관병을 예방하는 데도 효과가 있다. 또한 칼로리도 낮고 섬유질도 풍부해 다이어트에도 좋으며 해독 작용도 해준다.

채소 과식하면 위장 장애 일으킨다

식사 때 채소를 생식하는 것은 아주 좋은 방법이지만, 위장이 약하고 몸이 차가운 사람은 위장에 부담이 되므로 생채소를 많이 먹지 않아야 한다. 좋다고 과다하게 섭취할 경우 위장 장애를 일으킬 수도 있다. 또한 흡수율도 17% 밖에 안 되기 때문에 부드러운 채소로만 소량 섭취하고 나머지는 가열하거나 데쳐 먹는 것이 좋을 것이다. 또한 녹즙으로 섭취하는 것도 좋은 방법이 될 것이다.

먹으면 보약 되는 채소 껍질

채소나 과일의 껍질은 식감이 좋지 않다는 이유로 그냥 폐기하는 경우가 비일비재하다. 하지만 속보다 껍질에 영양소가 더 많기 때문에 농약의 위험성

만 없다면 그냥 먹는 게 좋다. 즉, 유기농 농산물을 구입하는 것이 현명한 방법이 될 것이다. 그럼 각 채소의 껍질과 그 영양소를 알아보자.

※ 채소 껍질의 영양소와 섭취 방법

껍질에 영양소가 많은 채소류	주요 영양소	효능	섭취 방법
보라고구마(속보다 껍질에 영양소가 더 많다)	안토사이아닌	항산화제	녹즙, 생식, 샐러드
양파	쿼세틴, 안토사이아닌	항산화제	생식, 장아찌 또는 원액제조기로 원액을 만들어 섭취
토마토	라이코펜	전립선 건강	가열해야 흡수가 잘 된다
오이	아스코브산 (ascorbic acid, 비타민 C)	노폐물 제거	얼굴의 팩, 샐러드, 생식
단호박	페놀산	노화 방지	쪄서 먹는다
가지	안토사이아닌	항산화제	나물로 먹는다

녹색 채소에 많이 함유된 녹색혈액 엽록소(클로로필, chlorophyll)의 효능

엽록소는 약 130여 년 전에 사람의 혈액인 붉은 색소, 즉 적혈구와 아주 비슷한 것으로 밝혀졌다. 녹색 채소에 주로 많이 함유된 엽록소는 식물 세포의 엽록체 속에 있는 광합성에 필요한 녹색 색소를 말한다.

엽록소는 동물의 혈색소인 적혈구의 화학 구조와 유사하다. 둘 다 피롤 (pyrrole) 핵이 4개씩 있고 한가운데에 철(Fe)이 1분자가 들어가 있는 것이 혈액의 혈색소이고, 철 대신에 마그네슘(Mg)이 1분자 들어가 있는 것이 엽록소이다.

가령 엽록소가 체내에 들어가면 피롤 핵의 한가운데에 있는 마그네슘이 철로 바꿔지면서 깨끗한 혈액이 되는 것이다. 엽록소의 효능에 대해 열거하면 다음과 같다.

(1) 세포 부활 작용

(2) 조혈 작용

(3) 강심 작용

(4) 말초혈관 확장 작용

(5) 항알레르기 작용

(6) 신진대사 촉진 작용

(7) 살균 및 항균 작용

(8) 창상 치료 촉진 작용

※ 녹황색 채소 섭취 빈도와 대장암의 상대 위험도

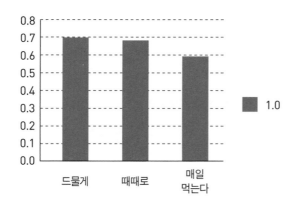

(녹황색 채소를 먹지 않는 사람의 대장암 발생 위험도를 1로 할 때
녹황색 채소를 매일 먹는 사람의 대장암 발생 위험도는 0.59로 약 60% 수준이다).

※ 녹황색 채소를 매일 섭취하면 위암 발생이 1/2~1/3로 감소한다.

녹황색 채소를 매일 먹으면 위암 발생을 1/2~1/3으로 줄일 수 있는 것으로 밝혀졌다. 녹황색 채소에는 암을 억제하는 비타민 A, C, E가 다량 함유돼 있기 때문이다.

부산대 식품영양학과 박건영 교수는 "발암 기작을 돕는 과식, 동물성 기름, 탄 음식, 곰팡이, 오염 식품 등의 섭취를 피하고 녹황색 채소와 과일, 잡곡, 콩류, 녹차 등을 많이 섭취하는 것이 암을 예방할 수 있는 방법"이라고 밝히기도 했다.

그런데 중요한 사실은 발암 물질에 노출되었다고 즉시 암이 생기는 것이 아니라 15~20년 정도의 잠복 기간이 걸리므로 노년에 위암에 안 걸리려면 가능한 한 어릴 때부터 발암물질을 피하는 식습관을 생활화해야 할 것이다.

2. 과일

과일은 건강 증진을 위한 비타민, 미네랄, 식이 섬유, 식물영양소 등이 풍부하게 함유돼 있는 보고(寶庫)나 다름없다. 하지만 과일의 당 지수를 고려하여 적당하게 먹어야 한다. 식후 과일 디저트는 옛말이 되었다. 식후에는 이미 혈당이 상당히 올라가 있기 때문에 식후에 추가로 혈당을 높이다가는 자칫 당뇨병을 몰고 올 수 있다. 그렇기 때문에 과일을 식후에 먹지 말고 간식으로 엿이나 캔디 대신 하루에 두 번 정도 소량 먹어야 한다. 즉, 과일은 위가 비어 있을 때 먹지 않으면 안 되는데, 이것은 과일이 위에서 소화되지 않고 소장에서 소화되도록 인체가 설계되어 있기 때문이다. 순식간에 위를 거쳐 소장으로 들어가 그곳에서 당분을 방출하는 것이다.

가령 위 속에 탄수화물이나 단백질이 있을 경우 과일은 소장까지 가지 못하고 그곳 위장에서 발효하기 시작한다. 그리하여 불쾌한 트림에 시달릴 수 있다. 또한 먹기가 편리한 과일주스는 생과일보다는 영양가가 없다. 식이 섬유도 거의 없을 뿐 아니라 비타민의 손실도 많다. 100%가 아니라면 지양해야 하고 100%라도 혈당이 급상승하므로 주의해야 한다. 또한 포만감이 낮기 때문에 많이 마시게 되어 비만을 일으킬 수 있다. 이 과일주스는 소아 비만의 주요 원인이 되기도 한다. 그러면 주요 과일의 당 지수에 대해 알아보자.

한국인이 많이 먹는 과일의 당 지수

과일	당 지수
사과	33.5
배	35.7
포도	48.1
감	48.1
귤	50.4
참외	51.2
복숭아	56.5

자료: 한국영양학회

이번에는 주요 과일의 1회 적정 섭취량에 대해서 알아보자.

주요 과일의 1회 적정 섭취량

과일	1회 섭추량	과일	1회 섭취량
단감	1/2개(80g)	복숭아	1/2개(150g)
귤	1개(100g)	사과	1/3개(100g)
오렌지	1/2개(100g)	수박	1쪽(250g)
자몽	1/2개(150g)	참외	1/2개(120g)
딸기	10개(150g)	키위	1개(100g)
바나나	1/2개(60g)	포도	19알(100g)
배	1/4개(100g)		

자료: 대한영양사협회

(1) 포도

포도에는 적포도주에 관한 학설이 있다. '프렌치 패러독스(French Paradox)' 란 말이 생겨난 이유는 '버터, 치즈 등 동물성 지방을 많이 섭취하는 프랑스인 들에게 동맥 경화, 심장병의 발병률이 낮은 이유는 포도의 식물영양소 성분인 레스베라트롤(resveratrol)이 풍부한 적포도주를 마셨기 때문이다.'

(2) 매실

매실은 강알칼리성 식품이며, 구연산, 칼슘 등의 유익한 성분이 다량 함유 돼 있기 때문에 인체의 혈액을 약알칼리성으로 만들고 정혈 작용, 정장 작용, 간 기능 증진, 피로 회복, 살균·살충 작용, 소화 불량 개선, 항염 작용, 칼슘 흡수율 증진, 체질 개선, 해독 작용 등의 유용한 작용을 한다. 특히 매실에 함 유된 천연 구연산은 살균, 방부 작용, 공해 물질의 해독 작용을 한다. 또한 항 바이러스 작용이 있어 유행성 독감, 유행성 결막염, 혈청 간염 등 바이러스성 질환에 특효가 있다.

매실은 성질이 따뜻해 뱃속을 따뜻하게 해주므로 복통과 설사에 효과가 있 으며 지혈 작용이 있어 혈변에도 대처할 수 있다. 하지만 매실은 신맛이 강하 므로 위산 과다 환자나 속이 쓰린 증세가 있을 경우 피하는 것이 좋다.

매실의 효능을 제대로 보려면 매실 진액(津液)을 만들어야 하는데, 원액제 조기 등을 이용해 원액을 만든 후 검게 될 때까지 졸여야 한다. 이 진액은 예 로부터 민간약을 대표하는 것으로 특히 식중독, 설사, 복통, 건위, 정장에 특 효가 있는 것으로 알려져 있다.

(3) 딸기

딸기에는 비타민 C가 100g당 80mg이나 들어 있는데, 이 함유량은 사과의 10 배, 귤의 1.5배나 되는 양이다. 딸기에 함유된 비타민 C는 여러 가지 호르몬을 조절하는 부신 피질의 기능을 원활하게 하므로 건강한 체력을 만들 수 있다.

딸기의 붉은 색 색소인 라이코펜과 폴리페놀은 항암 작용, 항산화 작용, 시력 회복 등을 도와주며, 엘라그산은 노화를 지연시켜주는 역할을 한다.

(4) 귤

귤에는 비타민 C와 구연산이 함유돼 있는데, 이 성분은 피로 회복과 피부 미용에 효과가 있다.

귤에는 특히 쓴맛이 없는 플라보노이드 글루코사이드인 헤스페리딘(hesperidin)이라는 비타민 P 성분이 들어 있는데, 이 비타민 P는 귤에는 헤스페리딘으로, 그리고 메밀에는 루틴(rutin)으로, 레몬에는 에리오치트린이란 성분 형태로 들어 있다. 이 비타민은 모세혈관에 대해 투과성의 증가를 억제하고 취약성을 회복시키기 때문에 동맥 경화와 고혈압을 예방해준다.

또한 귤에는 알파-카로틴, 베타-카로틴, 루테인, 제아잔틴 같은 항산화 카로티노이드를 포함하여 많은 플라보노이드를 함유하고 있다.

(5) 석류

석류에 관한 연구 결과에 따르면 석류에 함유된 성분이 여성호르몬과 아주 유사한 에스트로겐이라는 것으로 밝혀졌다. 이 물질은 좋은 콜레스테롤은 높여주고 나쁜 콜레스테롤은 낮춰줘 심장 질환의 위험도를 낮춰주고 동맥 경화 등의 혈관 질환을 예방하고 개선해 주는 데 효과가 있는 것으로 나타났다.

석류알갱이 1Kg에는 천연 에스트로겐이 17mg이나 함유돼 있는 것이 밝혀지면서 여성호르몬을 보충하려는 여성들의 관심이 집중되고 있다.

석류를 차로 만들 경우에는 석류의 알갱이를 빼내 설탕 또는 꿀을 넣고 섞는다. 이를 유리병에 넣고 밀봉한 후 서늘한 곳에서 10일 정도 보관한다. 이후 한 숟갈 정도를 끓인 물에 타서 마신다.

(6) 대추

대추는 당질이 24% 내외로 풍부하며 고칼로리 과일이다. 다른 과일과는 달리 위장을 자극하지 않으므로 위궤양이 있는 사람도 부담 없이 즐길 수 있는 식품이다. 대추는 차로 끓여 마시면 숙면에 큰 도움을 준다. 잠들기 전에 마시면 짧은 시간 잠이 들더라도 숙면을 취할 수 있어 '천연 수면제'로도 불린다. 특히 대추씨에는 신경을 이완시켜 잠을 잘 오게 하는 성분이 다량 함유돼 있으므로 씨를 모아서 달여 마시면 좋은 효과를 볼 수 있다.

또 대추는 신경안정제로서 여성의 히스테리에는 감맥대조탕(甘麥大棗湯)이 효과가 있다고 한다. 이 탕제는 대추 10개, 감초 3g, 밀 10g의 처방으로 되어 있다.

(7) 키위

비타민 C의 보고(寶庫)로 알려진 키위에는 사과의 20배, 귤의 5배나 되는 비타민 C가 들어 있다. 그 외에 눈에 좋은 루테인과 제아잔틴도 함유돼 있으며 심장병을 예방하는 알파-리놀렌산(ALA)도 풍부하게 함유돼 있다.

키위에는 또 비타민 K, E, 엽산, 섬유질, 칼륨, 구리가 풍부하고, 비타민 B, 칼슘, 마그네슘, 인, 망간도 들어 있다.

(8) 복숭아

복숭아의 좋은 향기는 개미산, 초산 등의 에스텔과 알코올류, 알데하이드류가 어우러져 생긴 것이다. 펙틴질이 많아 잼과 젤리를 만들 수 있으며, 넥타도 만들고 있다.

복숭아의 당분은 대부분 설탕이며, 새콤한 맛은 1% 정도 함유된 주석산, 사과산, 구연산 때문이다.

⑼ 살구

살구는 폐암과 췌장암을 예방하는 과일로 각광을 받고 있다. 살구가 폐암
등에 탁월한 것은 바로 베타-카로틴을 고농도로 함유하고 있기 때문이다. 한
방에서도 살구는 진해거담제로 사용되며 기관지염, 폐결핵, 만성 천식에 특효
가 있는 것으로 알려져 있다.

살구에는 신진대사를 도와주는 구연산과 사과산 같은 유기산이 1.5~3.5%
정도로 많이 들어 있다. 이러한 유기산은 특히 여름철에 체력이 감퇴할 때 크
게 도움을 준다. 살구에는 또한 비타민 A도 많이 들어 있다.

비타민 B_{17}(laetril)로 불리는 살구의 씨인 행인에는 아미그달린(amygdalin)
이란 글리코사이드가 들어 있는데, 이 성분은 폐를 보호해 기침을 낮게 하며,
암세포의 성장을 억제하는 사실이 밝혀지면서 암 치료 및 예방에 효과가 있는
것으로 주목받고 있다. 그러나 독성 때문에 1일 30개 이상 섭취하면 안 되는
것으로 알려져 있다.

⑽ 자두

자두에는 체내에서 비타민 A로 전환되는 카로티노이드 성분이 풍부하게
함유돼 있다. 열량도 낮아 100g당 60칼로리밖에 안 된다. 자두 특유의 새콤
한 맛은 피로 회복에 좋으며 피부를 좋게 하는 효과가 있다. 자두를 말린 프
룬에는 칼슘 성분이 많고, 식이 섬유는 물론 변을 부드럽게 해주는 소비톨
(sorbitol)도 들어 있어 변비를 효과적으로 예방해준다.

⑾ 사과

사과에 함유된 펙틴이라는 수용성 섬유질은 장의 기능을 활발하게 해주고,
소화와 흡수를 도와주므로 변비 및 장내 가스 발생을 예방해준다. 사과는 또
한 콜레스테롤이나 유독 물질을 배출시켜 장내 환경을 개선해준다.

⑫ 배

항암 효과가 탁월한 배는 특히 대장암과 유방암의 발생 위험을 예방하고, 탄 음식으로 인해 유발되는 암에 특히 좋은 것으로 알려져 있다. 실제로 탄 음식을 먹은 후 배를 먹었더니 암을 유발하는 물질이 땀과 소변을 통해 체외로 상당히 배설되었다는 사실이 연구 결과 밝혀지기도 했다.

⑬ 감

감에는 특히 피부를 오그라들게 하는, 즉 수렴 작용을 하는 타닌이란 성분이 들어 있어 설사를 멎게 하고 배탈을 낫게 하는 작용이 있는 것으로 알려져 있다. 이와 같이 타닌 성분은 체내의 점막 조직을 수축시켜 설사를 멎게 해주므로 변비증이 있는 사람은 감을 과식해서는 안 된다. 타닌 성분은 또한 모세혈관을 강화해주는 작용도 있어 체내 순환기계를 활성화시켜 주며, 고혈압에도 효과가 있다.

하지만 빈혈증과 저혈압이 있는 사람의 경우는 감을 안 먹는 편이 좋다. 그것은 식품을 통해 철분이 흡수되기 전에 타닌과 만나면 타닌산철이 되는데, 이 성분은 인체가 이용할 수 없어 철분 결핍 현상으로 적혈구 생성에 문제가 생기게 되는 것이다.

⑭ 참외

참외는 여름철 피로 회복에 좋은 알칼리성 식품으로 체액이 산성으로 기울기 쉬운 여름철에 좋은 간식거리가 된다.

참외는 항암 작용이 있고, 진해거담 작용도 있으며 변비, 풍담(風痰), 황달, 수종, 이뇨 등에도 좋은 효능을 발휘한다.

⑮ 수박

수박에 함유된 붉은색의 라이코펜은 항암 효과가 있으며, 아미노산의 일종인 시트룰린(citrulline)이라는 특수 성분은 단백질이 요소로 변하여 소변으로 배출되는 과정을 돕기 때문에 이뇨 작용에 효과가 있다. 그래서 신장병에 유효하다.

수박씨는 단백질이 18.9%, 지질이 27.4%, 당질이 41.6%나 들어 있고 미네랄과 비타민 B군이 들어 있기 때문에 영양가가 풍부한 식품으로 알고 있으나 생식용으로는 삼가는 것이 좋다. 수박씨는 포도씨와 같이 영양가가 좋다는 이유로 생식용으로 하고 있지만 이를 소화시키는 데는 엄청난 소화효소가 필요하기 때문에 삼가야 한다. 즉, 이를 먹으면 분해가 잘 되지 않으므로 소화 억제 물질을 먹는 꼴이 되는 것이다. 그런데 수박씨는 소금과 함께 볶아서 중국 요리의 전체로 이용되고 있다.

(16) 무화과

무화과의 효능으로는 항산화 작용, 소화 기능 개선, 변비 개선, 정혈 작용, 중성지방 배출, 치질 개선, 무좀 개선, 혈압 안정 등이 있다.

(17) 오렌지

오렌지에 함유된 비타민 C는 감기 예방, 피로 회복은 물론 멜라닌(melanin)의 생성도 억제해주기 때문에 피부 미용에도 좋다.

오렌지에는 노화를 억제하고 산소 공급을 원활히 해주는 플라보노이드가 풍부하게 함유돼 있어 각종 암을 예방해주는 작용도 탁월하다.

한편 오렌지 껍질에는 하얀 부분에 쓴맛이 없는 플라보노이드 글루코사이드인 헤스페리딘(hesperidin)이라는 물질이 풍부하게 들어 있는데, 이 물질은 혈관을 강화해 동맥 경화와 심혈관 질환에 좋은 영향을 미치는 것은 물론 혈압 강하, 간 해독, 항균 작용을 하는 효과도 있는 것으로 알려져 있다.

⒅ 구아바

구아바가 당뇨병에 효과가 있다는 것은 민간요법에서도 잘 알려진 사실이다.

구아바에는 혈당 수치의 강하 작용뿐 아니라 췌장의 기능을 활성화하는 물질이 있다고 알려져 있으며 백내장에도 효과를 보이고 있다고 알려진다.

2006년 학술지 〈Journal of Agricultural and Food Chemistry〉에서는 각종 열대 과일의 항산화 물질의 함량과 항산화 활성에 대해 분석한 연구를 발표했는데, 실험에 사용된 14가지 과일 중에서 구어바가 항산화 활성이 가장 높았다는 것이다. 이는 구아바에 페놀 화합물의 함량이 높았기 때문인 것으로 밝혀졌다.

또 2007년에는 인도의 연구자들이 당뇨에 걸린 쥐에게 구아바의 껍질을 투여했을 때 항당뇨 기능을 나타냈다고 보고하기도 했다.

⒆ 파인애플

파인애플은 비타민 C의 함유량이 매우 높아 피로 회복에 좋고, 신맛을 내는 구연산의 작용으로 식욕을 돋우며주며 식이 섬유가 풍부해 변비도 해결해준다.

또한 파인애플에는 줄기와 열매에 단백질 가수 분해 효소인 브로멜라인(bromelain)이 들어 있어 육류를 섭취한 후 파인애플을 먹으면 소화가 잘 된다. 이 효소는 단백질 분자의 알라닌, 글리신, 라이신, 타이로신 펩타이드 결합의 가수 분해를 촉매 하는 것으로서 고기 연육제, 맥주 안정제 등으로 쓰인다.

⒇ 망고

망고는 다른 어떤 채소나 과일에 비해 특이한 몇 가지 항산화제가 함유돼 있는 것으로 알려져 있다. 이러한 항산화제는 활성산소에 대한 세포 손상을 예방하는 작용을 하기 때문에 암을 억제하는 효능이 있다.

(21) 바나나

바나나는 당질이 많은 알칼리성 식품으로서 100g당 87칼로리를 낸다.

바나나의 독특한 향기는 초산에틸이나 초산이소아밀과 같은 에스텔류와 알코올류이다. 바나나에 들어 있는 당질은 소화 · 흡수가 잘 되므로 위장병 등 장이 안 좋은 사람에게도 효과가 있으며, 지질과 나트륨이 적기 때문에 나트륨의 섭취량을 제한해야 하는 사람에게도 좋은 식품이다.

(22) 머루

머루는 보혈 강장제로 널리 알려져 있으며 한방에서는 신경통과 폐결핵의 자양제로 많이 쓰고 있다.

예로부터 폐병의 특효약으로 사용된 머루는 강장 · 강정에도 좋은 효과가 있다. 과피에는 천연 효모가 함유돼 있어 자연 발효가 되는 머루를 그대로 으깨면 산포도주가 된다. 이것은 신맛이 강하면서도 감칠맛이 상당히 나는 술이다.

산포도인 머루는 포도와 비슷하지만 포도보다 10배나 많은 항암 효과가 있으며, 머루로 만든 머루주는 포도주보다 폴리페놀은 2배 그리고 레스베라트롤은 5배나 더 많다.

(23) 아보카도

아보카도는 과육 중 20% 정도가 지방이지만 거의 불포화 지방산인 올레인산으로 되어 있다.

아보카도에는 식이 섬유를 비롯해 비타민 B, C, E도 풍부한데, 특히 풍부한 비타민 E는 활성산소를 제거하기 때문에 과산화지질의 피해를 막고 동맥경화나 발암 요인을 제거한다. 또 아보카도에는 당분이 거의 없기 때문에 당분을 기피하는 사람에게 좋은 식품이 될 것이다. 영양가가 높은 과일이므로 자주 섭취하면 좋을 것이다.

(24) 레몬

레몬의 강한 산미는 피로 회복에 좋으므로 등산, 격심한 운동, 과도한 피로 등에 응급 처방으로 효과가 있다. 레몬의 신맛은 주로 7% 정도 함유된 구연산 때문이며, 혈관의 저항력을 높이고 세포 간의 결합 조직을 강하게 하여 피부를 강화하는 비타민 C가 과즙 100g당 45mg아니 들어 있다. 레몬에는 또 표백 작용도 있어 기미 등의 색소를 환원시켜 희게 해주기도 한다. 하루 한 개를 먹으면 좋으나 위궤양이 있는 사람은 레몬즙에 꿀을 타서 먹기도 하지만 공복에는 피하는 것이 좋다.

레몬은 껍질이 38.49%, 속이 59.22%, 씨가 2.29%의 비율로 구성돼 있어 껍질째 먹는 것이 좋다.

(25) 금귤

금귤에는 비타민 A, C를 비롯해 칼슘의 좋은 공급원이기도 하다. 따라서 식욕 증진, 피부 미용, 임산부의 건강, 혈압 안정, 숙취 해소, 불면증 등에 효과가 있는 것으로 알려져 있다.

금귤은 특히 금귤주를 담근 술을 취침 전 소주잔으로 한 잔 마시면 수면에 도움을 준다. 또 피로 회복과 기침감기에도 효과가 있다.

금귤주를 담그는 방법은 금귤 500g에 설탕 200g과 소주 1.8L를 섞어 2개월간 어두운 곳에 저장하면 된다.

(26) 오디

오디는 예로부터 보건 · 강장의 효과가 널리 인정되어 왔다.

오디는 비타민이 풍부해 여름철 쉽게 지치는 체력을 회복시켜주기도 한다. 오디는 비타민 C의 함량이 사과보다 13배나 많고, 비타민 B_1은 무려 70배나 많은 것으로 알려져 있다. 비타민 C는 물론 피로 회복에 좋고, 비타민 B_1은 탄수화물을 에너지로 전환할 때 조효소로 사용된다.

그런데 오디는 다른 베리류와는 달리 당뇨병 환자라도 마음 놓고 먹어도 되는 과일이다. 물론 뽕잎도 혈당 강하 효과가 있으며, 뽕잎을 먹는 누에 역시 혈당 강하 효과가 있는 것으로 알려져 있다.

오디에 함유된 안토사이아닌 성분은 최근 주목받고 있는 블루베리보다 월등히 많고, 포도보다는 23배, 검은콩보다는 9배나 많다. 또한 흑미보다는 약 4배나 많은 안토사이아닌이 들어 있어 시력을 보호하는 데 탁월한 역할을 한다.

그 외에도 오디에는 가바(GABA), 루틴(rutin), 레스베라트롤(resveratrol), 각종 비타민류 등이 풍부하게 함유돼 있다.

오디는 모세혈관을 강화해주고, 피로도 회복시켜주며 불면증에도 효능이 좋다.

또 오디는 소주에 우려서 오디주를 만들면 혈액 순환, 신진대사, 불면증 등에 효과를 볼 수 있다. 오디 1kg, 유기농 설탕(비정제 설탕) 600g, 30도 소주 1.8ℓ의 비율로 담근 뒤 20일 정도 지난 후 걸러서 마신다. 오디는 영양가가 탁월하므로 자주 섭취하면 좋을 것이다.

(27) 블루베리

블루베리가 주목받게 된 이유는 망막의 간상체에 들어 있는 빛에 예민한 색소인 로돕신(rhodopsin)이라는 물질의 재합성을 돕는 안토사이아닌 색소를 함유하고 있기 때문이다. 블루베리에는 시력 저하를 막고 시각 기능을 돕는 효과가 있다.

채소나 과일의 보라색을 내는 안토사이아닌(anthocyanin) 계열의 색소는 동맥 경화를 예방하고 심장병 및 뇌졸중을 막아주며 각종 바이러스와 세균을 박멸하는 효과가 있는 것으로 알려져 있다. 가지, 보라고구마, 적채 등도 이와 같은 효능이 있다.

(28) 아사이베리

브라질 아마존 유역에서 수확되는 아사이베리는 당질 함량이 100g당 1g
도 안 될 정도로 맛이 없다. 하지만 어떤 채소나 과일보다도 항산화력이 우
수하다. 미 농무성(USDA)에 따르면 항산화력의 수치는 1027로 블루베리보
다 21배나 많다. 또한 적포도의 55배, 골드키위의 84배나 된다. 아사이베리
는 항산화력뿐 아니라 단백질, 칼슘, 아미노산, 오메가-9 지방산 등의 영
양소도 많이 들어 있는 것으로 알려져 있다. 2008년 학술지 〈Journal of
Agricultural and Food Chemistry〉에는 아사이베리에 들어 있는 항산화 물
질을 분석한 결과 6가지 페놀 화합물을 분리하였다는 보고가 실렸다. 이들
페놀 화합물과 다른 화합물들이 백혈병 세포를 86%까지 억제하였다는 연구
결과가 발표되면서 학자들은 아사이베리가 폴리페놀의 저장고라는 결론을
내리게 된 것이다.

(29) 블랙베리

2009년 학술지 〈Food and Chemical Toxicology〉에서는 블랙베리에 함유
된 높은 함량의 안토사이아닌과 페놀 화합물이 함께 작용하여 강력한 항암 작
용과 항산화 작용을 나타냈다는 연구 결과를 발표한 바 있다. 유럽인들은 오
랫동안 블랙베리를 식품과 약품으로 사용해 왔다.

고당도 과일의 열풍이 불고 있다

이제 식후 디저트란 말은 사라졌지만 과일을 간식으로 먹더라도 점점 더
높아지는 당도 때문에 누구나 혈당 관리에 신경이 쓰일 수도 있을 것이다. 더
단맛이 나는 과일을 찾는 소비자들의 입맛에 화답이라도 하듯 당도 높은 과일
들이 쏟아져 나오고 있다. 최근에 새로 나온 과일들의 당도를 비교해보자.

당도가 높아진 과일

	이전의 과일	현재의 과일
수박	10	12
바나나	18~20	22~23
오렌지	11	13~14
대추방울토마토	5~6	8~9
참외	11~12	13~14

단위: 브릭스

채소, 과일 섭취와 사망률과의 관계

2001~2013년까지 영국 런던대의 연구팀이 영국인 6만 5천여 명을 추적 조사한 결과 채소와 과일을 하루 400~560g 먹으면 조기 사망률이 36%, 240~400g인 경우는 29% 그리고 80~240g의 경우는 14%가 감소했다고 한다.

과일의 장점

과일은 30분 만에 소화가 이루어지지만 과일즙은 그와 다르기 때문에 과일즙을 섭취하지 않는 것이 좋다. 100% 과일주스라도 빠르게 흡수되어 혈당을 상승시킬 수 있다. 혈당이 상승한다는 말은 산소와 영영소를 제대로 이동시키지 못한다는 말이다. 즉, 혈관에 당이 쌓여 있기 때문에 산소와 영양소의 통로가 약화되는 결과를 초래한다. 그 결과 각종 질환에 노출되는 것이다. 과일주스의 맛에 빠져서는 안 된다. 주스 대신 생과일을 먹는 것이 좋은데, 식전 30분이나 식후 1시간에 먹는 것이 좋다. 생과일의 장점을 열거하면 다음과 같다.

(1) 풍부한 식물영양소가 항산화 작용을 한다.
(2) 효소가 풍부하게 함유돼 있다.
(3) 각종 비타민과 미네랄이 풍부하게 들어 있다.

(4) 식이 섬유가 풍부하다.

(5) 양질의 수분이 최대 90% 정도 포함돼 있다.

과일 과식하면 건강을 해친다

과일도 많이 섭취하면 건강에 해롭다. 과일에 들어 있는 당분인 과당은 당 지수가 20에 불과하다. 하지만 당 지수가 낮아도 많이 먹게 되면 당 부하가 높아진다는 것을 인식할 필요가 있다. 따라서 과일도 많이 먹어 혈당이 높아지면 각종 생활습관병을 유발할 수 있다는 것을 알아야 한다. 즉, 과일의 과당도 포함해서 모든 당분은 인체에 해롭다는 것을 항상 인식해야 할 것이다. 혹자는 벌꿀이나 과일에 들어 있는 당분은 자연식품이기 때문에 괜찮다고 하지만 절대 그렇지 않다. 단지 식품의 종류만 다를 뿐이지 당분인 것은 똑같은 것이다. 그렇기 때문에 항상 과식하지 말아야 할 것이다.

또한 과당은 당뇨병에 영향을 미치지 않기 때문에 혈당을 올리지 않는다고 한다. 그러나 그것은 어디까지나 당뇨 환자에게 수액을 할 때 포도당을 대신해서 과당을 사용한다는 뜻으로 해석해야 한다.

암 예방에 좋은 과일들

과일의 종류	암의 종류
귤	직장암, 피부암, 위암
토마토	전립선암, 폐암, 췌장암
사과	간암, 대장암, 유방암
참외	췌장암, 자궁암, 인후암
배	대장암, 유방암, 폐암
포도	유방암, 전립선암, 대장암, 폐암
복숭아	갑상샘암
딸기	구강암, 식도암, 대장암

10장
콩류

(1) 메주콩, 검은콩

평소 대두나 대두 가공식품인 두부, 된장, 콩 조림, 순두부, 청국장, 콩나물, 두유 등을 자주 섭취하면 남성인 경우 전립선암을 예방할 수 있고, 여성인 경우 유방암을 예방할 수 있다. 아이소플라본과 사포닌이 함유된 흑태에는 서리태와 서목태가 있는데, 특히 약콩으로 불리기도 하는 쥐눈이콩인 서목태는 혈당 강하, 인슐린 저항성 개선 작용, 당뇨 합병증 예방의 기능이 있는 것으로 알려져 있다.

또 콩의 사포닌은 다음과 같은 기능이 있다. 첫째, 과산화지질이 체내에 만들어지는 것을 방지해주고, 둘째, 지방의 합성 및 흡수를 억제하는 기능이 있고, 셋째, 혈중 중성지방이나 콜레스테롤을 배제하는 기능이 있으며 넷째, 간기능을 보호하는 기능이 있다.

(2) 렌틸콩

렌틸콩은 2006년 미국의 저명한 건강전문지 〈헬스〉가 선정한 세계 5대 건강식품 중의 하나이다. 그 후 2009년에는 학술지 〈Diabetologia〉에서는 여러 관련 연구들을 종합 분석한 논문에서 다른 콩 종류와 함께 렌틸콩은 당뇨 환자의 혈당을 개선하는 효능이 있다고 보고한 바 있다. 렌틸콩을 유익하게 활용하는 방법으로는, 주재료인 토마토에 강낭콩과 렌틸콩을 넣으면 영양소와 항산화 물질이 풍부한 요리가 된다. 육류 대신 콩을 넣는 것이 특징이다. 렌틸콩은 특히 비타민 B 복합체 중 B_1, B_2, B_3, B_5, B_6가 다량 들어 있는 점이 다른 콩류와는 상이하다. 또 렌틸콩은 섬유질이 풍부하여 콜레스테롤 수치를 강하하고 혈당 수치도 강하하는 효과가 있다. 렌틸콩을 조리할 때는 물에 미리 불릴 필요 없이 물에 씻은 후 바로 사용하면 된다.

(3) 병아리콩

학술지 〈Experimental and Toxicologic Pathology〉에 동물 실험 결과 병아리콩의 섬유질이 강력한 발암물질인 나이트로소디에틸아민(NDEA, nitrosodiethylamine)으로부터 간을 보호한다는 연구 결과가 발표되었다. 이 결과에서 병아리콩에 함유된 섬유질이 항산화 작용을 한 것으로 추정된 것이다.

(4) 팥

팥은 안토사이아닌계 색소의 하나인 사이아니딘(cyanidin)의 함량이 많아 붉은색을 띠는데, 특히 팥의 껍질에는 이 색소가 다량 함유돼 있어 껍질째 먹으면 효능이 더 좋다.

팥에 함유된 풍부한 칼륨은 고혈압을 유발하는 나트륨을 체외로 배출하는 역할을 하므로 혈압을 낮춰준다. 또 장내 당의 흡수를 억제한다.

팥에 함유된 풍부한 비타민 B_1은 인체에 쌓이는 피로 물질을 효과적으로 제거해주며, 사포닌이란 성분은 체내 노화를 촉진하는 과산화지질의 생성을 억제하므로 노화를 방지하고 동맥 경화증을 예방해주는 효과가 있다.

(5) 완두콩

완두콩의 효능으로는 첫째, 꼬투리째 먹는 풋콩에는 성장을 촉진하고 정자를 만드는 데 크게 관련된 라이신(lysine)과 아르지닌(arginine)이란 아미노산이 많이 함유돼 있다. 둘째, 시력을 증진시키고 골격을 튼튼하게 하며 변비를 완화한다. 셋째, 완두콩의 성분 중 아이소플라본(isoflavone)은 골다공증, 유방암, 대장암, 전립선암을 예방에 효과가 있다.

(6) 강낭콩

강낭콩에 주목할 점은 당뇨에 효과가 있다는 것인데, 유럽의 자연요법 병원에서는 완두콩을 당뇨병의 치료에 사용하고 있다. 그것은 꼬투리 안에 아연이 많이 함유돼 있어 인슐린의 합성 재료로 사용되기 때문이다.

강낭콩에는 특히 비타민 B_1, B_2, B_6가 많이 들어 있어 탄수화물 대사에 효과적이다.

(7) 작두콩

작두콩은 최근 인체에 대한 자궁경부암, 위암, 간암, 구강암, 혈액암에 대한 항암 실험에서 탁월한 효과가 인정되어 주목받고 있는 콩이다.

특히 작두콩 추출물이 암세포의 50%를 사멸할 수 있는 효능이, 낮은 농도에서도 탁월해 한국인 남성의 간암 예방과 치료에 효과가 가장 큰 것으로 나타난 것으로 알려져 있다.

또 작두콩에서 분리한 혈구 응집소에는, 많은 세포들을 응집시키며 분열을 촉진하는 콘카나발린에이(concanavalin A)라는 단백질이 다량 함유돼 있는데, 이 물질은 해독 작용, 항종양 특성이 있으며 변형 세포에 대한 강한 분열 및 억제 작용과 독성 억제 작용이 있어 항암 효과가 있는 것으로 밝혀졌다.

⑻ 리마콩

리마콩은 기원전 2000년경에 안데스 지역에서 재배되었는데, 이로 인해 페루의 도시 이름을 따서 리마콩으로 불렀다. 이 콩은 삶아서 버터에 발라먹는 것이 가장 보편적인 조리법이다. 따라서 버터콩이라고도 불리어지고 있다.

⑼ 핀토콩

껍질의 얼룩무늬로 인해 스페인어로 '색칠하다'라는 뜻의 이름이 붙었다. 텍사스 사람들은 이 콩을 카우보이의 주식으로 사용하였기 때문에 '카우보이 콩'으로 부른다고 한다.

⑽ 루핀

고대 로마인이 로마왕국의 전 지역에 보급하였으며 라틴어로 '늑대'를 뜻하는 루핀이라는 이름으로 전해져 내려오고 있다. 루핀은 특히 이탈리아에서 인기가 높은 콩이다.

⑾ 녹두

녹두에 포함돼 있는 지질은 그 양이 많지 않지만 질 좋은 불포화 지방산인 리놀렌산과 리놀레산이 주류를 이루고 있다. 또 류신(leucine), 라이신(lysine), 발린(valine)과 같은 필수 아미노산이 풍부하게 들어 있다.

그런데 녹두를 숙주나물로 기르면 성분이 상당히 차이가 난다. 즉, 비타민 A는 2배, 비타민 B는 30배, 비타민 C는 40배 이상이나 증가하게 된다. 이렇게 되면 당질은 급격히 떨어지고, 단백질은 분해되어 아르지닌, 아스파라진과 같은 비단백질이 많아지게 된다.

녹두의 효능으로는 피로 회복, 해열, 혈압 강하, 숙취 완화 등이 있다.

11장
곡류

(1) 현미와 발아현미

　현미는 탄수화물, 단백질, 지방, 비타민, 미네랄 외에 식이 섬유, 엽록소, 피틴산, 식물영양소 등이 풍부하게 함유된 식품으로 평가되고 있어 제 1의 주식으로 손꼽히고 있다. 즉, 현미는 그야말로 최고의 영양 식품으로 자리매김하고 있는 것이다.

　현미에 함유된 중요한 영양 성분을 요약하면 다음과 같다.

　㉠ 비타민 B군: B_1, B_2, B_3, B_6, B_{12}

　㉡ 비타민 E

　㉢ 활성산소 분해 효소: 현미에는 활성산소를 분해하는 효소가 들어 있다.

　㉣ 피틴산(phytic acid): 피틴산은 암세포에 침투하여 암세포를 정상 세포로 전환시키기도하고 암세포 내에 있는 유해 물질을 부착해서 배출시키기도 한다.

　특히 피틴산은 강력한 항산화 작용이 있어 인체의 산화를 예방하며 중금속 등의 독성물질을 흡착 · 배출함으로써 인체를 건강한 상태로 유지해준다.

　그런데 이 피틴산은 칼슘, 철분, 마그네슘과 같은 미네랄과 결합해 이 물질들을 체외로 배출하기도 한다. 그러므로 현미를 주식으로 할 경우 미네랄 부족 현상을 겪을 수도 있으므로 현미로만 주식으로 하지 말고 현미에 각종 잡곡을 섞어서 혼식할 것을 권장한다. 또 잡곡밥과 더불어 미네랄이 풍부하게 함유된 해조류나 견과류도 식사 시에 함께 섭취하면 현미 등에서 제거된 미네랄을 보충할 수 있다.

ⓜ 셀레늄: 현미에는 항암 작용을 하는 셀레늄이 다량 함유돼 있다. 이 물질은 활성산소를 제거하는 글루타싸이온 과산화효소(glutathione peroxidase)의 생성에 필수적인 물질이다.

ⓑ 배아: 현미의 배아에는 활성산소를 제거하는 물질이 들어 있다.

ⓢ 가바(GABA, gamma-aminobutyric acid, 감마-아미노뷰티르산): 현미 배아에는 가바가 함유돼 있는데, 현미가 발아하게 되면 가바의 양이 10배로 늘어나기 때문에 뇌의 혈류를 개선하고 산소의 공급을 증가시켜 준다.

ⓞ 감마-오리자놀(gamma-oryzanol): 이 성분은 자율 신경과 생식 기능을 향상시키고 말초 신경과 피부의 혈류를 원활하게 해준다.

ⓩ 식이 섬유: 현미에 함유된 식이 섬유는 체내의 독성 물질, 지방, 콜레스테롤 등을 배출한다.

상기한 바와 같이 현미에는 혈압, 혈당, 콜레스테롤, 중성지방 등을 조절하는 가바란 성분이 들어 있는데, 이 성분은 신경 전달 물질로서 뇌 속에 존재하며 신경의 흥분을 억제하고 뇌 세포를 활성화하는 작용이 있는 것으로 알려져 있다.

그런데 이러한 효능이 있는 현미를 발아시키면 가바의 양이 10배로 늘어나게 된다는 것이다. 따라서 평소 식생활에서 가능하면 이 발아변미를 자주 이용하는 것이 건강을 위해 좋을 것으로 확신한다.

(2) 옥수수, 보라옥수수, 검정옥수수

옥수수에는 불포화 지방산이 함유돼 있어서 각종 생활습관병을 예방해준다.

옥수수 300g을 삶아 그 물을 자주 마시면 당뇨병, 신장결석, 방광결석에 특효가 있다. 또한 옥수수죽을 하루 한 번씩 쑤어 먹으면 신장을 튼튼하게 보호해준다. 옥수수의 약효는 고혈압, 당뇨병, 정장 작용, 변비, 소화불량, 위하수, 동맥 경화, 이뇨, 강심, 방광염, 신장염 등이다.

또한 옥수수에는 루테인과 제아잔틴 등과 같은 카로티노이드가 함유돼 있어 눈의 건강에 도움이 된다. 그 외 컬러 옥수수는 식물영양소를 풍부하게 제공해준다.

※ 옥수수수염의 효능: 신장염, 당뇨병, 이뇨 작용, 요도결석, 혈압 강하. 항암. 동맥 경화 등의 효능이 있다.

(3) 율무

율무는 일반적으로 스태미나 식품, 이뇨 및 미용 식품으로 널리 알려져 있지만, 최근 항종양 효과가 있는 것으로 밝혀진 것이다.

이와 같이 율무의 항암 효과는 특히 결장암 세포 및 골육암 세포에 대해 더 유의적인 것으로 나타난 것이다.

율무의 암 억제 활성 물질은 유기 용매인 디클로로메탄층에서 발견된 것으로 알려졌는데, 이것은 암의 진행 초기 단계를 막아주고 중간 단계를 지연 · 차단시키며 세포자살(apoptosis)을 유도하여 암세포의 증식을 억제하는 것으로 밝혀진 것이다.

(4) 흑미

흑미에는 식물의 검은 색에서 발견되는 안토사이아닌이 특히 풍부하게 함유돼 있다. 안토사이아닌은 암 예방과 면역력 증강에 효과가 있는 것으로 알려져 있다. 알칼리성 식품인 흑미는 산성화된 체질을 바꿔주므로 각종 염증에 효과가 있으며, 특히 풍부하게 함유된 셀레늄은 간세포를 활성화시켜 간세포가 파괴되는 것을 억제해준다.

⑸ 보리

보리는 식이 섬유가 쌀보다 5배나 많은데, 이 식이 섬유는 장의 연동 운동을 촉진시켜 변비를 없애주기도 한다. 보리의 식이 섬유인 베타-글루칸은 점성이 크며 소화되지 않는 특성이 있다. 베타-글루칸의 효능으로는 첫째, 혈당과 혈중 콜레스테롤을 감소시키고, 둘째, 대식세포, 티세포, 자연살생세포(natural killer cell) 등에 대해 면역력을 증강시키며 셋째, 항종양 작용을 하는 등의 효능이 있다.

당 지수에 대해 살펴보면 흰쌀은 88 그리고 현미는 56이지만 보리는 22밖에 안 되기 때문에 혈당 상승에 문제를 일으키지 않는 저GI 식품에 속한다. 그렇기 때문에 평소 주식으로 보리를 자주 이용하는 지혜가 필요하다. 또 보리의 용도로 특이한 점은 바로 엿기름인데, 엿기름은 보리에 적당한 습도를 유지해주어 싹을 틔운 것으로 녹말을 당분으로 만드는 효소가 많아 소화를 돕는 역할을 한다. 이 점 때문에 식혜를 만드는 원료로 쓰인다.

⑹ 와일드라이스(wild rice)

와일드라이스는 최근 마트에도 시판 중인데, 가격이 고가이므로 쉽게 접근하기 힘든 품목이다.

이 식품은 각종 영양소가 풍부한데, 특히 베타-글루칸과 같은 수용성 식이 섬유를 비롯해 혈중 콜레스테롤을 조절하고 항암 작용을 하는 식물성 스테롤을 함유하고 있다.

(7) 퀴노아

퀴노아의 효능을 살펴보면 첫째, 퀴노아의 껍질에는 면역력을 강화하고, 항암 작용을 하는 사포닌이 들어 있고, 둘째, 당 지수가 상당히 낮기 때문에 혈당 상승에 부담을 주지 않으며 망간이나 셀레늄과 같은 항산화 작용을 하는 성분이 들어 있다. 퀴노아는 이 외에도 많은 효능이 있는 것으로 알려져 있으므로 평소 혼식용으로 이용하면 건강에 많은 도움이 될 것이다.

(8) 수수

수수는 곡류 중에서 유일하게 타닌(tannin) 성분이 함유되어 있다. 이 타닌은 탄수화물이나 단백질 등과 결합해 장의 소화·흡수를 지연시키므로 혈당을 조절하는 효과가 있다. 또 수수는 비만에도 효과가 있으며, 이상지질혈증에도 효과가 있는 것으로 알려져 있다.

(9) 밀

밀은 통밀이나 통밀가루로 이용하는 것이 건강에 이롭다. 통밀에 풍부한 식이 섬유는 장의 연동 운동을 촉진하여 배변에 도움을 주고, 혈당을 저하시키는 효과도 있으며 포만감을 주기 때문에 비만도 예방해준다. 한편 통밀가루로 만든 통밀빵은 당 지수가 50 정도로 식빵 97, 바게트빵 93, 베이글 75보다는 현저히 낮지만, 이 역시 정제된 원료로 만들었다는 점 때문에 과량 섭취를 삼가야 할 것이다..

(10) 귀리

점성이 크며 소화되지 않는 베타-글루칸(beta-glucan)이라는 식이 섬유가 LDL을 제거한다. 또한 포만감을 느끼게 해 과식을 방지해준다. 나트륨에 길항작용을 갖는 칼륨도 풍부해 고혈압 및 심장병을 예방한다. 섬유질, 단백질,

티아민, 망간, 셀레늄, 인, 마그네슘, 구리, 철분의 함량이 아주 높고 판토텐산과 칼륨의 좋은 공급원이 된다. 베타-글루칸은 보리새싹, 보리, 버섯 등에도 들어 있다.

(11) 메밀

메밀에 함유된 비타민 P의 한 성분인 루틴은 모세혈관을 확장하고, 사포닌은 혈당을 개선하며 섬유질은 노폐물을 제거하는 효능이 있다. 루틴 성분은 또한 고혈압, 동맥 경화증, 궤양성 질환, 폐출혈 등에도 그 효과가 인정되어 있다. 또한 아연, 셀레늄 등의 미네랄이 풍부해서 각종 질환을 예방해준다는 학계의 보고가 있다.

(12) 아마란스(amaranth)

신이 내린 곡물 아마란스의 효능을 보면 (ㄱ) 식물성 스쾰렌, 폴리페놀 등의 성분으로 항암 작용에 기여한다. (ㄴ) 혈중 혈당 수치와 콜레스테롤 수치를 낮춰 당뇨 및 고혈압을 개선한다. (ㄷ) 항산화 작용으로 활성 산소를 제거한다. (ㄹ) 라이신, 사포닌, 타우린 등의 성분이 풍부해 간 기능을 개선한다. (ㅁ) 풍부한 라이신 성분은 면역 기능을 활성화시키고, 스트레스와 피로를 해소한다. (ㅂ) 칼슘, 인, 철분의 성분이 많아 골다공증을 예방하고, 뼈를 튼튼하게 한다.

12장
견과류와 씨앗류

1. 견과류

견과류에는 필수지방산과 비타민 E가 풍부하기 때문에 건강식품으로서 큰 장점이 되지만, 모든 종류의 견과류가 이러한 영양분이 있는 것이 아니다.

즉, 견과류에는 탄수화물이 풍부한 밤, 도토리 등과, 지방이 풍부한 호두, 잣, 아몬드 등으로 나눌 수 있다. 땅콩 같은 경우는 사실상 견과류는 아니지만 편의상 견과류에 포함시키고 있다. 견과류는 칼로리가 높기 때문에 식후에 먹어서는 안 된다. 또한 볶은 것을 먹어서도 안 된다. 영양소가 다 파괴되기 때문에 반드시 생으로 먹어야 한다. 볶아서 소금까지 가미해 놓았으니 더 좋지 않다. 조리할 때 넣거나 빵 만들 때 넣지 말자. 식후에 칼로리가 높은 견과류를 한 움큼씩 먹다가는 머지않아 체중이 늘어나고 말 것이다. 그러므로 엿이나 과자, 감자칩 등을 간식으로 먹지 말고 이 견과류를 먹자. 물론 과일도 간식에 포함된다. 영양 만점인 견과류를 먹고 생활습관병을 만드는 과자류를 먹지 않는 일석이조의 효과를 거둘 수 있다. 견과류와 씨앗의 1일 권장량은 30~60g으로 열량을 계산하면 30g일 경우 175Kcal이고 60g일 경우 350Kcal가 된다.

사실 견과류에는 단백질 외에도 보물창고와도 같은 영양소가 쌓여 있다. 물론 견과류에는 상당한 양의 지방이 들어 있지만, 이들은 대부분 LDL 수치를 낮추고 HDL 수치를 높이는 불포화지방이다. 각각의 견과류에 대해 알아보자.

(1) 호두

호두는 견과류 중에서도 특히 영양가가 높다. 호두 중 60~70%는 지방인데, 이것은 흡수력이 뛰어나고 질이 좋은 지방이다. 이 지방 중 70%는 리놀렌산(오메가-3 지방산)과 리놀레산(오메가-6 지방산)이 주류를 이루는데, 이러한 불포화 지방산은 혈관에 부착한 콜레스테롤을 제거하여 동맥 경화, 고혈압 등 생활습관병을 예방해주는 작용을 한다.

호두 한 쪽의 중량은 2g이고 한 개는 4g이며 1회 섭취량 7g인 세 쪽의 열량은 46칼로리이다. 7g씩 하루 세 번 먹을 경우 약 21g이 된다. 21g은 약 140kcal가 된다. 그러므로 과량 섭취하여 칼로리 과잉이 되지 않도록 주의할 필요가 있다. 호두의 단백질 함량은 육류보다 많고 지질은 불포화 지방산이 많으며 콜레스테롤을 강하하는 필수지방산이 많다. 또한 미네랄과 비타민 B_1이 풍부하게 들어 있어 매일 먹으면 노화를 지연시키는 데 큰 역할을 할 것이다. 껍질을 깐 호두는 산패하기 쉬우므로 잘 살필 필요가 있다.

호두는 호두죽으로 만들어 먹으면 노인들에게는 노화를 지연시킬 수 있는 보양식이 될 뿐 아니라 공부하는 수험생들에게도 좋은 영양식이 될 것이다. 호두의 당 지수는 18이므로 혈당 문제에 별 신경을 쓰지 않아도 될 식품이다.

(2) 아몬드

아몬드 한 개는 1g 정도이고 1회 섭취량은 7개(7g 정도)로 42칼로리이다. 1일 허용량은 약 23g(23알 정도) 정도로 손에 쥐었을 때 한 줌 정도 되는 양이다. 간식으로 엿이나 과자 대신 아몬드를 섭취하면 비만도 관리하고 당뇨도 예방하는 등 건강에 여러 가지 장점이 많다. 아몬드는 당 지수가 25로 혈당 문제에 별 신경을 쓸 필요 없는 저GI 식품이다.

(3) 땅콩

땅콩은 콩의 종류이지 견과류는 아니다. 하지만 일반적으로 견과류에 포함시키고 있다. 땅콩에 풍부한 필수 지방산은 동맥 경화, 심근경색 등 생활습관병의 예방에 탁월한 역할을 한다. 게다가 볶은 땅콩의 갈색 얇은 껍질에는 항산화 작용을 하는 레스베라트롤(resveratrol)이라는 물질이 들어 있다. 이 물질은 땅콩 외에도 포도, 포도주, 오디 등에도 들어 있다. 따라서 땅콩을 먹을 때는 갓 볶은 것과 육안으로 식별하여 갈색의 바깥 껍질의 안쪽이 선명한 흰색일 경우에는 버리지 말고 먹는 것이 좋다. 하지만 혈압이 높은 사람이나 심장병 환자는 삼가야 하고 위장이 약한 사람이나 위장병이 있는 사람은 조금만 먹는 것이 좋다.

또한 저장 상태가 불량한 땅콩에는 검은 곰팡이가 피는 '아플라톡신(aflatoxin)'이라는 발암물질이 생길 수 있으므로 섭취할 때 갈색 껍질을 살필 필요가 있다. 이 물질은 간암 유발의 한 요인이 된다는 사실을 알아야 한다. 그러므로 땅콩을 구입할 때는 가능한 한 최근에 볶은 국산 땅콩을 선택하는 지혜가 필요하다. 즉, 수입산 땅콩은 삼가는 것이 현명한 판단일 수 있다.

땅콩에 함유된 레시틴을 섭취하면 지방간을 예방하는 콜린이 생성된다. 또한 레시틴은 췌장의 인슐린 분비 기능을 촉진시키고 간 기능을 강화해주기도 한다.

하지만 땅콩은 소화 흡수율이 낮아 위장에 부담을 주기 때문에 한꺼번에 절대 과량으로 섭취해서는 안 된다.

땅콩의 당 지수는 20에 불과한 저GI 식품이라 섭취 후 혈당에는 별 문제를 일으키지 않지만 칼로리는 높아서 한줌 정도의 양인 30g에는 170kcal가 함유돼 있다는 점을 간과하지 말아야 한다. 포만감이 낮기 때문에 술안주 등으로 무한정 먹다가는 고열량으로 신체에 큰 부담이 될 수 있다.

(4) 밤

밤에는 특히 비타민 C가 풍부해 각종 질환 예방, 피로 회복, 감기 예방에 좋은 효과가 있다. 밤의 비타민 C는 과일을 제외한 나무열매 중 가장 많이 들어 있다. 밤에는 '양위건비(養胃健脾)'라는 말이 있다. 즉, 위장과 비장의 기능을 강화시켜 소화 불량이나 설사, 구토를 치료한다고 전해지고 있다. 또한 생밤은 알코올을 산화시키는 데 도움을 주기 때문에 술안주로 정평이 나 있다. 밤의 당 지수는 호두, 아몬드, 땅콩과는 달리 60이나 되므로 과량 섭취를 금한다.

(5) 잣

잣의 성분으로는 단백질이 18.6g, 지질이 64.2g, 탄수화물이 10.2g, 칼슘이 13mg, 인이 165mg, 철분이 4.7mg 등이 함유돼 있다.

잣은 성분에서 알 수 있듯이 인이 많고 칼슘이 적어 산성식품이기 때문에 잣을 먹을 때 해조류 등과 같은 알칼리성 성분을 섭취해야 효과를 낼 수 있다. 지질 성분으로는 올레산, 리놀레산, 리놀렌산 등과 같은 불포화지방산으로 구성되어 있기 때문에 혈중 콜레스테롤을 낮춰주는 것으로 알려져 있다. 또한 잣에는 감마−리놀렌산이라는 성분이 들어 있는데 이 성분은 혈액을 정화해주고 체내에 남아 있는 칼로리를 소모시켜주기 때문에 위나 장의 부담을 덜어준다.

특히 고지방 영양 식품인 잣은 성장 발육을 돕고 체력 증진에 효과가 있어 어린이의 간식이나 환자의 영양식으로 안성맞춤이다. 또한 뇌 세포의 구성 성분 중 하나인 필수지방산이 상당량 함유돼 있어 두뇌 발달 촉진에 탁월하므로 수험생에게도 좋은 영향을 미친다. 특히 잣죽은 좋은 보양식이 될 것이다. 잣의 1일 권장량은 20알 정도 되는 것으로 알려져 있다. 이보다 약간 더 먹어도 되지만 칼로리가 높기 때문에 주의가 요망된다.

(6) 은행

은행에는 징코플라톤이라는 성분이 들어 있는데, 이 물질은 혈액 순환을 개선해주고 혈전을 없애주며 혈액을 맑게 하는 효능이 있는 것으로 알려져 있다.

은행 특유의 성분은 청산 배당체로서 독성이 강하지만 100g 중 청산이 50mg 미만인 것은 별 문제가 없는 것으로 알려지고 있다. 청산은 맹독성 물질로서 중추 신경의 자극과 마비를 일으키고, 혈중 산화 및 환원 작용을 상실시켜 순식간에 목숨을 앗아간다. 그러나 굽거나 가열해서 익히면 독성이 줄어들기 때문에 적정량(성인은 1일 5~10알, 어린이는 3알 이내)을 섭취하면 천식, 가래, 호흡기 질환, 폐 질환, 불면증, 탈모, 혈압 강하, 피부병, 현기증, 혈액 순환 등에 효과를 볼 수 있다. 하지만 적정량 이상으로 과다 섭취할 경우 발열, 구토, 어지럼증 등을 유발할 수 있으므로 주의한다.

또 은행의 효능을 확인하려면 은행잎 추출물(gingko biloba)을 복용하는 것인데, 이 물질에는 항염, 항암 등 항산화 작용을 하는 플라본올(flavonol) 배당체가 함유돼 있다. 그 효능으로는 뇌의 혈액 순환을 향상시키고 산소와 영양분을 증가시켜 치매를 예방·치료해주며, 심근경색에도 도움을 주는 것으로 알려져 있다. 또 어지럼증 개선, 두뇌 건강, 기억력 증진, 혈전 용해 등의 효능도 있다.

(7) 피스타치오

칼로리가 낮으며 폐암 예방과 면역력 강화에 효과가 있다.

(8) 피칸

견과류 중 비타민 E가 가장 풍부해 노화를 예방하고 항암 등 각종 질환을 예방해준다.

(9) 캐슈너트

기억력 및 집중력 향상, 근골계, 면역계에도 도움이 된다.

(10) 헤이즐너트

치매와 백내장을 예방해주는 것으로 알려져 있다.

견과류가 심장과 혈관에 미치는 영향

호두 등에 함유된 알파-리놀렌산(ALA)이라고 불리는 오메가-3-지방산은 혈전을 예방하고, 부정맥이라 불리는 불규칙한 심장 박동을 감소시키는 것으로 알려진다. 또 견과류에는 아르지닌이 다량 함유돼 있는데, 이 아미노산은 산화질소라는 아주 중요한 분자를 만드는 데 필요하다. 산화질소는 수축된 혈관을 이완시키며 혈행을 용이하게 한다. 이 물질은 또한 혈액을 덜 끈적이게 하고 혈중의 혈전을 막아준다. 이 외에도 견과류에는 비타민 E, 엽산, 칼륨, 섬유질 및 다른 식물영양소도 들어 있다.

2. 씨앗류

(1) 호박씨

호박씨에는 칼슘과 인, 각종 비타민 그리고 머리를 좋게 해주는 레시틴과 필수아미노산이 함유돼 있다. 또 호박씨에는 오메가-3 지방산, 아연, 철분이 풍부하다. 호박씨 깐다는 말이 있다. 호박씨에 함유된 여러 가지 좋은 성분을 먹고 모사를 꾸민다는 얘긴데, 모사꾼 취급을 하며 약은꾀로 일을 도모하는 자를 일컬었다. 하지만 오늘날 이 호박씨는 남성의 전립선 기능을 원활하게 하는 베타-시토스테롤(beta-sitosterol)이 함유돼 있는 것으로 밝혀지면서 이제는 모사의 역할을 하는 차원이 아니고 남성의 신체 기능을 활성화시키는 성분으로 각광을 받게 된 것이다. 즉, 그 용도가 바뀐 것이다. 현대 사회의 호박씨 문제는, 호박씨 먹고 모사를 꾸미는 차원이 아니라, 노화하는 전립선의 기능을 높여보겠다는 차원에서 호박씨를 먹는 것이 되었다. 베타-시토스테롤은 현재 유럽에서 전립선 치료제로 이용되고 있다. 또 호박씨에 함유된 풍부한 아연 성분은 혈당을 강하하는 데도 그 일익을 담당하고 있다.

(2) 해바라기씨

해바라기씨에는 산화질소(NO)를 방출하여 혈관을 확장해주는 아르지닌이 풍부하게 함유돼 있으며, 칼슘, 칼륨, 철분 등의 미네랄과 비타민 B 복합체가 풍부하게 함유돼 있어 고혈압과 신경과민에 효과가 좋은 것으로 알려져 있다. 또한 비타민 E, 셀레늄 등이 풍부하다.

(3) 아마인[아마씨]

아마인에는 리그난과 오메가-3 지방산과 같은 2가지 항암 성분이 포함돼 있다. 이 중 리그난은 유방암, 자궁암, 대장암, 전립선 비대증을 예방하는 것으로 알려져 있다. 그리고 오메가-3 지방산은 동맥 경화증, 류머티즘 관절염 등의 염증성 질환 발생을 억제하는 것으로 밝혀졌다.

(4) 치아씨

오메가-3 지방산이 풍부하고 항산화 효과도 탁월하다. 혈당 상승도 막을 수 있으므로 하루 두 번 약 20g을 섭취하면 효과를 볼 수 있다고 한다.

(5) 바질씨드

최근 다이어트 돌풍을 몰고 있는 허브류의 씨앗이다. 수분을 흡수해 약 30배 정도로 팽창하므로 포만감을 느낄 수 있다.

(6) 참깨

참깨의 주성분은 지질과 단백질이다. 지질로는 리놀렌산, 리놀레산, 올레인산 등의 불포화지방산으로 구성되어 있고, 참깨 특유의 항산화 물질인 리그난(lignan)도 들어 있다.

참깨의 단백질은 주로 글로불린(globulin)인데, 그 구성 아미노산으로 볼 때 동물성 단백질에 비해서도 결코 뒤지지 않는 가장 우수한 것에 속한다.

(7) 흑호마[검은 참깨]

검은 참깨에는 안토사이아닌뿐 아니라 강력한 항산화 작용을 하는 리그난(lignan) 성분인 세사몰린(sesamolin)을 함유하고 있어서 시력을 보호하고 항산화 작용도 한다. 또 검은 참깨에 함유된 레시틴은 뇌 세포의 주요한 구성 성분이다. 이 레시틴은 신경 전달 물질인 아세틸콜린으로 전환되어 뇌와 신경 간의 연결을 원활하게 해주어 뇌의 인지력을 향상시켜준다. 그러므로 검은 참깨를 꾸준히 먹으면 집중력과 학습 능력을 향상시킬 수 있다. 평소 식사 때 밥에 뿌려서 먹으면 조혈 작용도 하고 행혈(行血) 작용도 해 건강에 도움을 준다. 또 검은 참깨의 단백질은 머리카락의 주성분인 케라틴(keratin)의 원료로 두피에 영향을 주어 머리카락이 빠지는 것을 방지해준다. 즉, 두피를 보호해주는 것이다. 따라서 검은 참깨를 상식하면 건강에 큰 도움이 될 것이다.

(8) 들깨

들깨의 주성분은 리놀렌산(오메가-3 자방산)이 54%, 리놀레산(오메가-6 지방산)이 13%, 올레인산(오메가-9 지방산)이 19% 함유돼 있어 리놀렌산, 즉 오메가-3 지방산이 주류를 이루고 있다. 들깨는 그야말로 오메가-3 지방산의 보고(寶庫)나 다름없다. 들깨를 상식하지 않을 이유가 없다. 중금속에 오염된 생선의 오메가-3 지방산보다 차라리 들깨를 먹자. 그리고 보충제를 대신해서도 들깨를 먹자. 얼마나 안전하고 좋은가. 들깨에 함유된 알파—리놀렌산이 체내에서 EPA와 DHA로 전환되기 때문이다. 오메가—3 지방산의 종류에는 알파—리놀렌산, EPA, DHA가 있는데, 알파—리놀렌산은 들깨, 견과류 그리고 케일, 시금치, 브로콜리와 같은 진녹색 채소 그리고 해조류 등에 들어 있다.

특히 리놀렌산은 들깨의 항암 작용에 있어 중요한 역할을 하는 성분으로 항돌연변이 효과와 암세포 증식 억제 등의 효과가 있다.

들깨는 항암 효과가 상당히 탁월한 식품이므로 상시 섭취하는 습관을 들인다면 건강 유지에 상당한 효과가 있을 것이다.

하지만 들깨는 들기름과는 다르다는 점에 유의할 필요가 있다. 들기름이 암 등 생활습관병에 탁월하다고는 하나 어디까지나 섬유질이 전혀 없는 순수 기름이란 점을 간과해서는 안 된다. 이것은 참깨와 참기름, 포도씨와 포도씨유, 땅콩과 땅콩기름, 호두와 호두기름, 해바라기씨와 해바리기씨기름 등과 서로 다르듯이 들깨와 들기름은 서로 다른 것이다.

들기름은 들깨를 가공한 가공식품인 것이다. 기름을 추출할 때 대부분의 미량 영양소는 찌꺼기와 함께 폐기되므로 실제 남은 영양소는 소량에 불과한 것이다. 즉, 들기름에는 섬유질이 없기 때문에 섭취하는 즉시 빠르게 체내에 흡수되어 체지방으로 저장된다는 점을 상기해야 한다. 게다가 들기름은 참기름과 달라서 산화 속도가 빠르기 때문에 소량씩 구입해서 제때에 소비하는 것이 좋다. 하지만 통들깨를 섭취하면 함유된 기름과 섬유질이 결합하여 기름의 흡수가 제한되고, 체내의 나쁜 기름도 일부 배출시키게 되는 것이다. 따라서 1일 권장량만 지킨다면 살찔 염려를 전혀 하지 않아도 된다.

들깨를 섭취할 때는 생들깨를 분말화하여 섭취하거나 국 등에 넣어도 되지만, 살짝만 볶아 분말화하여 국, 나물용에 넣거나 그냥 분말을 섭취하면 건강에 좋은 영향을 주므로 수시로 섭취할 필요가 있다.

13장
해조류

김, 미역, 다시마, 톳, 청각, 파래, 한천과 같은 해조류에는 단백질, 칼슘, 인, 요오드가 풍부하게 들어 있다. 특히 주목할 만한 성분인 요오드는 심장, 혈관 활동, 체온과 땀의 조절, 신진대사를 증진시키는 작용을 하는 갑상샘 호르몬인 티록신을 형성하는 데 필수적인 성분이다.

또한 해조류는 장운동의 활성화를 도와 통변에 좋으며 비타민 C도 풍부하게 들어 있어 채소가 부족할 경우 좋은 공급원이 된다.

해조류는 육지에서 인공적으로 재배하는 채소류와는 달리 농약이나 화학비료를 쓰지 않으므로 오염이 되지 않았을 뿐 아니라 채소에 비해 영양상의 가치도 우수하다.

장수하는 사람들은 해조류를 상식하는 것으로 잘 알려져 있다. 해조류는 알칼리성이 강하므로 평소 육식을 주로 하여 체질이 산성화된 사람들이 자주 섭취하면 체액을 약알칼리성으로 개선할 수 있다.

미역의 알칼리도는 15.60이고 다시마는 14.40인데, 이것은 사과의 8.70, 양배추의 5.40, 귤의 1.00보다 월등히 강한 것으로 나타나고 있다.

해조류에는 양질의 섬유질이 풍부하여 장내 유익균의 번식을 도우며 체내의 콜레스테롤과 지방질, 중금속류를 체외로 배설시키는 동시에 장내의 흡수를 방지한다. 또 포도당이 장내에서 흡수되는 속도를 완만하게 함으로써 혈당의 급상승을 막아줘 고혈당과 당뇨병을 미연에 방지해준다.

해조류에는 특히 요오드가 많다. 이 물질은 살균 작용을 하는 동시에 혈액을 정화해주기도 한다. 요오드는 갑상샘 호르몬을 만드는 데 필요한 성분인데, 갑상샘 호르몬인 티록신(thyroxine)은 심장과 혈관의 활동을 원활하게 하고, 체온과 땀의 분비를 조절하며 신진대사를 증진시킨다.

미역과 다시마에 들어 있는 끈적끈적한 성분인 알긴산은 변통을 원활하게 해준다. 이 알긴산은 흡수가 되지 않는 물질이므로 이것과 함께 혈압을 상승시키는 나트륨을 체외로 배출시키는 효과가 있다.

또한 미역과 다시마에는 라미닌이라는 염기성 아미노산이 들어 있는데, 이 물질은 혈압을 강하해주는 작용이 있다.

그런데 우리가 일반적으로 비타민 U가 많이 함유된 식품을 양배추로 알고 있지만 파래나 김과 같은 해조류는 양배추보다 무려 70배나 많은 비타민 U를 함유하고 있다고 하므로 평소 위궤양, 십이지장궤양 등에 문제가 있을 경우 김과 파래를 상식하면 상당한 도움이 될 것이다.

(1) 미역

미역은 예로부터 피를 만들어주기도 하고 피를 깨끗하게 하여 준다고 했다. 임산부의 몸이 붓는 현상은 갑상샘 호르몬의 상당량이 태아에게 공급되기 때문에 나타나는 생리적 작용인 것이다.

즉, 갑상샘의 활동 증가로 요오드를 많이 필요로 하기 때문이다. 그러므로 임신 중이나 산후에 미역국을 먹는 것은 과학적 근거가 충분하다고 할 수 있다. 선인들의 지혜에 놀라지 않을 수 없다. 지금도 선인들의 지혜가 이어지고 있으니 후손인 우리는 얼마나 행복한가.

인체가 하루에 필요로 하는 요오드의 양은 0.1mg인데, 미역국 한 그릇의 평균적 미역의 양은 12g이므로 계산해보면 7mg의 요오드를 먹는 셈이 된다. 그러므로 이 양은 70일 간 인체가 필요로 하는 양이 되는 것이다.

미역은 요오드 외에도 단백질, 지질, 탄수화물, 섬유질, 칼슘, 칼륨, 나트륨, 동, 인, 망간, 아연, 크롬, 몰리브덴, 셀레늄, 마그네슘, 유황 등 다양한 영양소가 들어 있으므로 평소 미역국 외에 미역무침, 미역볶음, 미역쌈, 미역냉국 등으로 섭취하면 건강에 많은 도움을 얻을 수 있을 것이다.

또 미역에는 식물성 EPA가 미역 100g당 186mg 들어 있다. 따라서 평소 미역을 자주 섭취하면 인체에 꼭 필요한 EPA까지 흡수할 수 있는 것이다. EPA의 1일 최소 요구량은 650mg이다.

그런데 최근 학계의 연구 결과에 따르면 미역의 추출물에는 '푸코이단(fucoidan)'이란 성분이 들어 있어서 항종양, 항돌연변이 활성이 있다고 보고되고 있다.

푸코이단이란 미역 등의 포자엽에 극소량 존재하는 물질로서 인체의 생리활성에 관여하는 핵심적 물질이다. 즉, 미역과 다시마와 같은 해조류의 표면에는 끈적끈적한 점액질이 있는데, 이 물질은 뜨거운 햇볕, 거친 파도, 험한 바위 등으로부터 스스로를 보호하기 위해 해조류가 만들어내는 물질이다. 이 물질은, 식물이 곤충이나 자외선이나 열악한 환경에서 스스로를 보호하기 위해 생산하는 식물영양소와도 같은 원리인 것이다. 사실 미역과 같은 해조류를 추출한 제품에는 푸코이단이란 성분이 극소량 존재하지만, 인체는 그것을 분해할 수 있는 효소가 없기 때문에 인체에 흡수가 되지 않는 것으로 알려져 있다. 학계의 연구를 통해 알려진 결과를 보면, 우리가 일반적으로 쉽게 미역이나 다시마를 먹는 것보다 그로부터 추출한 푸코이단을 직접 먹는 것이 훨씬 더 탁월한 효과가 나타난다는 것이다.

푸코이단의 효과로 알려진 내용에 대해 요약하면 다음과 같다.

※ 푸코이단의 효과

　ㄱ) 항종양 효과 및 암의 전이 방지 효과

　ㄴ) 세포자살(apoptosis) 유도

　ㄷ) 신생 혈관 억제

　ㄹ) 면역력 증강

　ㅁ) 항암제의 의한 부작용(골수 억제, 소화기 증상, 탈모)의 경감

　ㅂ) 위궤양 개선 효과 및 위벽의 유해균 증식 억제 효과

　ㅅ) 혈액 순환 증진

(2) 다시마

다시마의 대표적 성분은 불용성 다당류인 알긴산(alginic acid)이다. 미끈미끈한 성분인 알긴산은 간에서 콜레스테롤이 합성되는 것을 방해해 고혈압이나 동맥 경화를 예방한다.

알긴산은 장으로 들어가서 콜레스테롤이나 염분과 결합해 변으로 배설시킬 뿐 아니라 몸속에서 수분을 흡수해 최대 200배까지 팽창함으로써 변의 양을 늘리게 한다. 그 결과 섭취한 음식물이나 장내에서 만들어진 발암물질이 배설되어 대장암이나 직장암을 예방한다.

다시마의 식이 섬유는 포도당이 혈액에 유입되는 것을 지연시키고 당질의 소화 · 흡수를 도와 혈당을 강하해준다.

식사 때마다 다시마를 섭취하면 체중을 감량하는 데 특별한 효과가 나타나고, 소화 불량, 변비에도 효과가 좋으며 당뇨와 고혈압을 개선하는 데도 효과가 좋은 것으로 알려지고 있다. 다시마에 함유돼 있는 풍부한 섬유질은 음식물이 소장에서 흡수되는 속도를 늦춰줘 각종 생활습관병을 예방해준다.

(3) 함초

함초는 최근에 그에 따른 각종 효능이 알려지면서 인기가 높아지고 있다. 함초는 소금을 대체할 수 있는 물질로 감칠맛을 내는 글루타민산이 그 속에 포함되어 있다. 그러므로 함초를 음식에 넣으면 다른 조미료를 넣지 않아도 감칠맛을 느낄 수 있다. 함초는 전 세계의 갯벌에서 자생하는 식물로 우리나라에서는 황해와 남해의 갯벌에서 서식한다. 함초에는 나트륨, 칼슘, 칼륨, 마그네슘, 아연, 철분, 나이아신, 엽산, 비타민 B, 비타민 C, 섬유질, 콜린, 베타인 등이 함유되어 있어 각종 생활습관병의 예방에 좋다. 말려서 가루로 만들기도 하고 생함초를 먹기도 한다. 또한 생함초를 우려낸 물을 마시면 건강에 아주 좋다고 한다.

(4) 김

김은 단백질과 비타민이 풍부하여 겨울에 비타민의 급원으로 중요한 역할을 한다.

김의 품질은 빛깔이 검고 광택이 나며 향기가 높고 불에 구우면 청록색을 띠는 것을 최상품으로 친다.

(5) 파래

파래는 검정 김보다 칼슘이 1.8배, 칼륨이 6.5배나 더 많다.

파래에는 철분도 많아 하루에 20g 정도만 먹어도 하루 권장량인 10~12mg을 충족시키기 때문에 성장기 아동이나 빈혈 환자에게 도움이 된다.

파래와 검정 김 중 어느 것을 선택할지 고민이 생길 수도 있는데, 영양 성분을 보면 파래가 우수한 것도 있고 검정 김이 우수한 것이 있으므로 가장 이상적인 것은 둘 다 섞인 '파래김'을 선택하면 좋을 것이다.

또 파래에는 비타민 U(항궤양 비타민)가 양배추의 70배나 들어 있다고 한다.

그 외에도 파래에는 폴리페놀 성분이 풍부해 항산화 작용을 하므로 각종 세균의 활동이 억제되고 치주염도 예방해준다. 또 메틸메싸이오닌 성분은 폐 점막을 보호하며, 간 기능 회복 효과도 있어 과음하는 사람의 알코올 분해를 도와준다.

(6) 녹미채[톳]

톳은 식이 섬유가 풍부하므로 혈액을 정화해 동맥 경화를 예방하고, 콜레스테롤을 배출하여 이상지질혈증을 예방하며 장의 연동 운동으로 독성 물질을 신속히 배출해 대장암을 예방해주기도 한다. 또 칼슘이 풍부해 골다공증을 예방해주기도 하고, 요오드 성분은 갑상선 기능을 높이는 데 도움을 준다.

(7) 한천[우무]

우뭇가사리 따위의 홍조류에서 얻는 점성이 큰 다당류로서 섭씨 80도 이상에서 녹고 섭씨 35도에서 굳어 젤이 된다. 우무의 주성분에는 아가로스(agarose)와 아가로펙틴(agaropectin)이 있는데 각각 70%와 30%로 구성되어 있다.

한천은 100g 중 식이 섬유가 80% 이상이나 들어 있는데, 이는 식품 중 단연 최고로 많이 함유된 양이다.

한천은 각종 생활습관병의 예방에 탁월한 것으로 알려져 있다.

14장
육류

　건강 때문에 육류를 먹는가, 그건 아닐 것이다. 입맛 때문에, 즉 고기를 먹는 맛 때문에 고기를 먹는 것이다. 반드시 금지할 필요는 없지만 그래도 먹고 싶다면 껍질을 벗긴 가금류나 생선을 선택하는 것이 현명할 것이다. 그러나 고기를 먹어야 힘이 난다고 하는 반론도 만만찮을 것이다. 그 말은 사실일 수도 있지만 소나 말은 육식을 하지 않고 풀만 먹어도 얼마든지 힘을 발휘한다는 사실을 상기해보자.

　스웨덴의 과학자들은 매우 흥미로운 실험 결과를 발표한 적이 있다. 즉, 9명의 운동선수들에게 계속해서 자전거 페달을 돌리게 하는 실험을 했는데, 첫 3일 동안 선수들에게 채소, 과일, 고기, 곡류 등 혼합식을 먹게 하였다. 그 후 이 선수들은 평균 114분 동안 그 페달을 돌렸다.

　그 다음 3일간은 그 선수들에게 고기, 생선, 달걀 등 고지방, 고단백 식사를 주었다. 그 결과 평균 57분 동안 페달을 돌린 후 모두 지쳐 쓰러지고 말았다. 이제 마지막 실험으로 3일 동안 곡류, 견과류, 채소, 과일 등 채식을 먹였다. 그 결과 평균 167분간이나 페달을 돌릴 수 있었던 것이다. 이것은 고지방, 고단백 식사를 했을 때보다 무려 3배에 해당하는 힘을 낼 수 있었던 것이다. 채식을 해도 얼마든지 힘을 낼 수 있다는 사실이 여실히 입증된 것이다. 이와 같이 가끔 맛있는 육식을 즐겨도 되겠지만 건강에 좋은 채식을 생활화하는 식습관을 길러나가는 것이 병 없이 살 수 있는 첩경임을 인식해야 할 것이다.

(1) 쇠고기

우리가 일반적으로 포화지방이 가장 적을 것이라고 알고 있는 쇠고기는 실제로 돼지고기, 닭고기, 오리고기에 비해 제일 많다. 이 포화지방은 혈중 콜레스테롤을 높이고 암, 비만의 원인이 되기 때문에 삼가는 것이 좋다. 단백질의 함량을 비교해보면 쇠고기는 오징어의 1/3, 콩의 1/2도 안 된다. 또한 붉은색 또한 문제다. 붉은 고기와 가금류에는 비교적 많은 양의 메싸이오닌이 들어 있다는 사실을 상기할 필요가 있다. 이 아미노산은 체내에서 호모시스테인이란 독성 물질로 전환될 수 있는데, 이 때문에 육류를 많이 섭취하지 말아야 한다는 것이다. 호모시스테인의 수치가 높은 사람은 붉은 고기, 칠면조, 닭과 같은 메싸이오닌이 많이 들어 있는 음식을 적게 먹고 생선, 채소, 과일을 많이 섭취해야 한다.

그런데 우리가 일반적인 습관으로 쇠고기에 포함된 단백질을 섭취하겠다고 쇠고기를 선택하지만 쇠고기의 단백질을 과잉 섭취할 경우 지방도 과잉 섭취하게 된다는 것을 상기할 필요가 있다. 그러므로 문제가 있는 쇠고기를 먹는 대신 식감이 틀리긴 하나 대두, 특히 검은콩을 선택하면 좋을 것이다.

(2) 돼지고기

기름기를 뺀 살코기나 수육 형태로 먹어야 한다. 돼지고기에는 특히 티아민(thiamin, 비타민 B_1)이 쇠고기의 약 10배 정도 들어 있다.

(3) 닭고기

닭고기를 선택할 때는 유기농 닭을 선택하는 지혜가 필요하다. 유기농 닭이란 유기농으로 재배한 사료를 먹이고, 성장 촉진제나 항생제 없이 키운 닭을 말한다.

하지만 우리가 시중에서 구입하게 되는 닭은 대체로 '닭 공장'에서 키운 닭이다. 어마어마한 수의 닭을 대규모의 우리 안에 움직일 수도 없을 정도로 빽빽하게 가둬놓은 채 성장 촉진제나 항생제 등을 주입한다. 건강에 좋을 리가 없다. 그러므로 이런 닭들을 항상 조심해야 한다. 따라서 닭을 구입할 때는 믿을 수 있는 생산자에게서 항생제 등을 사용하지 않고 사육한 것을 구입하는 것이 바람직하다. 물론 쇠고기나 돼지고기도 믿을 수 있는 생산자에게서 구입하는 것이 현명하다.

※ 달걀 (유기 축산물 인증을 받은 것)

달걀에는 가히 완전식품이라고 할 정도로 각종 영양소가 듬뿍 들어 있다.

그런데 우리가 일반적으로 알고 있듯이 달걀은 콜레스테롤을 높여주기 때문에 좋지 않다는 것이다. 하지만 달걀에는 레시틴이란 물질이 함유돼 있어 콜레스테롤이 인체에 흡수되는 것을 방지해준다. 그러므로 콜레스테롤 때문에 불안해 할 필요는 없는 것이다. 게다가 레시틴이란 성분은 뇌 발달과 치매 예방에도 효과가 있는 것으로 알려져 있다. 과유불급이란 말이 있다. 무엇이든 몸에 좋다고 많이 먹으면 오히려 안 먹는 것만 못하기 때문에 하루에 1~2개 정도는 무난할 것이다.

달걀을 선택할 때는 항생제, 성장 촉진제, 여성 호르몬제, 착색제와 같은 물질이 함유되지 않은 것으로 구입하는 지혜도 필요하다. 그런데 많은 양계장에서는 성장 촉진제, 여성 호르몬제, 항생제, 착색제를 사용해 닭을 효율적으로 성장시키고 있는데, 이들 약제는 닭의 체내에서 농축되어 그대로 달걀로 전해진다. 이런 달걀을 먹을 경우 우리 인체가 영향을 받지 않을 수가 없는 것이다. 항생제는 태아의 치아와 뼈의 발육을 억제하고, 성장 촉진제는 태아를 지나치게 성장시켜 난산의 위험을 유발할 수 있으며 여성 호르몬제는 유방을 크게 만드는 등의 부작용이 나타날 위험성이 있는 것이다. 또 사료에 착색제를 섞어서 달걀의 노른자위를 더 선명하게 하는 경우가 있지만 그런 달걀이 건강에 좋을 리 없으므로 유심히 살펴야 할 것이다. 그러므로 반드시 축산물 인증 마크가 부착된 것을 구입해야 한다. 달걀의 효능은 다음과 같다.

(ㄱ) 달걀의 노른자위에는 루테인의 이성체인 제아잔틴를 비롯해 레시틴, 콜린이 풍부하게 함유돼 있어 성장기 아이들의 두뇌 발달에 좋으며 수험생에게도 도움을 준다.

(ㄴ) 또 루테인이라는 성분도 들어 있어 자외선 흡수, 눈부심 개선, 백내장 예방 등 항산화 작용으로 인해 눈의 건강에 도움이 된다.

(ㄷ) 달걀의 흰자에는 라이소자임(lysozyme)이라는 성분이 들어 있어 면역력을 향상시켜준다.

(ㄹ) 또 달걀에는 DHA, 아라키돈산, 엽산, 철분, 비타민 등이 풍부해 임산부와 태아의 건강에 도움을 준다.

(ㅁ) 달걀에 함유된 레시틴과 콜린 성분은 치매를 예방해주기도 한다.

(4) 오리고기

오리고기에 함유된 불포화 지방산은 쇠고기 56.7%, 돼지고기 58.7%, 닭고기 63%보다 다소 높아 65.1% 정도나 된다. 하지만 오리고기에는 쇠고기 41.2%, 돼지고기 40.4%, 닭고기 35.6%보다는 낮지만 34.3%나 되는 포화지방이 들어 있다는 점을 결코 간과해서는 안 된다.

15장
어패류

(1) 연어

　연어에 풍부하게 함유된 오메가-3 지방산은 혈중 콜레스테롤 수치를 낮추고 동맥 경화를 예방해주며 심장병도 예방한다. 또한 알츠하이머병과 같은 노인성 질환은 물론 고혈압도 예방한다. 더불어 면역 기능을 강화하고 두뇌 활동을 원활하게 해준다. '아스타잔틴(astaxanthin)'이라는 성분은 주로 자연계에 분포돼 있는데 새우나 가재 등의 갑각류, 연어, 송어 등의 주요 색소다. 특히 알래스카의 야생 홍연어의 붉은색 살에 포함된 '아스타잔틴'은 '조효소 Q10'의 150배에 달하는 항산화 능력을 가지고 있으며, 비타민 E의 550배나 되는 항산화 능력을 가지고 있어 '슈퍼 비타민 E'라는 별명이 붙을 정도라고 한다. 또한 '아스타잔틴'은 비타민 C의 6000배나 되는 항산화 기능이 있다고 한다.

　또 연어에 들어 있는 오메가-3 지방산은 인슐린 분비량에 영향을 끼치기 때문에 당뇨 예방을 위해 섭취하면 좋다.

　그 외에도 비타민 D가 다량 함유돼 있어 평소 영양식으로도 손색이 없다.

　하지만 양식장에서 키운 연어는 야생 연어의 섭생과는 달리 옥수수가루를 먹고 생육하기 때문에 EPA와 DHA의 함량이 훨씬 더 적다는 사실을 알아야 한다.

(2) 고등어

고등어에는 EPA(에이코사펜타엔산, eicosapentaenoic acid)와 DHA(도코사헥사엔산, docosahexaenoic acid)와 같은 오메가-3 지방산이 풍부해 혈액 순환을 원활히 함으로써 동맥 경화와 뇌졸중을 예방해주고, 또 뇌 기능을 향상시켜줌으로써 기억력 향상, 노인들의 치매 예방, 학생들의 학습 효과에도 좋은 영향을 준다.

이러한 두 성분은 암을 억제하는 것으로도 밝혀졌는데, EPA의 암 억제 작용은 암의 증식, 전이, 말기의 각 단계에 영향을 미치고, 또 DHA는 대장암에 대해 억제하는 효과가 있는 것으로 확인되었다.

또 고등어에는 단백질, 지방, 칼슘, 철을 비롯해 비타민 A, B, C, D가 고루 들어 있어 영양 만점인 식품이며 가격까지 저렴해 자주 섭취하면 건강에 좋을 것이다. 다만 한 가지 흠이 있다면 그것은 고등어에 축적된 수은이 인체에 유입될 수 있다는 점이다.

이 수은 오염의 원인은 석탄을 태울 때 공장의 굴뚝에서 내뿜는 수은이 바람에 날려 바다에 떨어진 것인데, 물속의 박테리아가 수은을 맹독성 물질인 메틸수은으로 변환시키고, 이 물질은 물고기 안으로 침투하게 되는 것이다. 그런데 큰 물고기일수록 이 독성 물질의 함량이 많다. 그것은 큰 물고기가 작은 물고기를 잡아먹기 때문에 그만큼 축적량이 많아진 것이다. 고등어 역시 이 수은 오염의 한계를 벗어나지 못한다. 그러므로 매일이라든가 자주 먹는 것을 지양하고 간혹 먹는 방향으로 나가는 것이 좋디. 오메가-3 지방산 섭취 때문이라면 차라리 전혀 오염이 없는 들깨를 매일 섭취하는 것이 좋을 것이다. 이 들깨는 분말화한 것이 유통되고 있으므로 그냥 섭취해도 되고 국을 끓일 경우 넣으면 그 맛이 일품이다. 그러나 들기름은 참기름과 달라서 장기간 보존이 불가능하고, 들깨를 짜서 만든 기름이므로 성분 함량도 들깨와는 비교할 수 없을 정도로 많으므로 가끔 무침용으로 사용하면 될 것이다.

그런데 여기서 한 가지 유의해야 할 점이 있다면, 고등어는 신선도가 떨어지면 히스타민(histamine)이 작용하여 알레르기를 유발할 수 있으므로 회로 먹지 않는 게 좋은 것으로 알려져 있다.

(3) 상기한 어류 외 참치·꽁치·정어리 등과 같은 등푸른 생선

이러한 생선류 역시 함량에는 다소 차이가 있지만 오메가-3 지방산이 풍부하게 함유돼 있는데, 고등어에서 설명한 효과와 동등한 것으로 알려진다.

※ 생선별 오메가-3 지방산 함량 비교

생선 종류	오메가-3 함량
연어	1,280~2,150
정어리	1,150~2,000
고등어	400~1,850
참치	280~1,510

단위: mg/100g

(4) 오징어

오징어에 함유된 단백질은 우리가 쉽게 접하는 쇠고기보다 무려 3배나 더 많다. 게다가 칼로리도 1인분 200g에 174kcal로 낮다.

오징어는 간 기능을 돕고 간을 해독하여 혈액을 정화하는 효과가 있다. 오징어에는 불포화지방산, 비타민, 인, 칼슘, 철분도 함유하고 있어 콜레스테롤과 혈압을 낮춰준다. 또 오징어 껍질에는 타우린이란 아미노산이 들어 있는데, 이 성분은 콜레스테롤을 감소시켜 각종 혈관성 질환을 예방해주고 뇌의 발달에도 도움을 주며 간 기능 회복과 피로 회복에 탁월한 효과가 있다. 또한 몸에 유익한 HDL 콜레스테롤을 늘리는 영양소 밝혀져 최근에 주목받고 있는 성분이기도 하다. 그런데 우리가 일반적으로 알고 있듯이 오징어는 콜레스테

롤을 높이므로 먹어서는 안 된다는 것이다. 그러나 최근에 새로운 계측법으로 측정해본 결과 그 수치가 반으로 감소되었다. 오히려 오징어에 함유된 풍부한 타우린이 심장과 간장의 기능을 높여 각종 생활습관병을 개선하는 효과가 있다는 사실이 밝혀져 주목을 받고 있다.

하지만 오징어에는 인산의 함량이 지나치게 많아 산성식품이므로 섭취 시 채소를 곁들어 먹어야 한다. 또한 위산 과다증, 소화 불량, 위궤양, 십이지장 궤양이 있는 사람은 삼가는 것이 좋은 것으로 알려져 있다.

(5) 문어

문어는 저지방, 저에너지 식품이기 때문에 양질의 단백질을 보충하고자 할 때 좋은 식품이다.

문어에는 타우린이란 아미노산 성분이 풍부한데, 이 성분은 간장의 해독 능력을 높여 혈중 콜레스테롤 수치를 낮추고 혈압을 정상화하는 작용을 한다. 또한 아연도 풍부하게 들어 있는데, 이는 체내에 존재하는 독성 물질을 배출하고, 비타민 A의 흡수를 돕는 것으로 알려져 있다.

(6) 해삼

해삼에는 사포닌 성분이 들어 있다. 피부의 노화를 방지하고, 칼슘과 철분은 뼈와 치아를 건강하게 해준다. 그런데 해삼을 말리면 유효 성분이 크게 증가하므로 혹시 해삼을 먹더라도 건해삼을 먹는 것이 좋다.

(7) 굴

'바다의 우유'라고 일컫는 굴은 탄수화물, 단백질, 지방은 물론 비타민과 미네랄 등이 아주 풍부하게 들어 있다. 이런 영양소 중에서 특히 많이 함유된 성분이 철, 구리, 아연, 망간, 인 등의 미네랄 성분이다. 이 중 아연은 바터만 C

와 함께 세포의 결합 조직인 콜라겐의 합성에 관여하여 피부의 신진대사를 활발하게 할 뿐 아니라 혈관을 강화하여 동맥 경화를 예방해준다.

(8) 가리비

가리비는 양질의 단백질이 풍부하게 들어 있는 식품이다. 부드럽고 통통한 조개관자는 아미노산인 글루타민(glutamine)과 이노신(inosine)이다. 또 비타민 B_1, B_2는 물론 조개류에 공통으로 들어 있는 타우린과 미네랄도 풍부하다. 타우린은 콜레스테롤 강하 작용, 간장의 해독 작용, 혈압 강하 작용 등의 효과가 있다.

가리비에는 아연과 칼륨과 같은 미네랄도 들어 있는데, 아연은 혈중 혈당을 강하하는 인슐린을 안정화하는 작용을 하고, 칼륨은 혈압을 강하하는 작용을 한다.

(9) 멸치

멸치는 우유보다 10배나 많은 칼슘을 함유하고 있어 '칼슘의 제왕'이라고 불리기도 한다. 따라서 멸치는 성장기 어린이는 물론 골다공증에도 좋고, 임산부에게도 좋은 식품이다. 멸치에는 칼슘 외에도 골격 형성에 도움이 되는 인도 풍부하다. 하지만 말린 멸치인 경우에는 생멸치를 말릴 시점에 날씨가 안 좋으면 멸치가 부패하는 것을 방지하기 위해 소금을 많이 사용하므로 일단 맛을 보고 짠맛이 덜한 것을 구입하는 지혜가 필요하다. 짠맛이 강한 멸치는 나트륨이 다량 함유돼 있기 때문이다.

16장
향신료

(1) 마늘

마늘은 맛이 맵고 성질은 따뜻하다. 강정 식품의 하나로 한국인이 즐겨 먹는 마늘은 암을 비롯한 각종 생활습관병을 예방하는 성분도 들어 있음이 밝혀져 오늘날 그 진가를 인정받고 있다.

한방에서 대산(大蒜)이라 불리는 마늘은 냄새를 빼고 100가지 이로움이 있다 하여 일해백리(一害百利)라 했다.

허준의 동의보감에는 마늘이 '성(性)이 온(溫)하고 미(味)가 신(辛)하여 부스럼과 풍습(風濕)을 없앤다. 냉(冷)과 풍(風)을 쫓아내어 비장을 튼튼하게 하고 위장을 덥게 한다. 염증을 없애려면 마늘을 익혀 먹어라. 익히면 매운맛이 사라지고 보양이 된다'고 기록돼 있다.

하루 5g 정도의 마늘을 매일 먹는 사람은 먹지 않는 사람에 비해 위암 발생률이 무려 50%나 적다고 한다. 생마늘은 1톨, 익힌 마늘을 2~3톨씩 먹으면 상당한 효과를 볼 수 있다. 단, 위장이 약한 사람은 생마늘을 삼가야 한다.

마늘은 암 예방 식품으로도 너무나 잘 알려져 있다. 마늘을 먹으면 암세포를 사멸하는 능력이 160% 정도로 상승한다는 연구 결과가 나왔을 정도다. 이는 마늘에 함유된 유기 저마늄(germanium)과 셀레늄(selenium)의 작용 결과다.

이들은 뇌 세포 등을 활성화해 산소 공급을 증가시키고, 항바이러스성 단백질을 생산하는 과정을 유도해 탁월한 항암 효과를 나타낸 것으로 밝혀졌다.

이 외에 마늘에 함유된 시스테인과 메싸이오닌이라는 성분은 납과 같은 중금속을 체외로 배출하는 등 해독 작용을 한다. 또한 칼륨이 혈중 나트륨을 제거해 고혈압을 개선해 준다. '타임'지가 세계 10대 건강식품으로 뽑지 않을 이유가 없다.

마늘은 일반적으로 이뇨, 살균, 살충, 강장, 혈액 순환 촉진 등으로 널리 알려진 식품이다. 또 마늘에는 알린과 스코르디닌이라는 성분이 들어 있는데, 이들은 소량이지만 마늘의 효능을 대표하는 특성을 갖는 물질이다.

알린은 마늘 고유의 냄새를 풍기는 유황 화합물인데, 알린이 으깨지면 알리신이라는 유황 함유 효소가 되어 비타민 B_1과 결합하면 체내에 흡수가 용이한 활성 비타민 B_1인 알리디아민이 된다는 것이다.

한편 스코르디닌이라는 성분은 냄새가 전혀 나지 않는데, 이 물질이 강정, 강장 효과를 내는 것으로 알려져 있다.

하지만 마늘 역시 아킬레스건은 있다. 즉, 마늘은 살균력이 강하기 때문에 위장이 약한 사람이 공복에 섭취할 경우 위벽에 상처를 입을 수 있으며, 효과가 좋다고 과량 섭취할 경우 간에 부담이 될 수 있기 때문에 삼간다. 또 수술 환자인 경우 수술 전과 수술 후에 마늘 섭취를 삼가야 하는데, 이것은 지혈 기능을 하는 혈소판이 제 역할을 못하게 되어 지혈이 되지 않기 때문이라고 한다.

독일마늘연구소의 연구 결과에 따르면 마늘에는 우리 몸에 유익한 물질이 400종 이상이 들어 있다고 한다. 마늘은 콜레스테롤을 제어하고, 동맥에 지방이 축적되는 것을 억제함으로써 동맥 경화, 심장병, 고혈압 등을 예방해주는 효과가 있기 때문에 '혈관 청소부'라는 별명이 붙어 있기도 하다.

그런데 이 마늘을 발효 · 숙성시킨 흑마늘이 나오면서 우리는 더욱 향상된 면역 체계를 갖출 수 있게 되었다. 마늘에 열을 가하면 숙성·발효되면서 검은색의 흑마늘이 되는데, 이 과정에서 마늘에 함유된 폴리페놀이 증가하면서 에스-알릴시스테인(S-allylcysteine)과 에스-알릴머캅토시스테인(S-allylmercaptocysteine)이라는 수용성 유황아미노산이 생성된다. 이 물질이 대부분 혈액으로 흡수되면서 항산화 작용을 하고 혈관을 확장시켜 혈액 순환을 도와 간을 보호해준다. 또 활성산소 제거, 암 예방, 심혈관 질환 예방의 효과가 생마늘보다 탁월한 것으로 알려져 있다. 이 흑마늘은 숙성되면서 매운맛이 감소되기 때문에 섭취 시 부담이 없다.

저온에서 숙성된 이 흑마늘은 매운맛은 감소되고 높은 온도에서 파괴되는 유황 함유 효소인 알리신은 파괴되지 않아 간세포의 대사 작용에 필요한 효소의 원료 물질이 된다. 숙성된 흑마늘에는 일반 마늘에 비해 폴리페놀 함량이 약 20배, 칼슘은 7배, 단백질은 4배나 높은 것으로 밝혀져 있다.

또 마늘은 노년기에 접어들면서 체온과 면역력이 떨어질 때도 효과를 발휘한다. 즉, 생마늘을 꿀에 재어 약 3개월간 숙성시키면 아주 좋은 건강식품이 되는 것이다. 체온도 올리고 면역력도 올려주기 때문이다.

(2) 생강(生薑)과 건강(乾薑)

〈본초강목〉에는 생강을 '거악생신(去惡生新)', 즉 악을 없애고 새로운 것을 나게 한다고 적고 있다. 여기서 '악'이란 냉한 것을 말하는 것으로, 냉한 것을 없애고 새로운 것을 나게 한다는 뜻으로 풀이할 수 있다. 생강은 항균 및 살균 작용으로 유해 물질을 제거하기도 하고, 식욕을 증진시키고 소화 작용을 돕는다. 또한 혈액 순환을 원활히 해 체온을 조절해주기도 한다.

자연 항염증제인 생강은 말리면 그 효과가 더욱 커진다. 말리는 과정에서 항염증성의 변성이 일어나기 때문이다. 생강 특유의 매운맛을 내는 성분인 '진저올(gingerol)', '쇼가올(shogaol)', '진제론(zingerone)'은 혈행을 촉진시켜 신진 대사를 활발하게 해 몸을 따뜻하게 해준다. 체온이 1도만 떨어져도 면역력이 30%나 저하되고, 1도만 올라도 면역력이 최대 5~6배 높아진다. 평소 운동이 부족해 근육량이 줄거나 근육의 운동량이 저하되면 열 생산량이 줄어들어 몸이 냉해지고 체온이 떨어진다. 또 스트레스도 몸을 차갑게 만드는 데 일조한다.

스트레스를 받으면 혈관이 수축되어 혈행이 나빠져 몸이 차가워진다. 스트레스, 운동 부족 등으로 냉해진 체온을 따뜻하게 데워주는 특단의 대책으로 생강을 섭취해보자.

논어 향당 편에 따르면 공자는 냉한 몸을 따뜻하게 하기 위해 '不撤薑食(매 식사 때 생강을 먹었다)'이라고 기록하고 있다. 여기서 우리는 성인의 지혜로움을 엿볼 수 있다. 평소 체온을 올리기 위해 생강차를 음용하는 것이 좋은 방법이 될 수 있다. 또 평소 식혜를 만들 때 생강을 넣어보자. 단맛을 적게 하는 대신 생강으로 맛을 내면 매운맛의 생강이 장부를 따뜻하게 해 체온을 높여주므로 면역력 향상에 도움이 될 것이다. 이때 도라지분말을 넣으면 시너지효과를 낼 수 있다.

※ 생강의 효능

　(ㄱ) 발한, 해열, 보온 작용

　(ㄴ) 진통 작용

　(ㄷ) 항소양 작용

　(ㄹ) 살균 작용

　(ㅁ) 항궤양 작용

　(ㅂ) 강심 작용

　(ㅅ) 혈전 방지 작용

　(ㅇ) 현기증 예방 및 개선 작용

(ㅈ) 혈압 안정화 작용

(ㅊ) 기침, 구토 진정 작용

(ㅋ) 우울증 개선 작용

(ㅌ) 타액, 위액, 담즙의 분비 항진 작용

(ㅍ) 소화불량 개선과 가스 배설 촉진 작용

(3) 심황[강황, turmeric]

간 기능 강화, 항암 작용, 종양 증식 억제, 염증 및 궤양 치료 등의 효과가 있다. 돌연변이의 다양한 원인으로부터 신체를 보호하며 관절염 치료에도 효능이 있다. 또 최근에는 알츠하이머병의 예방에 효과가 있는 것으로 인정되어 주목을 끌고 있다. 알츠하이머병은 전 세계적으로 인도의 농촌에서 가장 낮은 발병률을 나타내고 있는데, 이런 결과는 그곳의 주민들이 평소 심황을 먹은 덕분이라는 설이 있다.

한편 암에 관한 2002년 '세계보건기구'의 자료에 따르면 심황을 많이 먹는 인도인의 암 발병률이 미국인의 1/7 수준인 것으로 나타났다. 이는 심황의 주성분인 쿠쿠민(curcumin) 이라는 성분 때문이라고 한다.

(4) 계피

계피는 양을 보하며 찬 것을 분산시키고 통증을 가라앉히는 효능이 있다. 사지가 냉하고 맥이 약하며 허리와 무릎이 냉하여 아픈 것을 치료한다. 이와 같이 한약재로 쓰이는 계피가 동물 실험에서 암을 억제하고 면역력을 증진시키는 효과가 있는 것으로 밝혀져 주목을 끌고 있다.

연구진에 따르면 암에 걸린 생쥐에 계피 추출물을 투여했을 때 20일 안에 육안으로 확인할 정도로 암 덩어리가 줄어들었다는 것이다.

계피는 혈관 확장 작용을 하는 기능이 있어 말초 혈관까지 혈액을 원활하게 순환시켜주며 상처를 치료해주기도 한다. 그러므로 혈액 순환이 원활하지 않아 수족 냉증이 있는 경우에 혈행을 원활하게 해 동맥 경화, 이상지질혈증, 대사 관련 질환에 좋은 효능을 보이고 있다. 소화가 잘 되지 않는 사람에게는 소화촉진제가 되기도 하고, 호흡기와 순환기의 기능을 강화하는 데 이용하기도 한다.

또한 계피에는 섬유질과 망간이 다량 함유돼 있고, 칼슘을 비롯해 항산화 물질인 안토사이아닌 그리고 혈당을 낮춰주는 샬콘(chalcone)의 중합체도 들어 있다.

17장
버섯

버섯은 미네랄이 채소와 과일 못지않게 풍부하고, 단백질의 함량도 17~35% 정도로서 고단백 식품이면서 저칼로리 식품이기 때문에 많은 사람들이 선호하는 식품이다. 버섯은 항균, 항바이러스, 항콜레스테롤의 작용이 있어 동맥 경화와 당뇨병 등을 포함해 각종 생활습관병을 예방하는 효과가 인정되고 있다.

사실 모든 종류의 바섯에는 항암 성분인 베타-글루칸이란 성분이 함유돼 있는데, 이 물질은 면역력 증강, 암 예방, 암세포 성장 억제 능력이 있는 것으로 잘 알려져 있으며, 활성산소를 제거하는 항산화 작용도 있다. 또한 모든 버섯에는 레티난이란 성분도 들어 있는데, 이 물질 역시 인체의 면역력을 증강시키고, 암세포를 억제하는 효과가 있다. 따라서 부작용 없이 건강에 효율적인 버섯을 우리의 식탁에 자주 올리는 지혜가 필요하다.

⑴ 표고버섯

표고버섯에 함유된 렌티난(lentinan)이라는 성분은 면역 기능을 높이는 강력한 항바이러스 물질이다. 표고버섯을 섭취하면 혈중 콜레스테롤의 수치가 강하된다. 또한 렌티난은 암세포의 증식을 억제하는 항암 작용도 한다. 그 외

표고에 함유된 에리타데닌(eritadenine)이라는 물질은 혈중 콜레스테롤을 저하시키는 역할을 하기도 한다.

옛 문헌에는 표고버섯의 약효를 이렇게 기술하고 있다. 즉, '無毒·益氣·不飢·治風·破血'이라고 쓰여 있다. 다시 말해 독이 없고 원기를 보하며 풍을 없애주어 고혈압을 예방하고 혈행을 원활히 하여 어혈을 제거한다는 것이다.

특히 표고버섯을 먹으면 항암 역할을 하는 인터페론(interferon)이 저절로 생긴다는 흥미로운 연구 결과가 있다. 즉, 표고버섯의 성분이 인체의 세포에 작용해 인터페론이라는 물질을 만들어낸다는 것이다. 인터페론은 암 치료제일 뿐 아니라 바이러스에 대해 탁월한 효과가 있는 물질로 잘 알려져 있다. 표고버섯의 중요성이 바로 여기에 있는 것이다. 표고에는 또 글루타민산, 알라닌, 로이신 등과 같은 아미노산이 풍부하게 들어 있는데, 이 성분들이 바로 조미료의 성분인 것이다.

그런데 표고버섯을 생 표고와 말린 표고로 나눌 때 생 표고는 섬유질이 풍부해서 소화 기능을 원활히 하는 반면 말린 표교는 단백질, 칼슘, 비타민 B, 비타민 D 등이 많다. 따라서 영양소는 말린 것이 많다는 것을 인식하면서 사용의 용도에 따라 선택하면 될 것이다.

(2) 송이버섯

송이버섯은 맛과 향이 탁월해 사람들이 가장 많이 선호하는 버섯이며, 베타-글루칸의 함량이 월등히 높은 버섯으로 항암 효과가 인정되고 있다. 송이의 품질은 갓의 피막이 터지지 않고, 대가 굵고 짧으며 살이 두꺼운 것이 좋은 것으로 잘 알려져 있다. 송이는 산적, 송이밥, 구이, 찌개, 볶음 등으로 이용되고 있다. 효능으로는 항암, 혈액 순환 개선, 식욕 증진, 소화 촉진, 비만 개선 등이 있다.

(3) 새송이버섯

버섯 중 식이 섬유 함량이 가장 높다. 항상 인기몰이를 하고 있는 새송이버섯은 송이버섯류로 오해하지만 사실 느타리버섯류에 속한다. 새송이버섯이란 이름이 붙여진 것은 송이버섯 특유의 소나무향이 있기 때문이다.

(4) 양송이버섯

세계적으로 널리 재배되고 있는 버섯으로 서양 요리에 자주 쓰이며, 특히 식이 섬유가 많이 함유돼 있다.

(5) 느타리버섯

90% 정도가 수분이어서 다이어트에 효과적이다. 느타리버섯은 특히 비타민 D[에고칼시페롤, ergocalciferol]의 전구체인 에고스테롤(ergosterol)이 다량 함유돼 있어 자외선에 의해 에고칼시페롤로 전환되어 장내의 칼슘 흡수를 돕고, 혈중 콜레스테롤을 낮춰 고혈압, 동맥 경화 등의 질환을 예방해준다. 이용 방법은 무침, 볶음, 국 등이 있다.

(6) 팽이버섯

팽이버섯은 보통 흑갈색이며 표면에 끈적끈적한 점성이 있다. 팽이버섯은 버섯 중 최저 온도에서 자라는 특징이 있어 성질 또한 차다. 팽이버섯을 자주 먹으면 식도암, 위암, 췌장암 등의 발생률이 그렇지 않은 사람에 비해 1/2 이하나 낮은 것으로 나타나 주목을 받았다.

항암 버섯 소고(小考)

현대의학에서 시행하고 있는 암 치료는 수술 요법, 화학 요법, 방사능 요법 등이 있다. 하지만 이러한 치료법은 암세포를 무력화할 수 있을 만큼 강력한 위력을 발휘하지만 이와 동시에 정상 세포도 파괴하므로 그 부작용이 엄청나다. 따라서 인체가 스스로 면역력이 강한 상태로 만드는 방법을 활용하는 면역 요법이 주목받게 된 것이다.

그 면역 요법으로 항암 작용을 하는 버섯을 활용하는 방법이 있다. 즉, 버섯에 함유된 베타-글루칸과 같은 물질을 면역력 활성 물질로 이용하는 방법이다. 부작용 없이 암 치료가 될 수 있는 항암 버섯을 섭취하면 면역력 향상에 크게 기여할 것이다.

버섯에서 항암 작용을 하는 글루칸(glucan)은 D-글루코스 형의 포도당이 몇 개 연결된 다당체의 일종인데, 당분의 구조상 알파형과 베타형으로 나누고, 결합 구조에 따라 다시 여러 종류로 나눈다. 그중 항암 작용이 가장 탁월한 것이 베타-D-글루칸이다. 이 베타-D-글루칸에 들어 있는 버섯 특유의 항암 성분이 바로 렌티난(lentinan)이다. 이 렌티난이 체내에 들어가면 암세포를 공격하는 NK세포, 대식세포, 티세포 등의 면역 세포를 활성화시켜 암을 예방할 뿐 아니라 기존의 암세포의 증식도 억제하는 효과가 있음이 밝혀져 있다. 항암 버섯의 종류는 다음과 같다.

(1) 차가버섯

러시아에서는 차가버섯을 공식적인 암 치료제로 인정하고 있지만, 항암뿐 아니라 혈압 조절, 항당뇨, 신경통 등에도 효험이 있는 것으로 알려지고 있다. 차가버섯에 들어 있는 대표적인 성분은 베타-글루칸이란 물질인데, 이것은 세포의 손상 및 노화 억제 및 각종 생활습관병의 원인이 되는 활성산소를 제거하는 등의 효능이 있는 것으로 밝혀지기도 했다.

차가버섯에는 당질, 단백질을 비롯해 나이아신, 철분, 칼슘, 등의 양양소가 들어 있어 건강을 증진하는 데 상당한 역할을 하고 있다.

이 차가버섯에는 베툴린(betulin)이라는 성분이 다량 함유돼 있는데, 베툴린은 자작나무의 하얀 부분에 있는 성분으로 활성산소의 산화를 막고, 인터페론의 생산을 촉진하여 DNA를 재생하는 것으로 알려져 있다. 이 성분은 또 산성인 암세포에 침투하여 암세포의 세포자살(apoptosis)을 유도하는 것으로도 밝혀졌다. 차가버섯은 물론 혈당과 혈압을 강하하는 작용도 한다.

차가버섯의 특성을 보면 다른 버섯류가 대부분 죽은 나무에서 자라는 사물 기생인 반면 차가버섯은 살아 있는 나무에서 생물 기생을 한다는 점이다. 즉, 자작나무에 바이러스가 착생하여 그 수액을 먹고 단단한 검은 덩어리를 형성하게 된 것이다. 차가버섯은 수백 년 동안 그 안전성이 입증되고 있기 때문에 부작용에 대해서는 걱정하지 않아도 될 것으로 알려져 있다.

(2) 아가리쿠스(agaricus)

브라질 원산의 아가리쿠스는 베타-글루칸을 특히 많이 함유하고 있어 항암 치료제로 많이 사용되고 있는 실정이다.

아가리쿠스는 암세포의 세포자살을 유도하기도 하고, 난소암, 직장암, 육종, 폐암, 백혈병, 간암, 전립선암, 피부암 등의 성장을 억제하는 것으로 알려져 있다. 또 자연살생세포[엔케이 세포]의 작용을 증강시키고 인터페론과 인터류킨을 증강시켜 항암 작용을 할 뿐 아니라 암 덩어리에 신생 혈관이 형성되는 것을 막아 암의 성장을 억제하기도 한다.

(3) 표고버섯

표고버섯에 함유된 렌티난(lentinan)이라는 물질은 면역 기능을 높이는 강력한 항바이러스 물질이다. 표고버섯을 섭취하면 혈중 콜레스테롤의 수치가 강하된다. 또한 렌티난은 암세포의 증식을 억제하는 항암 작용도 있다.

옛 문헌에는 표고버섯의 약효를 이렇게 기술하고 있다. 즉, '無毒 · 益氣 · 不飢 · 治風 · 破血'이라고 쓰여 있다. 다시 말해 독이 없고 원기를 보하며 풍을 없애주어 고혈압을 예방하고 혈행을 원활히 하여 어혈을 제거한다는 것이다.

특히 표고버섯을 먹으면 항암 역할을 하는 인터페론(interferon)이 저절로 생긴다는 흥미로운 연구 결과가 있다. 즉, 표고버섯의 성분이 인체의 세포에 작용해 인터페론이라는 물질을 만들어낸다는 것이다. 인터페론은 암 치료제일 뿐 아니라 바이러스에 대해 탁월한 효과가 있는 물질로 잘 알려져 있다. 표고버섯의 중요성이 바로 여기에 있는 것이다.

⑷ 영지버섯

영지버섯은 진시황제의 불로초 전설에 얽혀있는 대표적인 약용 버섯이다. 혈액을 정화하고, 혈중 콜레스테롤 및 노폐물을 제거하며 간 기능 개선, 위염, 위궤양에도 효과가 있는 것으로 잘 알려져 있다. 영지버섯 역시 베타-D-글루칸이 다량 함유돼 있다.

⑸ 상황버섯

상황버섯은 종양 억제율이 91.8%나 될 정도로 강한 효과가 있는 것으로 밝혀지기도 했는데, 독성이 있는 것으로 알려져 있으므로 절대 과잉 복용은 삼가야 한다. 상황버섯은 면역 기능의 활성화로 인해 항암 효과가 있는 것으로 잘 알려져 있다.

18장
녹즙

녹즙에는 생물체에 필요한 모든 영양소인 식물성 단백질, 미네랄류, 효소류, 비타민류, 식물성 호르몬, 태양광선 등이 함유돼 있다.

미네랄 중의 중요한 원소로는 칼륨, 칼슘, 나트륨, 마그네슘, 철분, 인 등이 있고, 비타민으로는 비타민 A, B, C, E, K 등이며 효소로서는 엽록소와 각종 영양분의 자연 소화 효소가 함유돼 있어 혈액의 생리 작용을 활성화시켜 신진대사를 촉진한다.

녹즙의 원천 엽록소

식물의 이파리가 푸르게 보이는 것은 바로 엽록소의 빛깔 때문이다. 그 엽록소가 잎의 세포 속에 수십 개가 들어 있고, 바늘구멍만한 공간에 50만 개나 분포되어 있다고 한다.

이 엽록소가 태양의 빛을 흡수해서 물과 공기와 함께 탄수화물 등의 각종 영양소를 생산해 낸다.

엽록소는 인체의 적혈구와 유사한 분자 구조를 가지고 있으며 장내에서 용이하게 혈색소로 전환한다. 산소는 물보다 혈색소에서 수십 배나 더 많이 녹기 때문에 혈색소를 보충해주면 혈색소가 많아지는 것이다. 혈색소가 풍부해지면 산소가 빠르게 몸의 구석구석으로 공급되는 것이다. 산소가 많이 공급될 수록 유해균인 혐기성 세균은 제 자리를 잡지 못하고 사라지는 것이다. 호기성 세균인 유익균이 자리를 잡기 때문이다. 즉, 원활한 산소 공급이 우리의 몸을 지켜주는 것이다. 엽록소가 인체에서 하는 역할은 다음과 같다.

(1) 티림프구를 활성화하여 암세포를 제거하고 고혈압, 당뇨병 등 온갖 질병의 치료에 필수적 역할을 한다.
(2) 혈액을 만드는 작용을 한다.
(3) 세포와 장기를 재생시킨다.
(4) 신진대사를 촉진시킨다.
(5) 말초혈관을 확대시켜 혈압을 낮춘다.
(6) 면역력을 증가시킨다.
(7) 각종 화농, 염증, 눈병, 비염, 치통 등을 치료하는 데 도움을 준다.
(8) 혈액 중의 독소와 결합하여 해독 작용을 하며 알레르기 체질을 고친다.

녹즙, 알고 먹으면 '보약'

최근 일부 국민을 대상으로 설문 조사를 한 사례가 있었다고 한다. 그 결과 전문가들이 권장하는 채소와 과일을 먹는 사람은 7%에 불과했는데, 특히 성장기에 있는 10대 청소년이 전 연령대에서 가장 적게 먹는 것으로 나타나 주목을 받고 있다. 사실 채소와 과일은 매일 5접시는 먹어야 하는데, 그와는 비교가 안 될 정도로 적게 섭취하고 있는 것이다. 과일도 그렇지만 채소도 우리 몸의 활성산소를 제거하는 항산화 성분이 풍부하다. 우리가 음식을 먹으면 그 것을 소화하고 대사하는 과정에서 활성산소가 만들어진다. 평소 채소를 많이 먹으면 그만큼 활성산소를 제거할 수 있는 것이다.

하지만 채소를 그대로 먹을 경우 흡수율이 17% 정도 되지만, 녹즙으로 먹으면 무려 67% 정도를 흡수할 수 있다. 암, 당뇨병, 뇌졸중, 심근경색, 동맥경화증과 같은 질환의 약 90%가 활성산소와 관련이 있다. 채소와 과일에는 이 '악당'을 없애는 항산화 성분이 풍부하다. 예컨대 채소에 함유된 칼륨은 나트륨을 몰아낼 수 있고 섬유질은 변비와 대장암을 예방하고 다이어트를 돕는다. 채소의 비타민은 신진대사를 활성화하고 미네랄은 신경을 안정시킨다.

미국 국립암연구소(NCI)는 매일 350g에 해당하는 5접시의 과일과 채소를 권장한다. 이 정도의 분량은 오이 4개, 당근 3개, 양배추 2/3개에 해당한다. 하지만 이 많은 양을 먹을 수 없기 때문에 녹즙을 만들어 먹자는 것이다. 150g의 채소를 녹즙으로 만들 경우 100ml를 얻을 수 있다. 여기서 잠깐 익힌 채소와 생 채소 그리고 녹즙을 비교해보자.

익힌 채소	생 채소	녹즙
열을 가한 조리	각종 영양소 섭취	많은 양의 영양소를 간편하게 섭취
효소의 불활성화	효소의 활성화 지연	효소의 활성화가 빠름
각종 영양소 파괴	많은 양의 섭취 불가	섬유질이 끊어져 영양소를 쉽게 소화, 흡수할 수 있다. 섬유질은 녹즙에서 섭취하지 않더라도 다른 식품에서 충분히 섭취할 수 있다.

또 녹즙과 생 채소의 체내 흡수율을 비교해보자.

	녹즙	생 채소
체내 흡수율	65% 이상	17% 이하
소화 흡수 시간	10~20분(완전 흡수)	3~5시간(완전 흡수 불가능)

녹즙을 마셔야 하는 이유

평소 우리는 채소 섭취가 부족하기 때문에 항상 영양이 불균형한 상태에 놓여 있다. 그러므로 엽록소, 효소, 비타민, 미네랄이 풍부하게 들어 있는 녹즙을 마셔 체내에 부족하기 쉬운 영양소를 공급해줘야 한다.

녹즙: 하루 3번, 6가지 이상의 채소·과일을 5종류의 색깔로 섭취하면 무병장수한다

녹즙을 복용하면 필수 영양소를 고루 섭취할 수 있고 세포를 재생하는 데 도움이 되며 해독 작용이 있어 혈액이 정화된다. 또한 노화도 방지하고 정장 작용도 한다. 공복이나 식전 30분에 마시거나 식후 2시간 30분에 마시면 효과가 있는데 한 번에 200ml씩 하루 3번 마신다. 특히 아침 공복에 마시면 효과가 너무나 좋다. 효소를 넣을 경우에는 매실효소나 오미자효소 등을 넣으면 된다. 녹즙은 과일즙과는 다르므로 녹즙의 재료로 과일을 넣을 경우 제철 과일로 선택하되 당분과 당 지수가 채소류보다 높으므로 비율을 1/3, 1/4, 1/5 정도로 한다.

녹즙의 재료로는 양배추, 브로콜리, 신선초, 돌미나리와 같은 십자화과 채소를 선택할 것을 권장한다. 십자화과 채소는 간에서 독소를 해독하는 효소를 만들 때 도움을 주기 때문에 좋은 재료가 된다. 그 외에 좋은 재료로는 케일, 시금치, 돌나물, 셀러리, 파슬리, 비트, 당근, 감자 등이 있다. 감자를 사용할 경우 밑에 침전된 것은 먹지 않도록 하고 가지, 호박과 같이 트립신이 함유된 식품은 재료로 사용하면 배탈이 나므로 선택하지 않도록 한다.

가령 십자화과 채소(양배추, 브로콜리 등)를 기본으로 하여 중간 크기의 감자 한 개, 당근 1/2개, 보라고구마 한 개 등을 넣은 녹즙을 매일 복용하면 건강을 유지에 상당한 효과를 볼 수 있으므로 이런 방법대로 실행하면 좋을 것 같다. 아마 몸이 가볍고 생기가 넘치는 기분을 느낄 수 있을 것이다. 그러므로 정말 보약과 진배없는 이 녹즙을 적극 권장하고자 한다. 즉, 아침 식사는 녹즙으로 끝내고 점심은 고형식으로 하루 중 식사 양을 가장 많이 하며 저녁 식사는 유동식 또는 고형식으로 하여(저녁 식후는 대체로 활동량이 적으므로 유동식 등으로 소량 섭취하거나 고형식일 경우 소량 섭취한다) 12시간의 단식 시간을 매일 유지하면 질병이 넘볼 수 없을 것이다. 가령 저녁 식사를 오후 6시에 할 경우 다음 날 아침 식사는 오전 6시로 한다는 것이다. 아침 식사 후 점심시간까지는 30분~1시간 간격으로 생수 위주로 물을 마시고 점심과 저녁 식사 사이에도 30분~1시간 간격으로 생수 위주의 물을 마신다. 또 식간에 간식으로 과자나 엿 대신 견과류나 과일을 섭취하면 건강 유지에 도움이 될 것이다.

영양소 파괴와 흡수율 간의 팽팽한 논쟁

믹서기로 가는 원심분리식의 고회전이 아닌, 쌍 기어 방식인 녹즙기는 영양소의 파괴가 없으므로 문제가 없다.

대표적인 채소 및 과일의 생즙 효능

(1) 양배추: 항암, 항궤양

(2) 브로콜리: 항암, 항궤양

(3) 시금치: 눈 건강, 빈혈증, 건뇌, 신경통

(4) 당근: 눈 건강, 강장제, 심장, 궤양, 암, 간장, 신장

(5) 케일: 고혈압, 변비, 위궤양

(6) 신선초: 비타민 B, 저마늄, 간의 회복, 빈혈, 당뇨, 고혈압

(7) 비트: 간염, 빈혈, 고혈압, 암, 혈액 정화

(8) 셀러리: 각기, 천식, 위궤양, 당뇨, 피부 미용

(9) 파슬리: 백내장, 신장, 당뇨, 황달, 신경 쇠약, 건뇌

(10) 양상추: 신경과민, 불면증, 혈액 정화

(11) 민들레: 강장제, 위산 과다.

(12) 미나리: 해독, 혈액 정화, 장 청소

⒀ 아스파라거스: 정력, 강장제. 당뇨, 피로 회복

⒁ 솔잎: 고혈압, 강장제, 동맥경화, 모발, 회춘

⒂ 감자: 구충, 해독 작용

⒃ 토마토: 심장, 신장, 당뇨, 고혈압, 빈혈

⒄ 포도: 간장, 신경 쇠약, 결핵, 변비, 치질

⒅사과: 위장 보호, 정력, 장염, 간장

녹즙의 재료

녹즙은 생것으로 먹기 때문에 그 재료가 안전한지를 살펴야 한다. 유기농으로 재배한 재료를 선택하는 것이 좋고, 가공된 녹즙인 경우는 위생적인지 식약청의 HACCP 및 GMP 인증을 확인해야 한다.

녹즙 만들 때 참고 사항

⑴ 잎채소를 많이 쓰고 상대적으로 당 지수가 높은 과일과 뿌리채소는 소량으로 한다.

⑵ 잎채소를 많이 사용할 경우 죽염이나 함초를 소량 넣는다.

⑶ 채소는 차기 때문에 생강이나 마늘 등을 소량 넣는다.

⑷ 양배추를 포함한 십자화과 채소를 기본으로 하고 과일은 넣지 않는 것이 좋다. 과일은 즙으로 하지 말고 과일 자체를 먹는 것이 좋다. 혹시 넣더라도 소량만 넣는다.

⑸ 재료를 구입할 때 제철이 아니라서 구하기 힘든 채소와 과일은 분말 형태도 있으므로 활용하는 것도 한 방법이 될 것이다.

⑹ 오이는 비타민 C를 파괴하는 아스코비나제가 들어 있어 녹즙 중의 비타민 C를 파괴하게 된다.

⑺ 당근은 지용성이므로 즙에 올리브유 1방울을 넣어주면 흡수가 잘 된다.

각종 증상에 대한 녹즙 재료의 효능

혈압이 높을 경우	**보리새싹, 신선초**
혈당이 높을 경우	구아바잎, 신선초, 케일
금연하기 힘든 경우	케일, 당근
음주가 잦을 경우	돌미나리, 신선초
피부 미용	당근
다이어트	당근, 돌미나리
스트레스, 피로 회복	신선초, 돌미나리
장 건강, 변비	알로에, 당근
위장 허약	양배추, 알로에, 민들레
목, 코, 기관지 허약	도라지, 당근, 케일

19장
감자생즙

감자에 대해 알아보자

감자는 요리에 주로 많이 사용되므로 주부들이 자주 사용하는 식품이다. 그 효능도 상당한데, 나이아신, 단백질, 아연, 철분 등은 고구마보다 오히려 많이 함유돼 있다. 다만 당 지수와 당 부하가 고구마보다 약 2배 정도 높기 때문에 혈당 차원에서 본다면 권장할 만한 식품은 못된다.

한편 당질로 비교해보면 고구마가 100g당 31.7g인 반면 감자는 14.4g이기 때문에 고구마가 훨씬 나쁠 것이라고 오해할 수도 있겠지만 고구마의 섬유질과 얄라핀 그리고 당 지수와 당 부하를 참작하여야 한다.

하지만 감자는 영양가가 많기 때문에 소량씩 자주 애용하는 것이 좋고, 특히 알칼리성 식품인 감자의 생즙은 그 효능이 상상을 초월하므로 적극 권장한다. 다이어트를 하면서 감자생즙을 3개월~6개월 복용한 결과 만성 질환을 물리친 사례가 너무나 않으므로 간과하지 않는다.

※ 감자의 효능

감자에는 각종 비타민과 미네랄 성분이 다량 함유돼 있다. 이 때문에 독일과 러시아에서는 감자를 '제2의 빵' 그리고 프랑스에서는 '땅속의 사과'로 부를 만큼 중요하게 취급하고 있다. 우리나라에서는 2007년 컬러감자가 개발되면서 감자의 인기가 급부상하고 있다.

감자는 또한 대표적인 알칼리성 식품이다. 육식을 많이 하는 현대인들에게 감자 같은 알칼리성 식품을 섭취하면 산성으로 기울어지는 체액을 막을 수 있다. 우리의 몸이 산성으로 기울게 되면 몸의 저항력이 약해져 각종 질병에 노출되기 쉽다.

예컨대 토양의 산성화를 생각해보자, 화학비료를 과다하게 사용하거나 영양분이 고갈될 경우 토양이 산성화되어 식물이 자랄 수 없게 되는 원리와 같이 우리의 인체도 동물성 단백질의 과도한 섭취나 고령화 등으로 인해 체액의 균형을 잃고 산성으로 기울어지는 것이다.

최근 우리의 식생활 패턴이 서구화하면서 가공식품과 패스트푸드의 소비가 보편화됨에 따라 영양에 균형이 깨져 체액이 산성화되는 것이다. 따라서 칼륨이나 칼슘과 같은 미네랄이 풍부하게 함유된 식품을 많이 섭취해야 될 것이다. 그 대표적인 식품이 바로 감자라고 할 수 있다.

평범한 사실이지만 감자에는 단백질, 비타민 외에도 미네랄이 함유돼 있다. 감자에 함유된 다양한 미네랄을 섭취하여 우리의 체액을 약알칼리성 체액으로 만들면 각종 질병을 물리칠 수 있을 것이다.

※ 감자생즙의 효능

감자는 다른 채소와는 달리 충치를 예방하는 효과가 있는데, 그 일화를 소개하면 다음과 같다.

즉, 미국의 한 학자의 연구에 따르면 남대서양 '트리스탄'섬의 주민 중에 충치를 앓는 사람이 한 사람도 없다는 사실을 조사한 결과 이 섬사람들의 주식이 감자였다는 것이다.

이러한 사실은 감자를 주식으로 했기 때문에 타액에 알칼리성이 많아진 것이다.

다시 말해 감자의 알칼리성으로 인해 탄수화물이 발효할 때 산이 생기지 않아 충치가 생기지 않았던 것이다. 따라서 충치 예방을 위해서도 홍영이나 자영의 샐러드는 물론 이러한 컬러감자의 생즙을 상식하는 습관을 들이는 것이 현명한 판단일 수 있다.

또 감자의 아르지닌 성분은 궤양의 출혈을 치료하고 사포닌은 호르몬 분비를 촉진하고, 콜레스테롤을 녹여 혈액을 맑게 하며 당뇨를 개선해준다. 감자생즙은 위산이 적은 아침 공복에 섭취하면 좋은 효과를 거둘 수 있으며, 저녁 때는 저녁 식전 1시간에 또 200ml 정도를 마신다. 감자생즙의 효능을 요약하면 다음과 같다.

(1) 충치를 예방한다.

(2) 육독(肉毒)을 중화시킨다.

(3) 항암 작용이 있다.

(4) 위장병(위암, 위염, 위궤양, 십이지장궤양)이 제거된다.

(5) 기생충이 제거된다.

(6) 협심증이 완화된다.

(7) 변비를 없앤다.

(8) 간장병(간경화, 간암, 간염)이 완화된다.

(9) 찰상, 화상, 탕상(湯傷)에 효력이 있다.

(10) 피로가 회복된다.

(11) 고혈압에 유효하다.

(12) 당뇨병, 뇌졸중, 불면증, 기침, 천식 등에 유효하다.

※ 컬러감자 생즙의 효능

2007년에 농촌진흥청에서 개발한 속살이 빨간색 감자인 '홍영'과 속살이 보라색인 '자영'과 같은 감자의 생즙은 전립선암, 결장암, 신장암, 백혈병을 예방하고 치료하는 효과가 높은 것으로 알려졌다. 특히 '홍영'과 '자영'은 기존의 자주색 감자보다 4배나 많은 기능성 효과가 있고, 흰 감자에 비해서는 무려 12배 이상의 항암 효과가 있는 것으로 밝혀졌다.

예컨대 컬러감자의 생즙을 백혈병 유발 세포에 처리하여 성장 억제 효과를 조사해본 결과 백혈병 세포의 활성을 크게 억제한 것으로 나타난 것이다.

어디 암뿐이겠는가, 각종 생활습관병을 예방하고 치료할 수 있는 감자생즙을 몰랐다면 지금이라도 늦지 않았다. 매일 하루 2번씩, 즉 아침의 공복과 저녁 식전 1시간에 200ml씩 복용해보자. 일본의 건강 잡지에서는 암을 비롯해 당뇨병을 극복한 체험기를 발표해 그 효능을 입증한 바 있다. 이 사실은 물론 일반감자의 생즙이지만 이제 컬러감자가 개발되었으니 그 효과는 더욱 명약관화해졌다. 흰 감자의 생즙에 빨간색과 보라색의 식물영양소가 첨가된 것이다. 그야말로 금상첨화인 셈이다. 컬러감자 생즙을 매일 섭취하여 각종 질병을 퇴치하자.

감자에 포함된 유용 성분 중에서 가장 탁월한 것은 비타민 C이다. 다른 채소의 경우는 조리 과정에서 물속에 녹거나, 가열로 인해 분해되는 경우가 많지만 감자는 약 70% 이상이나 보존된다.

우리의 피부나 점막이 상처를 입었을 때 젤라틴이라는 물질이 상처를 막아주는 역할을 하는데, 이 젤라틴을 몸안에서 만드는 물질이 콜라겐과 비타민 C이다.

이 젤라틴은 궤양 등의 상처를 보호해 제암 효과도 발휘한다. 또한 감자에 포함된 판토텐산은 위장의 결막을 강화하거나, 스트레스가 쌓였을 때 부신피질 호르몬의 분비를 줄여 스트레스를 완화하는 역할을 한다.

그 외에 부교감신경의 작용을 정상적으로 만드는 콜린, 조혈을 촉진하고 체온을 높이는 트립토판, 심장의 작용을 활발하게 하는 타이로시네이스

(tyrosinase), 고혈압을 완화하는 칼륨 등도 포함돼 있다.

감자에는 아르지닌(arginine)이라는 성분도 들어 있어서 궤양의 출혈을 막아 소염·소독하여 보호막을 만들며, 사포닌(saponin)이란 성분은 호르몬의 분비를 촉진하고 콜레스테롤을 녹여 피를 맑게 하는 작용을 하기 때문에 현대인의 생활습관병을 치료하는 데 위력을 발휘한다. 또한 풍부하게 함유된 칼륨이라는 미네랄은 몸안의 나트륨을 몰아내는 역할을 한다.

감자생즙 만드는 방법, 1회 분량, 마시는 시간

(1) 감자생즙 만드는 방법

홍영(붉은색 감자), 자영(보라감자)를 수세미로 껍질을 잘 씻어 싹이 나오는 솔라닌이라는 독소 부분을 도려내고 녹즙기에 넣을 수 있도록 적당히 썬다. 감자로만 생즙을 만들어도 좋지만, 맛이 맞지 않으면 사과나 바나나를 같이 갈면 맛이 좋아진다.

물론 흰 감자를 사용해도 되지만, '홍영'과 '자영'과 같은 컬러감자는 그 효력이 기존의 보라색 감자에 비해 4배나 많으며 보통의 흰 감자에 비해서는 무려 12배 이상의 항암 효과가 있다. 특히 이와 같은 컬러감자의 생즙은 전립선암에 탁월한 효과를 내는 것으로 보고되고 있으며 백혈병 세포의 활성도 크게 억제시킨 것으로 나타났다. 음식이 바로 약으로 변한 것이다.

의성 히포크라테스는 '음식으로 못 고치는 병은 약으로도 못 고친다'고 했고, 張仲景은 傷寒論에서 '醫食同源'이라 했다. 의성이 한 말은 그렇다 치고 현대의학에서는 식품의 치료 효과에 대해 과소평가하는 경향이 있다. 필자는 얼마 전 어떤 의사와 얘기를 나눈 바 있다. 그 분이 하는 말이 '나는 식품은 모릅니다.'라는 것이다. 비단 그 의사뿐이겠는가? 사실 현대의학에서는 왜 자연의학인가라고 할 정도로 식품에 대해 경시하는 경향이 있는 것이 사실이다. 컬러감자 생즙이 백혈병과 전립선암에 탁월한 사실은 간과해서는 안 된다. 식품의 치료 효과를 경시하는 사람에겐 먼 예기인 괴혈병의 예를 상기시켜주면 식품의 효과에 대해 수긍을 할까?

바다에서 괴혈병으로 고생하던 선원들이 육지에 올라 그 병을 치료한 사례는 너무나 충격적이었다. 괴혈병이 긴 항해 동안 신선한 야채와 과일을 섭취하지 못해 생긴 병이라는 시실이 밝혀지고, 비타민 C를 발견하는 계기가 되었던 것이다. 이러한 사례는 빙산의 일각에 지나지 않는다. 식품, 특히 생식으로 질병을 치료할 수 있는 사례는 사실 무궁무진한 것이다.

(2) 1회 분량

보통 200ml를 1회 분량으로 하는 것이 좋으며 큰 감자일 경우 2~3개 정도이고 보통 크기의 감자일 경우에는 약 5개 정도가 적합할 것이다.

(3) 마시는 시기

아침 공복에 한 잔 마시고 저녁때는 저녁 식전 약 1시간에 또 1잔 마신다.

감자생즙으로 물리칠 수 있는 각종 질병

   (1) 간장병(간경화, 간암, 간염)

   (2) 위장병(위암, 위궤양, 십이지장궤양, 위염)

   (3) 당뇨병

   (4) 고혈압

   (5) 뇌졸중

   (6) 기침, 천식, 불면증, 변비, 식욕부진, 체중감소, 체중증가, 탈모 등 각종 생활습관병

20장
식초

식초의 주성분은 초산[아세트산]이란 물질로서 과일이나 곡물 등이 발효되면서 자연적으로 만들어진다.

식초에는 초산 외에도 다양한 아미노산, 호박산, 주석산 등 60종 이상의 유기산이 함유돼 있는데, 유기산이 많은 식품은 신진대사를 원활하게 하여 인체를 건강 상태로 만든다.

산성 물질인 식초는 우리의 체내에서는 알칼리성으로 작용해 스트레스를 해소하는 부신피질 호르몬의 분비를 촉진시킨다. 우리가 육체적으로나 정신적으로 많은 에너지를 소비하면 피로를 유발하는 산성인 젖산이 만들어지는데, 식초는 우리의 신체 기능을 활성화시켜 체내에 생성된 노폐물과 각종 산성 물질을 원활하게 체외로 배출시켜줌으로써 체지방이 쌓이는 것을 방지해준다.

하루 100mg의 천연 식초를 매일 마시면 남성은 평균 수명보다 10년, 여성은 12년 더 장수한다는, 독일 태생의 영국인으로 노벨상 수상자이자 식초 연구가인 한스 아돌프 크레브스(Hans Adolf Krebs) 박사의 연구 결과를 곰곰이 생각해보자.

식초에는 세 종류가 있다. 첫째로 석유를 화학적으로 제조해서 만든 빙초산, 둘째로 먹는 알코올을 발효시켜 만든 주정초 그리고 마지막으로 과실과 곡류를 자연적으로 발효시켜 만든 천연 발효 식초가 있다. 그런데 빙초산이나 주정식초에는 신맛을 내고 살균 작용을 하는 초산 성분만 있다.

그러나 천연 발효 식초에는 초산뿐 아니라 주석산, 구연산, 호박산, 사과산 등 몸에 좋은 유기산이 풍부하게 함유돼 있다. 그러므로 식초 음료로 마시기에는 천연 발효 식초가 바람직하다.

그런데 이 식초를 마실 때는 반드시 5~10배의 물로 희석해서 식후에 마시는 것이 좋다. 식초는 산성이기 때문에 위장을 자극할 수 있으므로 식후에 꿀을 약간 넣고 물로 희석하여 섭취한다. 자극이 강한 식초는 위벽을 상하게 할 수 있기 때문이다. 식초의 섭취량은 체중 1Kg을 기준으로 했을 때 0.5ml가 적당한 것으로 알려져 있다. 그러므로 체중이 60Kg인 경우는 30ml가 적당할 것이다.

상기한 바와 같이 식초를 1일 100ml씩 마시면 10년 이상이나 더 장수한다는 연구 결과가 있으나 체중 1kg당 0.5ml가 적당한 것으로 알려져 있다는 것을 간과하지 말아야 한다. 식초가 좋다고 과량 섭취할 경우 부작용이 나타날 수 있다는 점에 유의한다.

식초에 관한 다음과 같은 유명한 일화가 있다. 중국 당나라의 태종 이세민은 자신이 황제가 되는 데 큰 공을 세운 방현령이라는 신하를 무척 총애했다. 그래서 황제는 그 신하에게 아름다운 한 여인을 하사하려고 결심했다.

그러나 방현령은 부인이 반대하자 황제의 명령을 거부하고 말았다. 이를 괘씸하게 여긴 황제가 방현령의 부인을 불러들여 그녀에게 독이 든 술을 마실 것인지, 아니면 남편이 자신의 명을 받는 것을 허락할 것인지, 둘 중 하나를 선택하라고 했다. 이에 방현령의 부인은 눈물을 흘리며 자신이 죽을지언정 남편에게 새 여인을 허락할 수 없다면서 독이 든 술을 들이켜고 말았던 것이다.

하지만 그 술은 독주가 아니라 향긋한 식초였던 것이다. 그 후 중국에서는 이성에 대한 질투를 표현할 때 '식초를 마신다'는 말을 쓰기 시작했다고 한다.

또 이런 일화도 있다. 2천여 년 전 절세의 미인이었던 이집트의 여왕 클레오파트라는 영원한 아름다움을 꿈꾸며 매일 진주를 식초에 녹여 마셨다. 당시 로마의 실력자 안토니우스는 클레오파트라가 자신의 적을 도와주었다는 것을 항의하기 위해 이집트를 방문한다. 클레오파트라는 이를 해명하기 위해 진주를 활용할 생각을 하게 된다. 그녀는 성대한 연회를 베풀고, 시종에게 식초를 담은 술잔을 가져오게 한 다음 진주 귀걸이 한쪽을 술잔에 담근다. 그 진주는 몇 개의 도시를 살 수 있을 만큼의 값비싼 진주였다고 한다. 안토니우스는 이를 흥미롭게 지켜보게 되고 술잔에 들어간 진주는 서서히 녹아버리고 만다. 클레오파트라는 진주가 녹은 이 식초를 마셔버린 다음 나머지 진주도 술잔에 넣으려 하자 안토니우스는 그 진주의 귀함과 클레오파트라의 대범함에 결국 자신의 항의를 철회하고 클레오파트라에게 마음을 뺏기게 된다. 진주의 주성분은 탄산칼슘으로 식초에 녹는 성질이 있다.

식초의 효능

(1) 피로 회복 작용을 한다.

인체가 과다하게 근육 활동을 하게 되면 젖산이 쌓이면서 피로하게 된다. 이렇게 과다하게 생긴 젖산은 혈관과 신경에 달라붙어 신진대사가 원활하지 못하게 방해한다. 그 결과 마음이 불안정해지고, 피로해진다. 가령 무리한 등산을 할 경우 젖산이 분비되어 다리에 통증을 느끼면서 쉬 피로해진다. 이를 경우 식초를 마시면 피로의 원인 물질인 젖산이 물과 탄산가스로 분해되어 체외로 배설되기 때문에 피로가 회복되는 것이다. 식초를 마시고 약 2시간이 지나서 소변을 보면 소변이 맑아진다. 피로가 회복되었다는 것을 의미한다. 즉, 인체에 음식으로 발생한 각종 대사산물을 식초가 '크레브스 사이클'로 유도하여 물과 탄산가스로 분해시키는 것이다.

예컨대 식초를 먹지 않을 경우 소변에서 대량의 유산[젖산, lactic acid]이 섞여 나오지만, 식초를 먹을 경우에는 그 양이 크게 감소한다는 것이다.

이것은 식초의 작용으로 체내 신진대사가 원활하게 이루어졌다는 것을 입증하는 것이다.

(2) 스트레스를 해소한다.

스트레스는 당뇨병을 위시해서 각종 생활습관병을 유발한다. 이와 같이 만병의 근원인 스트레스를 해소하려면 부신 피질 호르몬이 정상적으로 분비되게 도우면 되는데, 이때 식초가 그 해결책이 되는 것이다. 식초에 함유된 초산이 부신을 활성화해서 부신 피질 호르몬을 원활하게 분비시켜 준다. 이 호르몬의 분비량이 줄어드는 원인은 스트레스가 많이 쌓이거나 지속되어 심신이 긴장하기 때문이다.

(3) 채소의 비타민 C 보호 작용을 한다.

비타민 C는 열에 약하여 파괴되기 쉬운데, 식초가 파괴되기 쉬운 비타민 C를 보호해준다. 예컨대 소금에 절인 야채처럼 식초에 절인 야채도 비타민 C를 보호한다. 하지만 소금에 절인 야채는 장기간 저장하면 짜서 먹을 수가 없지만, 식초에 절인 채소는 강한 살균력 때문에 장기간 저장이 가능하다.

(4) 불면증을 완화한다.

체내에 칼슘이 부족하면 초조해져서 잠을 제대로 잘 수 없는데, 이때 식초를 섭취하면 칼슘이 효율적으로 흡수될 수 있게 해주므로 숙면에 도움을 주는 것이다. 식초로 인해 흡수된 칼슘이 정신적 긴장을 완화시켜 주기 때문이다.

(5) 노화 방지 작용

식초는 항산화 기능이 있어 각종 생활습관병을 미연에 막아 노화를 예방해 준다.

(6) 암을 예방한다.

식초는 특히 신장암, 간암, 위암, 대장암, 췌장암과 같은 암에 효과적이다. 노벨상을 수상한 한스 아돌프 크레브스(Hans Adolf Krebs) 박사는 매일 천연 식초를 100ml씩 마시면 평균 수명보다 남성은 10년, 여성은 12년 장수할 수 있다고 했다. 이 정도면 암을 예방하기에도 충분하다.

(7) 감기를 예방한다.

식초는 피로를 예방하고 체력을 강화하므로 감기를 예방해준다. 또한 감기 초기에도 좋고 감기에 걸린 후에도 그 효능을 발휘한다.

(8) 백혈구의 면역력을 높인다.

식초는 면역 기능에 필요한 글루타싸이온(glutathione)과 같은 항산화제의 효과를 극대화시킨다. 식초는 바이러스에 대한 항생 물질과 같은 작용도 한다.

체내에 유기산이 부족하면 면역력이 떨어지는데, 이때 식초를 마시면 글루타싸이온의 농도를 크게 증가시키게 되므로 체력을 향상시킬 수 있다.

(9) 피부 미용 작용

식초가 혈행을 개선해주므로 세포에 영양소가 잘 공급된다. 그 결과 피부에 신진대사가 향상된다.

(10) 살균 작용

식초에는 살균력을 비롯해 방부제 및 항균 작용이 있기 때문에 인체에 치명적인 식중독세균, 장티푸스균을 사멸시킨다.

(11) 폐 기능 강화

유기산이 많이 함유된 천연 식초는 폐의 기능을 강화하며, 폐기종, 만성 기관지염, 천식 등에도 효과가 있다.

(12) 정장 작용

식초의 원료인 누룩균을 이용한 발효 식품을 먹으면 장내 유익균이 번식하여 정장 작용을 하게 된다. 정장 작용으로 장이 정화되면 암 등 각종 병원균이 쉬 접근하지 못하게 된다.

(13) 동맥 경화 예방

식초에 함유된 유기산은 동맥을 보호한다. 천연 식초를 마시면 HDL을 늘리고, LDL을 줄여 혈압을 안정시티고 혈관을 보호해준다.

(14) 아토피성 피부염 완화

식초는 아토피성 피부염에 효과가 있을 뿐 아니라 정장 작용도 하는 것으로 알려진다. 이것은 피부의 윤택이 소화 기능과 밀접한 관련이 있기 때문이다.

(15) 산을 중화하는 작용을 한다.

식초의 신비로운 점은 식초는 산성 물질이지만 체내에 들어가서 대사에 참여하면 알칼리성으로 작용한다는 점이다. 인체의 PH는 7.4로 중성에 가까운 약알칼리성이지만 불량 식품, 과로, 스트레스 등으로 산성화되어 각종 질환에 시달리는 경우가 많다. 이때 식초나 채소와 같은 음식을 섭취하여 인체를 약알칼리성으로 만들어야 건강을 유지할 수 있다.

⒃ 장내 가스를 제거한다.

　장내 유해균에 의해 생성되는 가스는 유해균을 사멸시키는 천연 식초로 제압할 수 있다.

⒄ 지방을 분해한다.

　당질이 지방으로 변화하는 것을 막아주고 지방 분해를 도우며 체지방을 감소시킨다.

⒅ 골다공증을 예방한다.

　식초는 체내 칼슘의 흡수율을 높여주므로 골다공증을 예방해준다.

⒆ 다이어트에 효과적이다.

　식초에 함유된 아미노산은 체지방을 분해하고 지방의 흡수와 축적을 저해하므로 노폐물이 배출되는 것을 돕는다.

⒇ 숙취를 해소한다.

　식초의 주성분인 초산은 살균과 해독 작용을 하며 스트레스를 해소하는 부신 피질 호르몬의 원료로 쓰인다. 따라서 음주 시 식초를 마시면 간을 보호하고 숙취를 해소할 수 있게 된다.

(21) 잉여 영양소를 분해한다.

　식초는 체내에 축적된 과잉 당분이나 글리코겐을 연소시켜준다. 과식으로 인해 체내에 당분이나 글리코겐이 지방으로 변해 비만과 같은 문제가 발생할 때 식초를 섭취하면 좋은 효과를 볼 수 있다. 식초에는 체내 노폐물을 배출하고 지방을 분해시켜 비만을 방지하는 효과가 있기 때문이다.

(22) 손상된 정자를 치유한다.

하루에 3~5잔, 즉 60~100ml 정도의 천연 식초를 마시면 유기산 부족으로 인해 정자가 손상된 남성의 정자를 복구하는 것으로 밝혀졌다. 그러므로 평소 식초를 꾸준히 마시면 정자의 손상을 예방할 수 있는 것이다.

(23) 암세포의 세포자살(apoptosis)을 유도한다.

※ 식초로 만드는 건강식품

(1) 초밀란의 효능: 칼슘이 풍부하여 골다공증 및 관절염 예방, 이상지질혈증 개선, 피부 미용, 우울증 및 불면증 개선, 각종 생활습관병 예방 등이 있다.

(2) 서목태 초콩의 효능: 콜레스테롤 배출, 체지방 분해, 피로 물질 배출, 다이어트 효과, 혈압 및 당뇨 개선, 면역력 강화 등이 있다.

(3) 초마늘의 효능: 골다공증 개선, 혈압 및 당뇨 개선, 항암 작용, 노화 억제, 살균 및 항균 작용, 냉증 개선, 동맥 경화 예방, 혈관계 질환 개선 등이 있다.

21장
알칼리성식품과 산성식품

우리의 인체는 혈액의 PH가 7.4±0.05일 때 정상적인 신진대사가 이루어 진다고 한다.

그러므로 체액을 7.4 정도로 유지하는 것은 대단히 중요하다.

우리 인체는 항상성(homeostasis) 작용으로 체액이 PH 7.35~7.45 정도의 약 알칼리성으로 유지되고 있다. 이 상태는 산성식품과 알칼리성식품을 균형 있게 섭취했을 때 지속화할 수 있다. 백미, 밀가루, 육류, 설탕, 치즈, 버터, 술, 초콜릿과 같은 산성식품을 과다하게 섭취하고 야채, 과일, 해조류와 같은 알칼리성식품을 소량 섭취하여 이 균형이 깨져 PH 6.0~6.5 정도가 되면 질병이 유발하는 기초가 되고 PH 4.0~6.0이 되면 질병이 발생하게 되는 것이다.

가령 산성식품을 과다하게 섭취했을 경우 산독증이 발생하지만, 알칼리성식품의 경우에는 과다하게 섭취해도 생체 내에서 배설과 조절이 잘 되기 때문에 되도록이면 알칼리성식품을 많이 섭취해야 할 것이다.

식품류를 알칼리성식품과 산성식품으로 구분하는 기준은 그 식품을 태웠을 때 남은 원소다. 알칼리성식품은 채소나 과일처럼 칼슘, 칼륨, 나트륨, 마그네슘과 같은 염기성 원소가 남고, 생선류와 육류와 같은 산성식품은 염소, 황, 인 등이 남는다. 평소 적정한 산도를 유지하기 위해 권장할 수 있는 비율

은 알칼리성식품을 2~3의 비율로 섭취하고 산성식품을 1의 비율로 섭취하는
것이다.

하지만 우리의 식단은 지나친 산성 위주의 식품으로 기우는 경향이 있어
주의가 요망된다. 건강한 사람이라면 산성식품을 과량 섭취해도 빠르게 중화
시키지만 보통의 경우 산도의 균형을 맞추지 못하므로 의도적으로 알칼리성
식품을 많이 섭취하여야 할 것이다. 그러면 어떤 식품이 알칼리성식품이고 산
성식품인지를 아래의 표를 보면서 확인해보자,

알칼리성식품 및 산성식품의 작용 및 함유 식품

종류	작용	함유 식품
알칼리성식품	부교감 신경의 활성화(정신 안정, 신경 안정, 신경세포 유연)	과일, 녹황색 채소, 해조류, 통곡류
		현미, 보리, 감자, 콩, 연근, 시금치, 표고버섯, 식초, 상추, 토란, 당근, 우엉, 양배추, 셀러리, 무, 호박, 파, 파인애플, 바나나, 밀감, 포도, 미역, 다시마, 김, 어패류 등
산성식품	과다 섭취할 경우 신경세포가 수축하고 정신적으로 불안정해진다.	생선류, 육류, 곡류
		닭고기, 쇠고기, 돼지고기, 소시지, 햄, 참치, 새우, 오징어, 문어, 전복, 옥수수, 국수, 떡, 밀가루, 흰 쌀, 흰 빵, 땅콩, 커피, 달걀노른자, 술, 사탕, 담배, 초콜릿 등

알칼리성식품

알칼리성 식품은 산성식품보다 알칼리성 성분을 비교적 많이 함유하고 있
는 식품을 말한다. 알칼리성 식품은 영양상 매우 중요한 요소를 가지고 있으
며, 특히 칼슘, 마그네슘, 나트륨, 칼륨과 같은 4가지 성분을 많이 함유하고
있다. 이를 함유하고 있는 식품으로는 해조류, 채소류, 과일류, 뼈 등인데 건
강상으로나 치료상으로나 매우 중요한 영양소를 구성하고 있다. 그러므로 건
강을 유지하기 위해 생리적으로 칼슘 대 인의 비율을 2:1로, 즉 해조류와 채소

류를 2의 비율로 하고 곡류와 육류의 비율을 1로 하여야 한다는 것이다.

산성식품

산성식품은 알칼리성 성분보다 산성 성분을 더 많이 함유하고 있는 식품을 말한다. 함유된 식품으로는 동물성 식품이나 곡류, 일부의 콩류, 술, 담배, 설탕 등이 있다.

알칼리성식품과 산성식품을 조화 있게 섭취하여 약알칼리성 체질로 바꾸자

건강한 상태의 인체는 약알칼리성을 띠고 있다. 따라서 우리의 체액을 PH 7.4의 약알칼리성 체질로 유지하는 것은 대단히 중요한 일이다. 이것은 우리가 먹는 식품과 관련이 있다. 즉, 알칼리성 식품을 2~3의 비율로 그리고 산성 식품을 1의 비율로 섭취하는 일이다. 약알칼리성 체질이 되면 병균에 대한 저항력이 강해져 질병에 잘 노출되지 않는다. 하지만 현대인의 체질은 산성 체질로 기울어져 있는 경우가 많기 때문에 질병에 잘 걸리고 또한 잘 낫지도 않는 것이다. 그러므로 이러한 병적 체질을 식생활 개선을 통해 바꿔야 한다.

따라서 쌀밥 대신에 잡곡밥, 고기 대신에 콩류, 가공식품 대신에 태양에너지의 저장물인 엽록소, 즉 싱싱한 채소를 익히지 않고 먹는 것이 체질 개선의 요점이고 건강 장수의 비결인 것이다.

하지만 체질을 개선할 수 있는 이들 식품의 비율대로 지켜도 육체적 운동과 정신적 안정의 조화가 있어야 PH가 약알칼리성을 유지할 수 있다.

산성 체질이란

인체를 구성하는 미네랄 중에서 전체량의 2% 정도를 칼슘 이온이 차지하고 있는데, 이 칼슘의 양에 의해 산성 체질이 되기도 하고 알칼리성 체질이 되기도 한다. 즉, 칼슘 이온이 혈액의 4%에 이를 때 혈액의 PH가 7.44가 되고 이 상태가 무병 상태인 약알칼리성 체질이 되는 것이다.

하지만 혈액의 칼슘 이온이 감소하여 PH가 7.36 이하로 떨어지게 되면 많은 양의 산소 공급을 요구하게 되므로 혈액이 산독화되어 피로를 쉬 느끼는 산성 체질로 되는 것이다.

산성 체질로 변하는 이유

인간은 본래 약알칼리성 체질로 태어났지만 일상생활을 하는 동안 무분별하게 섭취한 음식물에 의해 자신도 모르게 산성 체질로 변하게 되는 것이다. 이것은 근육의 활동이 심할 때 젖산이 많이 발생하여 혈액 속에 들어가게 되고, 폐나 심장의 조직에 산소의 공급이 부족할 때도 피루브산과 젖산이 증가하여 축적되기 때문이다.

이러한 피루브산과 젖산은 크레브스 회로[구연산 회로, 트라이카복실 회로, TCA 회로]를 통해 효소의 촉매 작용으로 분해하여 탄산가스와 물로 변화시켜 체외로 배출시켜야 한다. 하지만 심한 운동이나 스트레스를 받으면 이 크레브스 회로가 원활하게 돌아가지 않으며 또한 촉매 역할을 하는 효소가 부족해도 이 회로가 잘 돌아가지 않아 산성 물질이 분해되지 않으므로 생체는 이들 산성 물질을 중화시키기 위해 많은 양의 칼슘 이온을 소모하게 되므로 산성 체질이 되는 것이다.

산성 체질 시 나타나는 증상들

각종 생활습관병이 산성 체질인 사람에게서 많이 유발되기 때문에 산성 체질을 약알칼리성 체질로 개선하는 것이 매우 중요하다.

(1) 남성의 경우: 각종 생활습관병 발생, 두통 등 각종 통증 호소, 피로감이 빈발, 눈이 충혈되는 현상, 체온이 떨어짐, 음주 후 배탈이 남, 잠이 잘 오지

않는 증상 등이 있다.

(2) 여성의 경우: 화장이 잘 받지 않음, 생리 불순, 가슴이 두근거림, 차멀미나 구토가 있음, 배란이 잘 안 됨 등의 증상이 있다.

22장
슈퍼 푸드

슈퍼 푸드란 영양이 풍부한 식품을 말한다. 영양이 풍부한 식품이란 칼로리를 과도하게 섭취하지 않으면서도 탄수화물, 단백질, 지방, 비타민, 미네랄과 같은 필수 영양소를 충분히 공급하는 식품이다. 예컨대 진한 녹색의 잎채소는 비타민 A와 다른 필수 영양소를 다량 함유하고 있으면서도 칼로리는 낮다. 필수 영양소는 아니지만 건강에 매우 유익한 물질로 알려진 '식물영양소(phytochemicals)'를 함유하고 있는 슈퍼 푸드도 있다.

영양소 함량이 높거나 식물영양소를 함유한 식품을 섭취하면 암, 심장병, 제2형 당뇨병을 위시한 생활습관병에 걸릴 확률을 경감시켜준다는 연구 결과가 있다. 그러므로 슈퍼 푸드를 식생활에 적극 활용하면 각종 질병에 걸릴 확률을 낮추는 것은 물론 장수할 확률 또한 높아지는 것이다.

2002년 타임지가 선정한 세계 10대 슈퍼 푸드

타임지는 10대 건강식품으로 (1) 토마토 (2) 시금치 (3) 마늘 (4) 녹차 (5) 적포도주 (6) 견과류 (7) 연어 (8) 블루베리 (9) 브로콜리 ⑩ 귀리를 선정했다.

(1) 토마토

'토마토가 붉어지면 의사의 얼굴이 파래진다'라는 속담이 있다. 최근에 국내에서는 '대한민국 뉴 슈퍼 푸드 10'을 선정하는 사례가 있었는데, 당당히 토마토가 1위를 차지했다. 그런데 토마토 속에 함유된 항산화 성분인 라이코펜(lycopene)에 열을 가하면 체내 흡수율이 2배 정도 향상된다는 것을 간과해서는 안 될 일이다. 그러나 설탕을 치면 비타민 B가 파괴되기 때문에 피해야 한다. 그 대신 죽염이나 함초 가루를 넣으면 토마토의 칼륨과 죽염의 나트륨과 균형이 맞춰져 세포의 에너지 대사가 원활해진다. 적색 과일에 주로 들어 있는 라이코펜은 노화 방지는 물론 항암 효과, 심혈관 질환 예방, 혈당 저하 등 여러 가지 효과가 있는 것으로 알려져 있다. 특히 남성의 전립선암 발생 위험을 감소시켜 준다. 100g당 55.5mg이나 함유된 토마토페이스트에 라이코펜이 가장 많다. 그 다음으로는 토마토소스, 토마토케첩, 토마토주스, 생 토마토의 순이다. 그러면 생것과 가열한 것의 차이를 표를 보면서 비교해보자.

	열량 (kcal)	단백질 (g)	지방 (g)	탄수화물 (g)	칼슘 (mg)	철 (mg)	나트륨 (mg)	칼륨 (mg)	비타민 A (mg)	베타카로틴 (ug)	비타민 C (mg)
생것	14	0.9	0.1	3.3	9	0.3	5	178	90	542	11
가열한것	16	0.7	0.2	3.9	3	0.9	9	323	159	954	17

표에서 나타난 바와 같이 특히 철분, 칼륨, 비타민 A, 베타카로틴의 경우에 현저한 차이를 보이고 있다. 미국 하버드대학의 연구 팀이 연구한 결과에 따르면 토마토에 열을 가하고 2분 후에 라이코펜이 6%, 15분 후에 17%, 30분 후에 36%나 증가했다고 한다. 흡수율 또한 증가했는데, 생으로 먹으면 4%의 흡수율을 보이지만 가열한 지 2분 후에는 28%, 15분 후에는 34%, 30분 후에는 62%가 증가했다는 것이다. 또한 라이코펜은 DNA를 파괴하는 활성산소를 억제하는 것이 입증되었다.

(2) 시금치

어릴 적 통조림시금치를 먹고 알통을 뽐내던 뽀빠이의 힘의 원천은 다름 아닌 시금치였다. 각종 비타민은 물론 섬유질, 요오드 등의 미네랄까지 풍부하게 함유한 채소가 바로 시금치다. 베타-카로틴도 풍부해 항암 작용이 탁월하다. 최근에는 시금치에 루테인 성분이 함유됐다는 사실이 알려지면서 더욱 각광을 받고 있다. 시금치나물 한 접시의 열량은 40Kcal로 살찔 걱정 없는 저칼로리 식품이다.

(3) 마늘

현재까지 발견된 40여 종의 항암 식품을 피라미드형으로 배열한 결과 마늘이 단연 최정상을 차지한 것으로 밝혀졌다. 항암 작용뿐 아니라 호르몬 분비 촉진, 혈액 순환, 감기 예방에도 탁월하다. 또한 혈중 콜레스테롤을 강하하고, 심혈관 질환도 예방해 준다. 간 기능 개선과 숙취에도 효능이 있기 때문에 애주가는 마늘을 상식하면 좋다.

(4) 녹차

주성분인 폴리페놀이 항암 작용을 한다. 녹차를 마시면 2시간 이내에 혈관 내피세포의 기능이 호전돼 혈관이 확장된다. 녹차 특유의 떫은맛인 카테킨(catechin)은 위장 점막을 보호하고 위장 운동을 활발하게 해준다. 녹차를 많이 마시는 지역에서는 위암 발생률이 낮은 것으로 알려져 있다.

(5) 적포도주

'프렌치 패러독스(French Paradox)'란 말이 있다. 의사들은 프랑스인들이 즐겨 마시는 적포도주 덕분에 과도한 육식에도 불구하고 건강을 유지할 수 있다고 말한다. 적포도주의 강력한 항산화 폴리페놀 성분이 과식과 과음으로 발생하는 신체의 부정적 영향을 억제하고 심장병 발병률을 억제해 준다는 것이다. 그들의 심장병 발병률은 세계에서 가장 낮은 수준이다.

(6) 견과류

호두, 아몬드, 잣 등 견과류의 리놀렌산과 같은 불포화 지방산은 동맥 경화의 주범인 LDL을 낮춰주는 동시에 심장병을 예방하고 혈관을 강화해주는 HDL을 유지하는 작용도 한다. 하버드 의대에 따르면 칼로리에 주의하면서 견과류를 꾸준히 섭취한다면 심장병에 의한 돌연사도 예방할 수 있다고 한다.

(7) 연어

연어에 풍부하게 함유된 오메가-3 지방산은 혈중 콜레스테롤 수치를 낮추고 동맥 경화를 예방해주며 심장병도 예방한다. 또한 알츠하이머병과 같은 노인성 질환은 물론 고혈압도 예방한다. 더불어 면역 기능을 강화하고 두뇌 활동을 원활하게 해준다. '아스타잔틴(astaxanthin)'이라는 성분은 주로 자연계에 분포돼 있는데 새우나 가재 등의 갑각류, 연어, 송어 등의 주요 색소다. 특히 알래스카의 야생 홍연어의 붉은색 살에 포함된 '아스타잔틴'은 '조효소 Q10'의 150배에 달하는 항산화 능력을 가지고 있으며, 비타민 E의 550배나 되는 항산화 능력을 가지고 있어 '슈퍼 비타민 E'라는 별명이 붙을 정도라고 한다. 또한 '아스타잔틴'은 비타민 C의 6000배나 되는 항산화 기능이 있다고 한다.

또 연어에 들어 있는 오메가-3 지방산은 인슐린 분비량에 영향을 끼치기 때문에 당뇨 예방을 위해 섭취하면 좋다.

그 외에도 비타민 D가 다량 함유돼 있어 평소 영양식으로도 손색이 없다.

(8) 블루베리

블루베리가 주목받게 된 이유는 망막의 간상체에 들어 있는 빛에 예민한 색소인 로돕신(rhodopsin)이라는 물질의 재합성을 돕는 안토사이아닌 색소를 함유하고 있기 때문이다. 블루베리에는 시력 저하를 막고 시각 기능을 돕는 효과가 있다.

채소나 과일의 보라색을 내는 안토사이아닌(anthocyanin) 계열의 색소는 동맥 경화를 예방하고 심장병 및 뇌졸중을 막아주며 각종 바이러스와 세균을 박멸하는 효과가 있는 것으로 알려져 있다. 가지, 보라고구마, 적채, 보라감자인 자영, 보라양파, 보라옥수수 등도 이와 같은 효능이 있다.

(9) 브로콜리

브로콜리에는 양배추보다 훨씬 많은 비타민 U가 함유돼 있다. 그 때문에 위궤양과 위암을 일으키는 헬리코박터 파일로리(Helicobacter pylori)균을 죽이는 데 탁월한 효과를 발휘한다. 또 브로콜리의 싹에는 브로콜리보다 설포라판(sulforaphane) 성분이 20배나 더 많이 함유돼 있어 위궤양과 위암에 탁월한 효능을 발휘한다.

브로콜리에 풍부하게 함유된 셀레늄은 활성산소 제거는 물론 항암 효과까지 밝혀지면서 주목을 끌고 있다. 특히 전립선암, 대장암, 폐암, 간암, 유방암, 췌장암 등에도 효과가 있으며 고혈압, 심장병 등 생활습관병의 예방에도 효과적이다. 브로콜리에 함유된 설포라판은 암 줄기세포를 죽이는 항암 효과도 있다.

(10) 귀리

점성이 크며 소화되지 않는 베타-글루칸(beta-glucan)이라는 식이 섬유가 LDL을 제거한다. 또한 포만감을 느끼게 해 과식을 방지해준다. 나트륨에 길항 작용을 갖는 칼륨도 풍부해 고혈압 및 심장병을 예방한다. 섬유질, 단백질, 티아민, 망간, 셀레늄, 인, 마그네슘, 구리, 철분의 함량이 아주 높고 판토텐산과 칼륨도 함유돼 있다. 베타-글루칸은 보리새싹, 보리, 버섯 등에도 들어 있다.

최근 타임지가 선정한 세계 슈퍼 푸드 1위 '아사이베리'

브라질 아마존 유역에서 수확되는 아사이베리는 당질 함량이 100g당 1g도 안 될 정도로 맛이 없다. 하지만 어떤 채소나 과일보다도 항산화력이 우수하다. 미 농무성(USDA)에 따르면 항산화력의 수치는 1027로 블루베리보다 21배나 많다. 또한 적포도의 55배, 골드키위의 84배나 된다. 아사이베리는 항산화력뿐 아니라 단백질, 칼슘, 아미노산, 오메가-9 지방산 등의 영양소도 많이 들어 있다. 2008년 학술지 〈Journal of Agricultural and Food Chemistry〉에는 아사이베리에 들어 있는 항산화 물질을 분석한 결과 6가지 페놀 화합물을 분리하였다는 보고가 실렸다. 이들 페놀 화합물과 다른 화합물들이 백혈병 세포를 86%까지 억제하였다는 연구 결과가 발표되었다. 이로써 학자들은 아사이베리가 폴리페놀의 저장고라는 결론을 내리게 된 것이다.

※ 과일별 항산화력 수치 비교

아사이베리	1027
크랜베리	91
블루베리	46
석류	44
적포도	18
오렌지	16
골드키위	12

단위: 항산화력(ORAC, Oxygen Radical Absorbance Capacity)

※ 세계 5대 건강식품

건강식품이란, 명확한 정의는 없지만 일반적인 식품과 비교할 때 그 성분에 특징이 있어 건강을 유지하고 증진하는 데 효과를 기대할 수 있는 식품이라고 할 수 있다.

2006년 미국의 저명한 건강전문지 〈헬스〉는 스페인의 올리브유, 그리스의 요구르트, 인도의 렌틸콩, 일본의 나토, 한국의 김치를 세계 5대 건강식품으로 선정한 바 있다.

(1) 김치

〈헬스〉가 김치를 세계 5대 건강식품 중의 하나로 꼽은 이유는 비타민(B$_1$, B$_2$, C 등)과 미네랄(칼슘, 칼륨 등)이 풍부하고 소화를 도우며 암 예방에 유익하기 때문이다. 김치가 항암 식품으로 기대하는 것은 배추, 무, 갓, 마늘, 고추 등 암을 예방하는 채소가 김치의 주요 재료이기 때문이다. 김치 속의 항암 성분은 배추의 인돌-3-카비놀과 아이소사이오사이안산염, 마늘의 황화알릴, 고춧가루의 캡사이신 등이다.

소화가 잘되고 정장 작용을 하는 것 또한 김치의 매력이다. 발효 과정에서 생기는 유산균 때문이다. 과거엔 김치의 유산균은 장까지 도달하기 전에 위장에서 위산의 공격을 받아서 대부분 죽는 것으로 알려졌었다. 하지만 '부산대 김치연구소'의 연구 결과에 따르면 하루에 김치를 300g쯤 먹으면 김치를 안 먹은 사람에 비해 대장에 유산균이 100배 가량 증가했다고 한다.

여러 면에서 우수성을 보여주는 김치지만 단점도 있다. 즉, 김장할 때 들어가는 재료인 젓갈에는 알레르기와 혈관 수축을 유발할 수 있는 '바이오제닉 아민(biogenic amines)'이 다량 들어 있으며, 채소의 질산염이 젓갈에 많은 아민류와 결합할 경우 발암물질인 나이트로사민(nitrosamine)이 생성될 수도 있다. 또한 고혈압의 원인인 소금이 많이 들어 있다는 점이다.

그리고 김치를 먹을 때는 채소, 과일 등 칼륨이 풍부한 식품을 함께 먹는 것이 좋다. 예컨대 고구마와 김치를 '찰떡궁합'이라고 보는 것이 그 이유이다. 고구마에 풍부하게 함유된 칼륨은 김치의 나트륨을 체외로 배출시켜주기 때문이다.

하루에 신 김치 100그램 정도를 먹으면 독감 등의 질병을 예방할 수 있다는 것이다. 김치 유산균인 락토바실러스가 항바이러스 물질을 만들어 인플루엔자를 치료하는 효능이 입증되었기 때문이다. 또한 김치 유산균은 신체에 악영향을 미치는 소금의 효과도 억제하는 것으로 판명되었다. 그러면 왜 김치의 약효가 대단한지 그 재료의 주성분과 효능을 아래의 표를 통해 알아보자.

김치 재료의 주성분 및 효능

원료명	성분	효능
마늘	알린, 알리신	항균/항바이러스/항암
고추	캡사이신	비만 예방 및 완화/항산화
생강	진저올, 쇼가올, 진제론	항균/용혈작용
배추	시토스테롤	콜레스테롤 감소/항암
파	디알릴설파이드	항암/노화방지
기타 부재료	플라보노이드, 치오시아네이트	항산화/항암/면역증강

표에서 보는 바와 같이 김치에는 다양한 재료가 들어간다는 점이다. 이러한 재료의 효능과 동시에 숙성된 신 김치는 여러 가지 약효가 있는 것으로 계속 밝혀지고 있다. 최근에는 아토피 피부염이 완화되는 것이 밝혀졌다고 한다. 항산화, 항암, 비만 방지는 물론 피부의 노화도 방지해 주고 스트레스도 완화시켜준다. 갓김치는 뇌졸중을 예방하는 효과가 있는데, 갓에는 뇌졸중과 빈혈 예방에 좋은 엽산이 풍부하다. 또 갓에 풍부하게 포함된 황 화합물은 유방암이나 위암 등을 억제한다. 파김치는 체내 노폐물 배출에 도움을 준다. 숙성된 김치의 국물에는 1ml당 1억 마리의 유산균과 항암 물질이 들어 있다. 이 김치의 유산균은 대장의 발암물질을 억제하고, 섬유질은 암세포를 배출시킨다.

김치의 유산균은 김치를 발효시키는 역할을 하는데, 김치가 제대로 익으면 유산이 1% 정도 만들어진다. 이때 비타민 C도 가장 많고 맛도 좋다.

(2) 올리브유

올리브유는 LDL의 수치를 낮추고, HDL의 수치를 높여주는 불포화 지방산인 올레산을 77%나 함유하고 있어 각종 생활습관병을 효과적으로 예방해준다. 또 올리브유는 항산화 작용이 탁월한 비타민 E와 폴리페놀이 함유돼 있어 노화 방지에도 도움을 준다.

비록 올리브유가 건강에 유익한 기름이라 하더라도 기름이란 점을 상기할 필요가 있다. 동물성 기름뿐 아니라 식물성 기름도 췌장에 부담을 주므로 몸에 좋다는 이유만으로 다량 섭취해서는 안 될 것이다. 엑스트라 버진 올리브유는 발연점이 섭씨 160도 정도로 낮으므로 그 이상의 고온으로 가열할 경우 영양 성분이 타고, 발암물질인 '아크릴아마이드'나 독성 물질로 변하게 된다. 또한 활성산소도 대량으로 발생한다. 그러므로 조리할 경우 튀기지 말고 강한 불에 흔들면서 볶는 조리법을 선택하도록 한다. 하지만 탈산 · 탈색 · 탈취 공정을 거친 퓨어 올리브유를 사용하면 발연점이 섭씨 240도나 되기 때문에 튀김용으로도 가능하므로 경제적이라고 할 수 있다. 하지만 어떤 기름도 산패되는 온도를 넘기면 트랜스지방으로 변질될 가능성이 있으므로 각별히 주의할 필요가 있다. 즉, 엑스트라 버진 올리브유는 주로 샐러드나 무침용으로 사용하고, 퓨어 올리브유는 튀김이나 볶음용으로 사용하는 것이 좋다.

(3) 렌틸콩

렌틸콩은 2006년 미국의 저명한 건강전문지 〈헬스〉가 선정한 세계 5대 건강식품 중의 하나이다. 그 후 2009년에는 학술지 〈Diabetologia〉에서는 여러 관련 연구들을 종합 분석한 논문에서 다른 콩 종류와 함께 렌틸콩은 당뇨 환자의 혈당을 개선하는 효능이 있다고 보고한 바 있다. 렌틸콩을 유익하게 활용하는 방법으로는, 주재료인 토마토에 강낭콩과 렌틸콩을 넣으면 영양소와 항산화 물질이 풍부한 요리가 된다. 육류 대신 콩을 넣는 것이 특징이다. 렌틸콩은 특히 비타민 B 복합체 중 B_1, B_2, B_3, B_5, B_6가 다량 들어 있는 점이 다른 콩류와는 상이하다. 또 렌틸콩은 섬유질이 풍부하여 콜레스테롤 수치를 강하하고 혈당 수치도 강하하는 효과가 있다. 렌틸콩을 조리할 때는 물에 미리 불릴 필요 없이 물에 씻은 후 바로 사용하면 된다.

(4) 요구르트

요구르트의 중요성은 첫째, 대장의 연동 운동을 원활히 해줌으로써 변비를 예방하고 장내 가스가 차는 것을 완화해주며 둘째, 암 등 장 염증을 유발할 수 있는 병원균을 억제하여 장관을 보호하는 데 있다. 즉, 요구르트가 정장 작용을 한다는 것인데, 이는 요구르트가 장내 유익균의 증식을 돕는 반면 독성 물질을 만드는 유해균의 생육을 억제한다는 것을 말한다.

(5) 나토(natto)

나토는 우리나라의 청국장과 유사한 일본의 전통 발효 식품으로 발효시킬 때 고초균(枯草菌, Bacillus subtilis)의 일종인 나토균(Bacillus natto)을 이용한다.

나토는 저녁에 먹는 것이 다른 시간대에 먹는 것보다 더 효과적이라고 알려져 있는데, 이는 나토를 저녁에 먹음으로써 나토의 효과가 8시간 지속되는 밤중에 뇌경색이나 심근경색 등의 위험을 경감하고자 하는 의도에서 나온 발상이라고 알려지고 있다.

나토 역시 우리나라의 청국장과 같이 날것으로 먹어야 효과가 좋은데, 그것은 나토의 약효 성분이 열에 약하기 때문이다.

※ 가정에서 만들어 먹는 건강식품
(1) 홍삼

전통적인 인기 건강식품인 홍삼은 인삼에 비해 약리적 효과가 탁월하고 사람의 체질과 상관없이 효과가 있는 것이 장점으로 꼽을 수 있다. 하지만 가격이 만만치 않으므로 홍삼제조기를 사서 가정에서 직접 만들어 먹는 것도 좋다. 요즘은 4년근이나 5년근을 먹는 사람이 별로 없기 때문에 6년근 인삼으로 제조기 넣고 물과 함께 달이면 간단하게 먹을 수 있다. 즉, 수삼이나 건삼보다 홍삼으로 먹는 것이 좋고 흡수가 용이하다.

(2) 청국장

이제 청국장도 제조기만 있으면 각 가정에서 손쉽게 만들 수 있게 되었다. 그 효능이 탁월하므로 직접 만들어서 매일 생으로 섭취하면 건강을 유지하는 데 많은 도움이 될 수 있다.

(3) 요구르트

제조기 하나만 있으면 손쉽게 가정에서 만들 수 있는 전통적인 건강식품이다. 이 또한 우리의 건강을 보장해주는 식품임에 틀림없다.

※ 세계보건기구(WHO)가 발표한 세계 10대 불량식품

(1) 튀김

심혈관 질환을 유발하는 원인이 되며 발암물질을 포함하고 있다.

(2) 소금에 절인 식품

과다 섭취하면 고혈압을 유발하며 신장에도 부담을 준다.

(3) 과자류

식용 색소와 향료가 다량 포함돼 있다. 열량만 높고 영양소는 부족하다.

(4) 탄산음료

체내의 철분, 칼슘 성분을 소변을 통해 배출시킨다. 유해 색소도 다량 함유하고 있으며 체내의 비타민을 빼앗는다.

(5) 인스턴트식품

염분이 다량 포함돼 있고 방부제와 향료를 포함하고 있어 간에 손상을 줄 수 있다. 중요한 영양소는 없고 열량만 있을 뿐이다.

(6) 육가공품

발암물질의 하나인 아질산염과 방부제를 다량 포함하고 있으며 간에 부담을 준다.

(7) 통조림 식품

생선, 육류, 과일류를 모두 포함하며 비타민을 파괴하고 단백질을 변질시킨다.

(8) 설탕에 절인 식품

설탕뿐 아니라 소금에 절인 식품도 포함된다. 발암물질인 아질산염을 포함하고 있다. 염분 농도가 너무 높고 방부제, 향료도 포함하고 있다.

(9) 아이스크림, 아이스케이크류

당도가 너무 높아 쉽게 비만해질 수 있다.

(10) 숯불구이류

불에 구운 닭다리 한 개는 담배 60개비의 독성과 맞먹는다고 한다.

23장
효소

효소란 무엇을 말하는가

효소란 음식물의 소화 및 인체의 생명 유지에 중요한 역할을 하는 활성화된 단백질로서 음식물을 영양소로 분해하고 흡수되는 것을 도와 각종 대사 작용을 정상적으로 만들어주는 물질을 말한다.

효소는 색상이 없고 투명하며 1억분의 1밀리에 불과한 단백질 조각으로서 수정과 같이 4각형, 5각형 또는 원 모양을 하며 육안으로는 식별이 불가능하고 전자현미경으로나 볼 수 있는 물질이다.

효소는 생명을 유지하는 기본 물질로서 생물은 효소 없이는 단 한시도 생명을 유지할 수 없다. 즉, 한시도 쉬지 않고 진행되는 모든 생화학 반응이 효소를 매개로 하는 촉매 작용에 의해 이루어지는 것이다. 기계를 정비하는 데 기름이 필요하듯 인체에는 효소가 필요하다. 인체는 초정밀 기계나 다름없는데, 효소는 우리 몸안에서 파괴된 세포를 제거하고 건강한 세포를 만드는 데 윤활유와 같은 역할을 한다. 다시 말해 효소는 우리 몸속에서 소화, 노폐물 배출, 해독, 살균 작용이 잘 이뤄지게 돕는다.

필수 영양소인 비타민이나 미네랄도 이 효소 없이는 아무 기능도 할 수 없다. 우리 인체에서 효소가 얼마나 중요한지 짐작할 수 있다. 그야말로 효소는 인체에서 '생명의 촉매' 역할을 하고 있는 것이다.

우리 인체의 60조 개나 되는 세포를 관리하는 효소는 약 300만 개나 되는 역할을 수행하고 있다. 우리가 아무리 다양하게 생식을 해도 역부족인 것은 사실이다. 따라서 소식과 더불어 효소 제품을 보충해주면 우리의 체내 환경을 건강하게 만들 수 있을 것이다.

나이가 40을 넘어서면 효소가 급감하고 체력도 하강하기 시작한다. 게다가 과식, 스트레스, 각종 공해에 시달리다 보면 효소가 고갈되기 마련이다. 효소는 음식의 소화, 흡수, 분해, 노폐물의 배출, 유독 물질의 분해 및 해독, 혈액의 정화, 세포의 부활, 항균 등 각종 역할을 하는데, 부족하거나 고갈되면 이러한 역할을 제대로 수행할 수 없게 된다. 결국 면역력의 약화로 인해 질병을 초래하게 된다.

우리가 질병을 초래하게 된 배경에는 반드시 그 원인이 있게 마련이다. 즉, 우리는 인공 감미료 등 각종 첨가물이 많이 들어 있는 몸에 나쁜 음식을 가리지 않고 섭취하기 때문인 것이다. 그런 식품류에는 효소가 있을 리 만무한 것이다.

우리는 효소가 고갈되기 전에 미리 외부에서 효소를 보충해줘야 한다. 효소는 주로 과일, 채소, 곡물에 많이 들어 있다. 하지만 우리는 굽고, 튀기는 등의 조리를 거친 가공식품이나 육류를 주로 먹어 효소를 제대로 섭취하지 못하고 있다. 생식을 한다거나 최근 열풍이 불고 있는 효소 제품이나 발효 효소 음료를 보충해서 마시면 건강에 좋을 것이다.

효소의 역할

우리가 섭취한 음식물은 입, 위, 췌장에서 분비된 효소의 작용에 의해 분자 단위로 분해되어 영양소로 전환된 후 간, 근육에 저장되며, 이러한 영양소는 폐에서 산소와 혼합되어 혈관을 통해 몸 전체로 이동된다.

이와 같이 체내 전반으로 보내진 영양소와 산소는 인체 활동의 에너지와, 세포를 새로 만드는 원료로 사용된다.

이러한 과정은 효소와 비타민, 미네랄의 공동 작업으로 형성되는 것이다. 즉, 비타민과 미네랄이 조효소로서 효소의 작용을 돕는 것이다.

우리 인체에는 60조 개의 세포가 있는데, 이 중 엄청난 수의 세포가 매일 죽고 새로 탄생한다.

그러므로 이러한 엄청난 일을 수행하는 효소가 부족할 경우 신진대사에 지장이 초래되고, 면역력이 약화되는 것이다. 효소를 보충하여 면역력을 키워야 하는 이유가 바로 여기에 있는 것이다.

효소의 6대 생리 작용

(1) 소화·흡수 작용

우리가 음식을 섭취하면 위장, 소장을 거치면서 프티알린, 펩신, 트립신, 에렙신, 라이페이스와 같은 여러 종류의 효소가 나와 각종 영양소를 분해하여 흡수하기 쉬운 상태로 만들어 세포의 영양분 및 각 장기의 에너지로 흡수시킨다. 또한 소화 흡수 기관에서 여러 효소를 만들어 혈액을 통해 신체 전체의 필요한 곳으로 보낸다.

(2) 분해·배출 작용

효소는 질병이나 염증 부위의 노폐물이나 세포에 쌓인 노폐물을 분해하여 땀이나 소변으로 배출시키는 작용을 한다. 또한 산성 체질 시 나타나는 주원인 물질인 피루브산[초성포도산]과 젖산을 분해하기 때문에 피로를 회복시킴과 동시에 권태감을 없애주고, 신경에 영양분이 되는 물질을 체내에서 생성되도록 도와주며 체내의 모든 영양분을 관장하여 에너지가 생성되도록 촉진시켜준다.

(3) 항염·항균 작용

염증이 발생하면 효소가 백혈구를 운반하고 그 활동을 도와 상처받은 세포의 치유력을 높여주고 소염작용을 촉진한다.

(4) 해독·살균 작용

간 기능을 강화시켜 외부에서 들어온 독소를 해독시키고, 화농균에 대해서는 강력한 살균작용을 한다.

(5) 혈액 정화 작용

혈액 속의 독소와 노폐물을 분해하여 배출한다. 또한 콜레스테롤을 용해하여 약알칼리성의 혈액으로 개선하며 혈류의 흐름을 좋게 한다.

(6) 세포 부활 작용

낡은 세포와 새로운 세포를 교체한다. 따라서 이와 같은 여러 작용에 의해 인체의 체내 환경이 정비되고 자연치유력이 강화되어 젊음과 건강이 유지될 수 있는 것이다.

효소의 특징

현대인의 식생활에는 정백식품, 가공식품, 각종 첨가물로 오염돼 있어 효소가 없는 것이 특징이다. 효소의 중요성이 강조되면서 각종 제품이 쏟아져 나오지만 현대인의 식생활을 보충하기엔 역부족이다. 즉, 식품 자체에 있는 효소를 섭취함으로써 부족한 효소를 보충해주지 않으면 만성 질환을 유발하기 쉽다.

효소는 질병을 치료하는 만병통치약은 아니지만 음식물의 소화·흡수를 돕고 체내의 노폐물과 독소를 배출해 신진대사를 활성화시키는 데 있어 없어서는 안 될 물질이다.

생식을 비롯해서 각종 채소, 과일 등 자연식품 자체에 들어 있는 효소를 매일 먹는 것이 급선무인 것이다. 이와 같이 일상적인 식생활에서 제대로 효소를 보충해 주기만 해도 우리 인체는 각종 질병으로부터 안전을 유지할 수 있을 것이다.

우리는 평소의 잘못된 식생활과 각종 공해, 가공식품 등의 피해로 인해 발병의 원인이 되는 산성 체질로 기울어져 있는 상태가 대부분일 것이다. 그렇기 때문에 올바른 식생활로 전환하여 체질을 약알칼리성으로 바꿔줘야 한다.

체질 개선의 중요성이 바로 여기에 있는 것이다. 일단 체질이 개선되어 약알칼리성으로 되면 질병에 대한 저항력이 생겨서 질병에 걸릴 확률이 줄어드는 것이다. 즉, 체내에 효소가 풍부하기 때문에 자연치유력이 향상되는 것이다. 자연치유력이야 말로 내 몸안에 있는 의사나 다름없는 것이다.

우리는 이 자연치유력을 향상시키기 위해 매일 효소가 듬뿍 든 채소와 과일을 섭취하는 동시에 발효식품인 청국장, 김치, 요구르트 등도 매일 섭취하고, 효소가 없는 육식, 화식, 가공식품 등을 멀리해야 할 것이다.

하지만 몸에 나쁜 식품을 의도적으로 배제하지 않은 채 과거의 식사 패턴에 젖다가는 언젠가는 체질이 산성화로 기울어 약국이나 병원의 문을 두드리는 사례가 나타날 것이다. 내 몸은 내가 관리해야지 누구에게 고쳐달라고 의지한단 말인가?

이 시대에 왜 자연의학이란 말인가? 할 정도로 현대의학이 자연의학을 과소평가하지만 현대의학으로 고치지 못하는 질환이 어디 한두 가지인가?

우리는 의사에게 매달리기 전에 자신의 몸안에 자신의 몸을 고칠 수 있는 자연치유력을 풍부하게 갖출 필요가 있는 것이다. 즉, 약을 찾지 않을 정도로 면역력을 충분히 기를 필요가 있는 것이다. 바로 자연이 이 면역력을 가져다 주는 것이다. 채소도 자연이고, 생식도 자연이고, 과일도 자연이다. 또한 발효식품도 자연인 것이다. 양약을 찾지 말고 자연에서 생산되는 자연 그대로의 약을 먹자는 것이다. 그 속에는 온갖 영양소가 듬뿍 들어 있기 때문이다. 자연 치유력을 길러주는 각종 비타민과 미네랄, 섬유질 그리고 최근 붐을 일으키고 있는 식물영양소까지 그야말로 이것이 약이 아니고 뭐란 말인가! 의성 히포크라테스는 음식으로 못 고치는 병은 약으로도 못 고친다고 하였다. 중국 고대의 사고방식인 의식동원이라는 말과 같이 음식이 바로 약인 것이다.

화식, 가공식품, 정크식품으로 체내 효소를 소모시키지 않아야 한다

통계에 의하면 우리 식탁에 올라온 음식물의 90%에는 효소가 없다고 한다. 가공된 음식과 조리된 음식에 효소가 없기 때문이다.

효소는 단백질이기 때문에 온도가 상승함에 따라 단백질의 열변성이 일어나 활성을 가진 효소의 농도가 감소되어서 반응 속도가 지연된다. 다시 말해 섭씨 45도 정도까지는 반응 속도가 온도와 함께 증가하지만, 45도 이상에서는 열변성이 문제가 되어 55도가 되면 촉매 능력을 잃게 된다.

가공식품에는 효소가 없으며 게다가 가공식품에 들어 있는 각종 식품 첨가물이 더 큰 문제가 된다. 맛을 좋게 하고 색깔을 보기 좋게 하며 부패하지 않게 하기 위해 각종 방부제, 색소, 향료 등이 첨가되고 있다.

이러한 인체에 유해한 이물질을 분해해 체외로 배출하는 것 또한 효소가 하는 역할 중 하나다. 따라서 효소를 소모시키지 않기 위해 이러한 효소가 들어 있지 않은 음식을 배제하고 효소가 듬뿍 든 채소와 과일 등을 항상 섭취해야 할 것이다.

효소로 면역력을 높이는 방법

(1) 먼저 채소류를 먼저 먹는 식사 순서를 지킨다.

(2) 섬유질을 충분히 섭취한다.

(3) 소식 위주로 위를 약 70% 정도로 채운다.

(4) 활성산소의 발생을 최소화할 수 있는 방법을 찾는다.

(5) 아침 식사는 채소나 녹즙으로 하고 과일은 최소화한다.

멸균된 가공식품은 체내 효소를 고갈시킨다

고온에서 멸균 처리된 가공식품에는 효소가 들어 있지 않다. 유통 과정에서 발생할 수 있는 부패를 방지하기 위해 완전 멸균 처리를 하지 않을 수 없는 것이다. 우리 인체에 절대적으로 필요한 효소가 완전히 사멸되는 것이다. 효소가 없으면 소화가 되지 않는다. 이 사실을 성인들도 모르는 경우가 허다한데 우리 아이들이 알 리가 없다. 우리 아이들은 효소가 없어서 소화도 안 되는 과자, 청량음료, 튀김, 인스턴트식품, 패스트푸드와 같은 정크 푸드를 무분별 선호하고 있는 실정이다. 이와 같은 불량 식품이 인체에 들어오면 우리 인체는 그러한 것들을 소화시키느라 잔존해 있는 효소를 동원하지 않을 수 없게 된다. 그러므로 체내 효소는 부족하게 되어 어린 시절부터 모든 질병에 노출되기 시작하는 것이다.

10대를 기준으로 볼 때 인체에 잔존하는 효소의 양은 약 70%나 되지만 안심해서는 안 된다. 따라서 현명한 부모가 되려면 이러한 사실을 자각하고 자녀에 대한 선도를 게을리하지 말아야 할 것이다.

체내 효소 40대부터 고갈되기 시작한다

인체의 소화와 대사에 반드시 필요한 효소는 나이가 들수록 부족해지기 시작한다. 특히 40대 이후부터는 효소뿐 아니라 인체의 모든 기능이 하향 곡선을 그리기 시작한다. 그러므로 우선 소식 등으로 효소가 부족해지지 않도록 해야 하고, 그 다음 체외에서 효소를 보충해주어야 한다. 효소가 부족해지면 면역력 등 체내 환경이 열악해져서 각종 생활습관병의 위험에 노출되고 만다.

특히 과식할 경우 효소가 부족해 섭취한 음식을 다 분해하지 못하게 되기 때문에 소화되지 못한 찌꺼기들은 독소로 변하게 된다. 이때 발생한 독소들은 혈관을 타고 온몸에 퍼져 각종 질병의 온상이 되는 결과를 초래한다.

과식으로 면역 기능에 써야 할 대사효소마저 소화에 투입되므로 면역계에 이상이 생기게 된다. 사실, 체내에 효소만 충분해도 또한 외부에서 효소가 풍부하게 함유된 식품을 섭취만 해도 생활습관병은 생기지 않는다. 외부에서 효소를 섭취하는 방법에는 ㉠ 채소와, 과일(식전 30분, 식후 1시간) 및 ㉡ 발효식품인 청국장, 김치(충분히 발효된 시큼한 김치 및 김치 국물), 요구르트 등이 있다. 특히 청국장은, 콩(검정콩이 좋다)을 발효시키면 미생물은 콩의 다양한 영양소를 분해하기 위해 다양한 효소를 만들어낸다. 즉, 콩 속의 당분인 제니스틴(genistin)이 발효되면서 당이 떨어져 나가 제니스테인(genistein)이라는 물질로 만들어진다. 이 물질은 유방암 및 전립선 암세포의 성장을 억제할 뿐 아니라 암세포의 세포자살(apoptosis)을 유도한다. 따라서 콩 속의 제니스틴보다 발효로 만들어진 청국장의 제니스테인이 암 예방 효과가 훨씬 크기 때문에 암 예방용으로 청국장을 매일 생으로 두 숟갈 정도 먹는 것이 좋다. 청국장 발효 때 묵은 콩(전년도에 생산된 콩)은 발효가 잘 되지 않으므로 해콩을 사용하여 청국장을 만든다. 이와 같이 생 채소, 생 과일, 발효식품을 먹으면 효소를 충분히 보충할 수 있다. 현재 시중에 효소 제품이 많이 나와 있지만 우선 집에서 상기한 식품부터 섭취할 필요가 있다. 체내 효소의 양은 나이와 더불어 계속 하강하기 때문에 이상 신호가 찾아오기 전에 미리 효소를 충분히 보충해 주어야 할 것이다.

※ 전통적 발효 식품인 천연 보약 검은콩청국장

'팔방미인' 검은콩청국장의 효능을 열거하면 다음과 같다.

(1) '제니스테인'이란 물질은 유방암, 결장암, 직장암, 폐암, 전립선암 등에

효능이 있다.

(2) 레시틴과 단백질 분해효소는 혈전이나 콜레스테롤을 용해해 뇌졸중에 효능이 있다.

(3) 레시틴이 분해하면 콜린이 생성되는데, 이 물질은 치매 환자에게 부족한 아세틸콜린이란 신경 전달 물질을 증가시킨다.

(4) 바실러스균에 의해 만들어진 청국장이 아미노산을 만들어 고혈압의 발생 인자인 안지오텐신 전환 효소의 활성을 억제해 혈압을 강하시킨다.

(5) 풍부한 비타민 B_2는 알코올 분해를 촉진시켜 간 기능을 좋게 한다.

(6) 아르지닌이란 물질은 혈관를 확장하여 혈류를 증가시키는 일산화질소(NO)의 전구체이다.

(7) 100g에 칼슘이 90mg이나 들어 있어 골다공증을 예방한다.

(8) 변비, 설사를 예방해준다.

(9) 소화가 안 되고 장내에 노폐물이 남아 이상 발효를 일으켜 유독 가스가 찰 때 이 이상발효를 억제하는 작용을 한다.

(10) 심장병이나 뇌졸중의 원인이 되는 혈전을 녹여주는 효소가 다량 함유돼 있다.

(11) 섬유질이 풍부해서 당의 흡수가 천천히 일어나도록 돕고, 트립신 억제제와 레시틴은 인슐린 분비를 촉진시킨다.

(12) 트립신 억제제는 항암, 항당뇨 등의 역할을 한다.

(13) 레시틴은 내장의 독소를 청소하는 동시에 피부의 노화도 막아준다.

(14) 100G당 8.6mg의 철분이 들어 있고, 악성 빈혈을 방지하는 비타민 B_{12}도 들어 있어 빈혈을 막아준다.

이렇게 보약과 다름없는 청국장도 국이나 찌개에 넣으면 안 된다. 청국장을 끓이면 청국장에 함유된 소화 효소와 혈전 용해 효소가 완전히 파괴되기 때문에 소기의 효과를 기대할 수 없다. 정 넣어서 먹고 싶다면 식힌 후에 넣으면 된다. 그러니까 아예 생청국장으로 한 번에 두 숟갈 정도 먹는 것이 좋겠다.

그런데 청국장의 효능을 보면 해콩으로 만든 것이 묵은 콩보다 암 예방 효과가 2배 정도 뛰어나고, 바실러스균을 넣지 않은 것보다 균을 넣거나 짚을 이용하여 만든 것이 암 예방 효과가 2~3배 정도 높았다는 연구 결과와, 청국장을 만든 후 죽염을 2~7% 처리한 것이 다른 소금을 넣거나 소금을 전혀 넣지 않은 것보다 암 예방 효과가 컸다는 연구 결과가 있다는 점에 유의한다.

※ 검은콩의 약효

영양 덩어리인 검은콩에는 여성호르몬인 에스트로겐과 유사한 작용을 하는 아이소플라본이라는 물질이 메주콩보다 약 4배 이상 들어 있다. 검은콩에는 각종 비타민도 풍부할 뿐 아니라 혈관을 강화해주는 불포화지방산도 있다. 또 사포닌은 유해한 과산화지질이 축적되는 것을 막아준다. 검은콩에는 육류보다 풍부한 단백질도 들어 있는데, 이 단백질은 피부 탄력 섬유인 콜라겐의 재료가 된다.

※ 항암 효과 탁월한 재래된장

된장의 항암 효과에 대해서는 어제오늘에 화두가 된 것이 아니다. 오래 전부터 이미 된장의 효능이 알려져 있지만, 최근 부산대 식품영양학과 박건영 교수의 연구 결과에 따르면 5년 된 발효 된장의 항암 효과가 가장 탁월하다고 한다. 콩을 발효시켜 만든 음식에는 된장, 간장, 고추장, 청국장 등이 있다. 이 중에서 특히 재래된장의 항암 효과가 가장 좋은 것으로 밝혔는데, 쥐를 통한 실험을 통해 그는 3개월 발효된 재래된장에 비해 2년 된 된장이 암세포의 확산을 막는 데 3배의 효과가 있는 것으로 밝혔으며, 된장의 묵은 햇수 중에서는 5년 정도 되는 것이 항암 효과가 가장 탁월했다고 밝혔다.

우리가 식물성 단백질의 보고(寶庫)로 권장하고 있는 콩에는 사포닌, 식이섬유, 불포화 지방산, 비타민 E 등의 인체에 유익한 영양소가 다량 함유돼 있다. 특히 콩에 함유된 제니스틴은 된장이 발효되면서 제니스테인이라는 물질로 전환되는데, 이 물질은 암세포가 성장하는 과정을 차단하고 암세포의 세포자살(apoptosis)을 유도하기 때문에 항암 효과를 기대할 수 있다. 즉, 콩이 발효되면서 일반 콩보다 더 많은 항암 물질을 생성하게 되는 것이다. 게다가 된장이 발효되면서 갈변하는 색소 또한 발암물질을 제거하는 효능이 있는 것으로 입증되었다. 평소 건강을 위해 우리의 전통 재래 된장을 자주 먹어야 할 이유가 바로 여기에 있는 것이다.

인체 내 효소의 양

체내 효소의 양은 한정돼 있으므로 효소를 다 사용해 버리면 세포나, 효소를 분비하는 장기는 피로해져 질병을 유발하게 된다. 그러므로 효소가 고갈되기 전에 식습관 등을 개선하여 생활습관병에 걸리지 않도록 만전을 기해야 한다. 그리고 체외에서 효소(채소, 과일, 발효식품)를 많이 보충해주어야 한다. 우리가 질병에 걸리는 이유는 대사효소가 제 기능을 다하지 못하기 때문이다. 즉, 과량의 음식을 소화시키느라 소화효소뿐 아니라 대사 기능을 담당하는 대사효소까지 모조리 동원되기 때문이다. 과식은 중노동이라는 사실을 망각해서는 안 된다. 즉, 효소가 과량의 음식을 소화시키느라 중노동에 시달리게 되는 것이다.

연령대별 효소의 양

(영유아기 때의 효소의 양을 100%로 기준해서 설정한다)

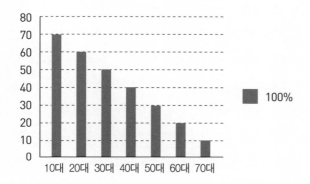

도표에서 확인할 수 있듯이 70대 이상으로 올라가면 효소가 거의 고갈 상태에 이르게 되는 것이다. 다시 말해 효소의 양이 줄어들기 때문에 체형에 변화가 나타나는 것이다. 그러므로 효소가 풍부한 채소와 과일부터 매일 적극적으로 섭취해야 인체의 노화를 지연시킬 수 있다.

효소 부족 시 발생하는 증상

(1) 식후에 권태감, 졸림, 트림, 가스 등이 발생한다.

(2) 피부가 거칠어지는 증상이 나타난다.

(3) 위가 아프고 불쾌감이 생긴다.

(4) 생리통과 생리 불순이 있다.

(5) 불면증이 생긴다.

(6) 몸이 어지럽다.

(7) 배설물에 악취가 난다.

(8) 아토피가 생긴다.

(9) 복부가 팽만하고 경련이 일어난다.

⑩ 두통이 생긴다.

각종 요인에 의해 효소가 파괴되면 질병의 발생률이 높아진다

효소가 파괴된 식품을 섭취하거나 체내에 효소가 부족하면 소화가 잘 안
되어 속이 더부룩하고 배변 활동도 신통치 못하게 된다. 장에서 분해되지 않
은 음식물 찌꺼기가 쌓여 한데 뭉쳐서 숙변이 되어 변비가 발생한다. 이런 장
내 환경에서는 유익균보다 유해균이 왕성하게 번식하여 부패되면서 독소가
발생하게 된다. 이 독소들은 암을 유발하고 혈액에 흡수되어 독성을 나타내거
나 혈액 순환을 방해하므로 산소와 영양소의 흡수를 차단하게 되어 각종 질병
을 유발한다. 각종 요인에 의해 체내 효소가 파괴되어 질병이 유발되는 과정
을 표시하면 다음과 같다.

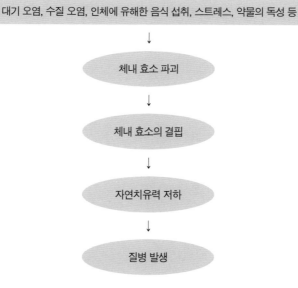

집에서 만들어 먹는 효소액

집에서 만들어 먹는 효소액도 몸에 부족한 효소를 보충해 신진대사를 촉진시켜 신체 기능이 활성을 갖도록 해준다.

그런데 우리가 통상 집에서 만드는 효소라는 것은 설탕 시럽인 경우가 대부분이다. 즉, 재료와 설탕량을 1:1로 하는 경우 때문이다. 그러므로 재료의 수분 함량에 따라 설탕의 양을 30%~60%로 조절하여 발효시켜야 한다. 그러면 그 종류에 대해 알아보자.

(1) 미나리 효소: 간의 해독 기능을 돕는다.

(2) 매실 효소: 자양 강장과 천연 항생제 역할을 한다.

(3) 솔잎 효소: 혈당 수치를 낮추는 글리코키닌과, 심혈관을 강화하는 루틴이 함유돼 있다.

(4) 쑥 효소: 소화를 촉진하고, 혈행을 개선하여 냉증을 치료한다.

(5) 생강 효소: 몸을 따뜻하게 한다.

체내에 효소를 공급하는 방법

효소가 풍부한 식품 속에는 조효소인 비타민과 미네랄은 물론 각종 항산화 물질, 각종 식물영양소가 듬뿍 들어 있다.

인체에 효소를 보충하기 위해서는 효소가 풍부한 식품을 섭취해야 한다. 평소 부족하기 쉬운 효소를 보충하는 방법을 열거하면 다음과 같다.

(1) 채소, 과일, 해조류와 같은 식품의 생식 섭취를 생활화한다.

(2) 된장, 간장, 식초, 김치, 청국장과 같은 전통 발효 식품의 섭취를 생활화한다.

(3) 효소음료, 분말 효소 등과 같은 효소가 풍부한 발효 식품의 섭취를 생활화한다.

장내 세균 소고(小考)

사람의 장 점막에는 무려 100조 마리나 되는 세균이 살고 있는데, 이 100조 마리의 세균이 우리 인체의 면역력을 좌우하는 것으로 알려져 있다. 다시 말해 면역 세포의 70% 정도가 장(腸)에 있는데, 좋은 음식 섭취로 장 관리를 잘하여 면역력을 높여야 하는 이유가 바로 여기에 있다고 하겠다. 장 관리를 잘하는 것이 바로 자신의 건강관리를 잘하는 것과 같기 때문이다. 그 세균의 종류만 하더라도 400~500가지이며, 균의 무게는 약 1~1.5kg 정도가 된다고 한다. 그런데 장내 세균은 우리 몸에 유익한 작용을 하는 유익균[비피도박테륨(bifidobacterium) · 락토바실러스(lactobacillus) · 락토코커스(lactococcus) · 엔테로코커스(enterococcus) 등], 질병을 유발하는 유해균(베이요넬라 · 대장균 · 클로스트륨 등) 그리고 기능이 뚜렷하지 않은 박테로이즈 · 유박테륨 등과 같은 중립균으로 세분할 수 있다.

그런데 사람에 따라 이들 세균의 구성 비율이 다소 차이가 있지만 대체로 유익균과 중립균이 많은 비중을 차지하며 유해균도 일정 비율로 존재한다. 하지만 평소 나쁜 식습관 등의 원인으로 유해균이 평소보다 증가하면 건강에 문제가 생기게 된다. 그 결과 장에 각종 독소가 쌓이면 림프구의 면역 기능이 저하된다. 평소 우리가 식사를 할 때, 특히 고지방 성분이 함유된 식사를 하면 유해균의 수가 늘고, 유익균의 수가 감소하는 현상이 나타나게 된다.

그러면 유익균의 수를 늘리는 방법은 없을까. 그 방법을 찾아보자. 그 첫째 방법은 유익균의 증식을 돕고 유해균의 증식을 막는 프로바이오틱스(probiotics)를 섭취하는 것이고, 둘째는 유익균의 먹이가 되는 프리바이오틱스(prebiotics)를 섭취하는 것이다.

프로바이오틱스란 건강에 도움을 주는 살아 있는 균을 말하는데, 이에는 요구르트, 김치, 된장, 청국장 등과 같은 것이 있다. 평소 발효 식품을 자주 섭취해야 할 이유가 바로 여기에 있는 것이다. 프리바이오틱스란 유익균의 먹이가 되는 영양소를 말하는데, 여기에는 섬유질이 특히 많이 함유된 해조류, 고구마, 셀러리, 양배추 등과 같은 식품과, 프럭토올리고당, 즉 난소화성 탄수화물이 함유된 당근, 콩류 등과, 이눌린 성분이 함유된 돼지감자, 우엉, 야콘 등이 있다. 평소 식사 때 이러한 식품을 상식하면 유익균이 장내에 정착하는 데크게 기여할 수 있다. 하지만 이러한 식품만 섭취하는 한편 무분별한 항생제의 남용, 과음, 스트레스, 인공 감미료, 설탕, 액상과당 등과 같은 유해 식품을 피해야 유익균을 늘릴 수 있고 유해균이 증식하는 것을 막을 수 있다. 그런데 이런 양면성의 번거로움을 덜어주는 차원에서 프로바이오틱스와 프리바이오틱스를 동시에 섭취할 수 있는 제품이 최근에 개발되었다. 즉, 젖산균 음료에 프럭토올리고당을 첨가한 신[심]바이오틱스(syn[sym]biotics) 제품이 출시된 것이다.

장내 유익균(probiotics)의 수가 감소하면 암 발생 가능성이 높아진다
※ 장내 유익균이 감소하는 이유

(1) 우유, 양식 물고기, '닭 공장'의 닭 등으로부터 간접적으로 섭취하는 항생제가 문제가 된다. 이와 같은 항생제는 체내의 1.5kg이나 되는 유익균과 유해균을 무분별 살상한다. 과일과 채소의 잔류농약, 가공식품의 방부제, 과자류에 포함된 당분, 위산을 중화시키는 제산제, 식수에 잔존하는 염소 등은 모두 유해균의 증식을 돕는다. 우리는 대체로 이러한 환경에 노출돼 있다. 유해균이 증가하면 암, 당뇨, 이상지질혈증, 면역력 악화, 아토피 증가 등 각종 질환에 노출된다. 그러므로 유해균의 증식을 억제하고 유익균의 수를 증가시키기 위해 식이 섬유가 풍부한 과일과 채소를 상식하고 유해균이 증식하는 환경에서 벗어나도록 노력해야 한다. 최근에는 유산균을 직접 섭취하는 상품이 개발돼 있으므로 적극 활용하면 좋은 결과를 볼 수 있을 것이다.

24장
해독 식품

　우리가 살아가는 주변 환경에는 눈에 보이는 독성 물질도 많지만 눈에 보이지 않는 오염 물질도 수없이 많다. 그런데 우리는 어쩔 수 없이 이런 환경 속에서 살아가지 않을 수 없는 것이다. 그렇기 때문에 이와 같이 만족할 수 없는 환경 속에서 먹고 마시고 호흡하는 동안 그런 오염 물질이 체내에 쌓이고, 그것이 결국 각종 생활습관병 등으로 나타나게 된다. 그러므로 이런 독성 물질을 배출하지 않고서는 건강한 생활을 유지할 수 없다. 즉, 체내에 축적된 독성 물질을 제거해야 건강을 유지할 수 있다는 얘기다.

　우리는 우리의 인체가 건강을 유지하기 위해서 뭐니 뭐니 해도 해독을 최우선 과제로 삼아야 할 것이다.

　해독을 소홀히 하면서 질병을 치료해본들 아무 소용이 없다는 사실을 인식할 수 있게 된다. 즉, 질병의 뿌리는 그냥 놔 둔 채 임시방편으로 치료의 흉내만 내다가는 결국 질병을 악화시키는 결과가 나타나고 말 것이다.

　비록 우리의 몸은 스스로 해독하고 치유하는 능력이 80%나 된다고는 하지만, 자동차의 배기가스, 공기 중의 미세 먼지, 식품 첨가물로 범벅된 음식물 등이 우리의 자정 능력을 떨어뜨리고 있다. 체내에 들어온 노폐물이 배출되지 않고 쌓이면 그것이 부패하여 독소를 발생시킨다. 이러한 독소는 면역력을 약화시킬 뿐 아니라 알레르기, 비만, 소화 불량 등 각종 질환을 야기하기까지 한다.

그러므로 독소를 제거해 몸을 정화하는 것이 건강의 첫 걸음이자 질병 예방의 지름길이라 할 수 있을 것이다. 즉, 제독(除毒)이 선행되어야 하는 것이다. 소우주나 다름없는 우리의 몸도 우주의 원칙에 따라 '내보내는 것, 즉 배출'이 선행되어야 건강할 수 있는 것이다.

또한 업무로 인한 갈등과 긴장감, 대인 관계의 스트레스 등도 우리의 자연 치유력을 감소시키고 있다. 그 결과 두통이 생기고 소화가 안 되는 등 각종 증상이 유발하게 되는 것이다. 이럴 경우 두통약이라든가 소화제를 사 먹을 것이 아니라 근원이 무엇인지 살펴봐야 한다.

즉 피로한 것인지, 스트레스를 받은 것인지, 불량 식품을 먹은 것인지 점검해봐야 하는 것이다. 다시 말해 과도한 활성산소를 발생시킴으로써 몸이 피폐해지고 있는 것은 아닌지를 직감해야 한다. 해독이 필요한 것이다. 해독은 '디톡스(detox)'라는 말로 사용되기도 하지만 원래는 중금속, 마약, 알코올에 중독된 자에게 해독제를 투여해 치료하는 것을 말하는데 최근 그 의미가 확대돼 체외에서 유입된 유해 물질뿐 아니라 체내의 활성산소와 노폐물의 제거도 포함시키고 있다.

그런데 해독 식품 중에서 물이 단연 최고의 해독제란 사실을 간과해서는 안 될 것이다. 물은 인체의 대사를 돕고, 산소와 각종 영양분을 운반하며 불필요한 노폐물을 배설해주기 때문에 인체를 해독하는 중요한 역할을 한다. 그러기에 하루에 최소 8잔의 물을 마실 것을 권장한다.

대표적 해독 식품

해독 식품의 대표적인 효능을 열거하면 다음과 같다.

(1) 마늘: 항암, 살균 작용

(2) 생강: 발한, 살균, 항궤양

(3) 검은콩: 유방암, 전립선암 예방

(4) 토마토: 전립선암 예방

(5) 청국장: 장내 이상 발효 억제, 당뇨병 예방

(6) 대추: 불면증 예방

(7) 파래: 빈혈 예방

(8) 부추: 활성산소 해독

(9) 심황[카레]: 항암, 항종양

(10) 곤약: 혈당 강하, 비만 예방

(11) 오미자: 기침 진정

(12) 우엉: 혈당 강하, 변비 예방

해독 요법

(1) 혈액 해독, 킬레이션 요법

이 요법은 수은, 납, 구리, 카드뮴과 같은 유해 중금속을 배출시키는 치료법으로서 동맥에 합성 아미노산의 일종인 킬레이드제 EDTA(ethylenediamine tetraacetic acid)를 떨어뜨려 유해 중금속을 체외로 배출시키는 것이다. 이 방법은 3시간 간격으로 EDTA를 혈관에 주입하는 것으로 탁월한 효과가 입증되었다고 한다. 혈중 유해 중금속은 면역력의 저하는 물론 고혈압, 암 등을 유발하는 인자로 활성산소도 만든다. 최근에는 다이어트, 미용 등에 이용되고 있다고 한다.

(2) 대장 해독

대장에 쌓인 숙변을 제거하고 독소를 배출하는 것이 대장 해독 요법의 관건이 된다. 그렇기 때문에 평소 대장에 숙변이 쌓이지 않도록 섬유질을 충분히 섭취하는 것이 무엇보다도 중요하다. 변이 대장 내에 오래 정체되면 그 독소가 체내에 다시 흡수된다. 이럴 경우 두통이나 다른 통증도 생기기 마련인데, 이런 상태가 지속되면 변비는 만성화하게 된다. 그래서 변비를 만병의 근원이라고도 부르는데, 그것은 대장에 오래 정체된 노폐물이 가스와 독소를 발생하여 혈액을 오염시키기 때문이다.

그러므로 우선은 이러한 독소를 최소화할 필요가 있다. 즉, 인체에 독이 되는 물질이 가장 적게 포함된 식품을 선택해서 섭취해야 한다는 것이다. 오염되지 않은 자연식품으로 선택하되 그것도 소량 섭취해야 한다. 다시 말해 대장에 독이 쌓이는 양이 최소화될 수 있도록 해야 한다는 말이다.

특히 현미 같은 음식은 천천히 꼭꼭 씹어 먹어야 소화가 잘 되는데 만약 잘 씹지 않으면 소화가 덜된 음식물이 대장을 통과하는 사이 부패하게 된다. 따라서 섬유질과 수분을 다량 함유하고 있는 채소와 과일을 충분히 섭취한다. 또한 생수를 매일 2L 정도 마시는 습관을 생활화하는 것도 중요하다. 섬유질이 좋다고 섬유질만 과량으로 섭취할 경우 효소가 부족하게 되므로 섬유질이 분해되지 않는다. 그 결과 과량의 섬유질로 인한 새로운 찌꺼기가 장내에 쌓여 장내 환경이 극도로 악화된다. 체내에 효소가 충분해야 섬유질도 도움이 되기 때문에 효소를 충분히 보충해주어야 할 것이다.

(3) 피부 해독

피부는 내장의 상태를 비춰주는 거울과도 같다. 그러므로 피부가 건강하다는 얘기는 체내의 장기도 건강하다고 볼 수 있다.

피부는 호흡 기관이면서도 해독 기관이기도 하다. 피부에 쌓인 독소를 배출시키는 가장 좋은 방법은 땀을 흘리는 것이다. 사우나나 찜질방에서 땀을 흘리는 것도 좋지만 그보다 규칙적인 운동을 통해 땀을 배출시키는 것이 가장 바람직하다. 채소, 과일, 등푸른 생선, 달걀 등이 해독 식품으로 적절하다.

※ 강력한 면역계를 만들기 위한 5대 법칙

(1) 매일 샐러드를 많이 먹는다.

(2) 하루에 최소한 1/2컵의 콩을 수프 등에 넣어 먹는다.

(3) 신선한 과일을 하루에 최소한 세 가지를 먹는다.

(4) 생견과류와 생씨앗류를 하루에 최소한 30g을 먹는다. 볶아서 먹거나 조리해서 먹을 경우 영양소가 다 파괴되므로 먹어본들 아무 효과가 없다.

(5) 녹색 채소를 가능한 많이 먹는다. 가능한 한 생으로 먹으면 좋지만 익혀 먹을 수도 있다. 녹색 채소가 좋다고 생식을 많이 할 경우 위장을 상하게 할 수도 있으므로 과식을 삼간다.

※ 식(食)은 운명을 좌우한다

'운명의 길흉은 식(食)으로 결정한다'라는 말이 있다. 불로초를 찾던 진시황은 50세의 나이로 생을 마감했고, 미식을 탐하던 조선조의 역대 왕들도 장수하지 못했다. 그들의 평균 수명은 40대 중반에 불과했다. 또 세계적 갑부들도 장수하겠다고 발버둥쳤건만(?) 뜻을 이루지 못했다. 소식은 장수하고 미식은 단명을 재촉한다는 말이 그냥 흘러나온 말이 아니다. 우리는 오늘날의 식생활 패턴을 볼 때 충분히 그런 역사적 사실을 인정할 수 있을 것이다. 참고로 소식하되 조식(粗食)해야 한다는 점을 상기해야 한다. 그러니까 가공하지 않은 자연그대로의 완전식을 먹어야지 맛좋게 정제하거나 가공한 미식(美食)을 탐해서는 안 된다는 말이다.

※ 운명을 좋게 하는 방법

인간의 육신은 편안해지고 안락해지면 항상 불행과 관련되는 경우가 많다. 방종에 빠지고 일시적인 향락에 도취되어 행복하다고 느낄 수도 있으나, 그것이 불운의 모태가 될 수도 있다. 음식 섭취의 경우도 이와 다르지 않다. 달콤하고 고소하여 우리의 미뢰(味蕾)를 자극하는 향락식은 지금 당장은 행복하다고 느끼겠지만, '혀가 즐거우면 몸이 괴롭다'는 말을 상기해야 한다. 인간은 소우주이므로 자연의 원리에 따른 섭생을 게을리하여 소우주의 질서가 무너지게 해서는 안 된다. 인간이 질병을 유발하게 되는 것도 바로 운명의 열쇠가 되는 올바른 섭생을 게을리했기 때문인 것이다. 따라서 우리 각자는 우주의 섭리에 따라 살다가 생을 마감한다는 정신 자세로 살아야 한다.

※ 쥐 실험을 통해 확인한 장수식의 비밀

외식하는 날에는 어제도 오늘도 맛집만을 찾고, 과일을 먹더라고 더 맛좋은 과일만을 찾는 것이 우리 모두의 공통된 사고방식일 것이다. 그저 맛에 취해 맛없는 음식이나 식품은 안중에도 없다. 그저 맛에 취해 건강 문제는 안중에도 없다.

하지만 어떤 음식과 식품이 몸에 좋은지를 따져서 먹어야만 건강한 체질을 만들 수 있는 온상이 될 수 있다. 어떤 음식이 맛있을까보다는 어떤 음식이 몸에 이로운가라는 사고방식으로 발상을 전환해야 할 것이다. 다음과 같은 일례를 비교해보면서 음식이 몸에 얼마나 중요한 영향을 미치는지를 곰곰이 생각해봐야 할 것이다.

인도의 로버트 막카리슨 박사는 흰쥐 3천 마리를 세 그룹으로 나누어 1그룹에는 훈자식 음식을, 2그룹에는 인도식 음식을 그리고 나머지 3그룹은 서구식 음식을 2년 7개월 동안 먹게 하는 실험을 했다고 한다. 그 결과 훈자식 음식을 먹은 1그룹은 모두 건강했고, 인도식 음식을 먹은 2그룹은 80%가 위장장애, 빈혈, 간과 신장에 염증이 발생했으며 나머지 서구식을 먹은 3그룹은 100%가 위장 악화, 뇌신경계 이상, 정신 이상이 나타났을 뿐 아니라 서로를 공격하는 포악성까지 나타났다는 것이다.

상기한 연구 결과에서 우리가 이정표로 삼아야 하는 점은 바로 먹는 음식이 몸의 건강 상태뿐 아니라 정신까지도 지배한다는 것이다. 따라서 우리는 날마다 오염된 환경에서 활성산소를 더 만들 것인가, 아니면 몸에 좋은 항산화 식품을 선택할 것인가를 결정해야 한다. 흰쥐 실험에 사용한 3종류의 사료를 아래의 표에서 비교할 수 있다.

흰쥐 실험에 사용한 3종류의 사료

1그룹(훈자식)	차파티(훈자 사람들의 주식인 씨앗류의 잡곡과 통밀로 만든 빵), 콩, 당근, 양배추 등	완전 곡류 및 채식
2그룹(인도식)	정제한 쌀, 밀가루, 야채, 과일, 향신료와 고기를 넣어 만든 인도인들의 주식	백미, 야채와 육식 혼합식
3그룹(영국식)	흰빵, 버터, 마가린, 치즈, 소시지, 설탕, 홍차, 우유, 통조림, 고기, 달걀, 잼, 젤리 등 영국인들의 주식	육식을 주로 하는 구미식

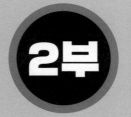

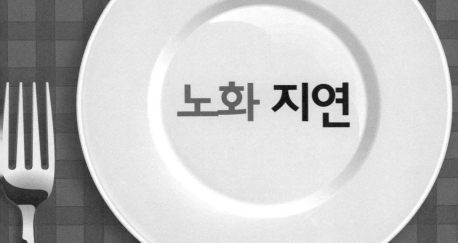

2부

노화 지연

우리는 노화를 막을 수는 없지만, 지연시킬 수는 있다. 우리 인체는 각 개인에 따라 면역력의 차이가 있고, 생리적 차이, 환경적 차이, 생활 습관의 차이, 식습관의 차이, 활성산소의 영향력 차이 등 각종 요인, 즉 선천적 요인과 후천적 요인이 복합적으로 결합해서 노화의 진행 속도에 차이가 있기 때문에 노화는 각 개인에 따라 차이가 나타나게 된다.

노화는 생리적 노화와 병적 노화로 대별할 수 있다. 생리적 노화는 자연적인 현상이고, 병적 노화는 각종 요인에 의해 질병이 유발돼 그 결과로 노화가 진행되는 현상을 말한다. 노화는 반드시 인생 말년인 노인 때부터 시작되는 것이 아니라 출생 이후 성장과 동시에 노화가 나타나기 시작하는 것이다. 가령 눈은 10대 후반부터 노화가 서서히 진행되고, 피부는 20대 중반부터 노화가 시작된다는 것이다. 노화의 가장 큰 특징은 수분 감소라고 볼 수 있다. 마트에서 구입한 채소가 점점 수분이 감소하여 쭈글쭈글해지듯이, 또 오래된 고목의 수분이 증발하여 점점 말라비틀어지듯이, 우리의 인체도 노화가 진행되면 수분이 점점 빠져 나가는 결과가 나타나는 것이다. 수분 보충의 중요성이 노화의 지연에도 관계됨을 알 수 있다. 세안 후 얼굴에 로션을 바르듯이 인체에도 계속 수분을 보충해주어야 할 것이다.

최근 노화의 원인이 특히 효소의 부족에 있다는 사실이 부각되면서 효소의 중요성이 재조명되고 있다. 우리 인체에 잔존하는 효소의 양은, 40대가 40%, 50대가 30%, 60대가 20% 그리고 70대에는 불과 10%의 효소만 남게 된다는 것이다. 고령화할수록 점점 고갈되는 것이다. 인체 내 효소의 과다 소모가 원인이 된다. 그러면 그 소모의 원인을 찾아보자, (1) 삼백식품의 섭취 (2) 가공식품의 섭취 (3) 생식이 아닌 화식 (4) 포화지방, 트랜스지방의 섭취 (5) 육류의 과식 등이 그 원인이 된다. 그러므로 이제 노화를 지연하는 방법, 즉 항산화 능력을 활성화시키는 방법을 찾아보자, (1) 효소가 풍부한 채소와 과일을 매일 충분히 섭취한다. (2) 충분한 수면을 취해 효소의 소모를 줄인다. (3) 매일 적당한 운동으로 땀을 흘린다. (4) 스트레스를 쌓아두지 않는다, (5) 항산화 식품, 비타민, 미네랄, 식물영양소 등을 매일 충분히 섭취하는 것 등의 방법이 있을 것이다.

노화를 늦추는 또 한 가지 방법은 바로 질 좋은 음식을 꼭꼭 씹어 천천히 섭취하는 것이다. '소식다작(小食多嚼)'이란 말이 있다. 많이 씹고 천천히 적게 먹어라는 얘기다. 음식물을 충분히 씹지 않고 빨리 먹게 되면 과식할 위험이 있으며 그 결과 각종 질병을 유발할 수 있다. 음식을 20분 안에 먹으면 훨씬 더 많이 먹게 되고, 이것이 다양한 질병을 유발하게 되므로 식사 시간을 최소한 20분 이상으로 늘려서 씹을 수 있는 시간을 충분히 가져 음식물이 위에 잘 도달하게 해줘야 한다. 그러면 노화를 지연하는 방법을 찾아보자,

1장
노화를 지연하는 방법

1. 소식한다.

소식은 체내 효소의 소모를 줄일 수 있으므로 노화를 지연할 수 있다. 소식을 할 때도 신선한 채소와 발효 식품 등 효소가 많이 들어 있는 음식 위주로 먹는다. 특히 저녁 식사는 채식 위주로 절대 소식하여야 숙면을 취할 수 있다.

학이나 거북과 같은 장수 동물은 창자가 거의 항상 비어 있다고 한다. 배고픔만 살짝 달랠 뿐 절대 과식하지 않으니 몸이 항상 맑아 장수할 수 있는 것이다.

여기서 특히 강조하고자 하는 사항은 장수하는 사람들의 공통된 점이 바로 에너지 섭취량이 적다는 사실, 즉 소식한다는 사실이다. 그들의 1일 섭취량은 1,200칼로리 정도로 적다. 따라서 이러한 결과를 보더라도 칼로리를 지나치게 많이 섭취하는 사람, 즉 과식하는 사람은 반드시 단명한다는 사실을 상기해야 한다.

2. 매일 규칙적으로 운동한다.

운동은 면역력 증강의 일등공신임을 절대 잊지 말아야 한다. 다시 말해 적당한 운동을 평생에 걸쳐 해야 한다. 적당한 운동이야말로 몸의 노폐물을 제거하고 면역력을 키워주는 최고의 역할을 하는 것이다.

※ 운동의 필요성

왜 운동이 필요한가?

우유 먹는 사람보다 우유배달부의 뼈가 더 튼튼하고, 산삼 먹는 사람보다 심마니가 더 건강하며 진귀한 영약을 먹었던 진시황제보다 불로초를 찾던 선비가 더 오래 살았다는 이야기는 운동의 중요성을 풍자한 진실이다.

규칙적으로 운동하면 체력과 신체 기능이 향상되고 건강이 개선되는 반면 운동이 부족하면 체력과 신체 기능이 저하되며 건강을 상실하게 된다.

운동을 하면 혈관이 확장되면서 혈관의 탄력성이 향상된다. 빨리 걷기[파워워킹], 등산 등의 유산소 운동이 좋고, 근육 운동을 동시에 하면 효과가 2배가 된다. 운동 시간은 약 1시간 정도로 하고 1주일에 5회 정도가 좋다.

아령을 들고 파워워킹을 해도 좋다. 아령은 남성인 경우 3~5킬로그램, 여성은 1~3킬로그램이 좋다. 운동할 시간이 부족한 경우에는 평소 생활 속에서 운동할 수 있는 여건을 찾아야 한다. 가령 계단은 오르내리고 한두 정거장 정도는 걸어가는 습관을 들이는 것이 중요하다.

땀이 날 정도로 운동을 하면 처음에는 스트레스를 받아 세포를 공격하는 면역 물질인 '사이토카인 6'이 분비되고, 이것의 분비량이 늘어나면 세포를 복구하는 물질인 '사이토카인 10'을 생성해 치유한다. 병들고 노후한 세포를 파괴하는 동시에 새로운 조직과 세포를 생성시킨다. 즉, 운동을 하면 우리의 피부에 산재하는 9천 6백만 개의 기공에서 일제히 발한 작용을 시작하게 된다. 그래서 땀으로 독성 물질이 배출된다. 하지만 운동을 하지 않아 땀을 배출하지 않으면 다른 배출 기관이 땀으로 배출되어야 할 독성 물질까지 배출시켜야 하는 짐을 지게 되어 육체적 고통을 일으키게 된다. 근육이 움직이면서 체내의 노폐물을 제거하기고 하고, 장은 그 연동 운동을 통해 파도처럼 움직여 노폐물을 배출하기도 한다. 즉, 근육이 활동하지 않으면 노폐물은 배출되지 않는 것이다. 그러므로 신체를 젊고 건강하게 유지하기 위해 매일 적당한 강도의 운동을 실시해야 한다. 근육은 사용하지 않으면 결국 못쓰게 되고 마는 것이다. 근육을 젊고 튼튼하게 유지하기 위해서는 계속해서 사용하지 않으면 안 된다. 스트레칭은 운동 전후로 10분간 실시하는 것이 좋다. 사람들 중에는 시간이 부족하다고 주말에 한꺼번에 몰아서 운동하는 사람이 있다.

즉, 등산도 토요일과 일요일에 걸쳐 장시간 한다. 이것도 운동이긴 한데, 일시적인 운동일 뿐이다. 이것은 근섬유 세포에 상처를 내며 근육통만 초래한다. 또 피로 물질인 젖산도 많이 쌓인다. 그러므로 몰아서 운동하기보다는 꾸준하게 운동하여야 한다. 부지런한 사람이 성공하듯이 운동도 부지런히 해야 건강해진다는 사실을 상기한다.

※ '용불용설(用不用說, the use and disuse theory)'

자주 사용하는 기관은 세대를 거듭함에 따라 발달하고 사용하지 않는 기관은 퇴화하여 없어지게 된다는 학설이다.

라마르크(Lamarck, J.)가 제창한 진화설로 생물에는 환경에 대한 적응력이 있다고 보았으며 이러한 발달과 미발달은 후손에게 유전된다고 하였다.

이와 유사한 용어로 '폐용증후군(廢用症候群)'이란 말이 있다. 우리 인체의 경우 각종 질환 때문에 심신과 뇌의 활동이 떨어지면 그 기능이 쇠약해져 제 기능을 다하지 못하고 마는 증상을 말하는 것이다.

가령 골절(骨折) 등으로 근육을 전혀 사용하지 않을 경우 근육이 저하되는 양은 하루 약 3% 이상이나 되며 고령자일 경우 한 달만 누워 있어도 대부분 제힘으로 걸을 수 없게 된다. 'use it, or lose it(사용하지 않으면 잃을 것이다)',

즉, 사용하지 않는 팔다리나 장기는 에너지를 공급받지 못한다는 말이다. 이와 같은 폐용증후군은 뼈, 관절, 피부, 뇌, 심장, 폐 등 신체 전반에 그 영향을 미치게 되므로 열심히 걸어서 신체의 기능을 상실하지 않도록 해야 할 것이다.

즉, 나이와 상관없이 근육이나 뇌신경세포를 계속 사용하면 더욱 향상하게 된다는 말이다. 그 반대로 걷지 않으면 뇌도 제대로 활동하지 못하게 돼버린다.

수영, 자전거타기 등 여러 가지 운동이 있지만 저강도로 약 1시간에 8,000보 정도만이라도 매일 열심히 걸어도 병 없이 살 수 있다. 1시간씩 운동할 때마다 2시간의 수명 연장 효과가 있다는 연구 결과도 있다.

걷기는 시간만 들 뿐 그 외는 어떤 제약도 없다. 달리기는 무릎에 부상을 입을 수 있고 사이클링은 자전거가 있어야 하고 수영은 돈이 있어야 한다. 이에 반해 걷기는 언제 어디서나 시간만 투자하면 된다. 다만 달리기를 하는 시간보다 약 1.5~2배만 투자하면 그와 비슷한 효과를 거둘 수 있다.

하버드 의대의 '걷기냐 달리기냐'의 30년 논쟁도 끝났다. 걷기에 손을 들어준 것이다. 걷지 않으면 모든 것을 잃는다.

바로 지금 당장 시작하자.

하지만 극단적인 예도 있음에 유의해야 한다. 그중 하나는 너무 많이 사용해서 신체 각 부분이 상하는 것이고, 다른 하나는 너무 사용하지 않아 기능이 사라진다는 점이다. 그러므로 중용을 택하여 우리의 신체를 단련해야 할 것이다.

※ 걷기가 인체에 미치는 영향

걷기는 다리로 내려온 혈액을 발바닥을 땅에 부딪침으로써 심장으로 퍼 올리는 역할을 한다. 하반신의 근육이 혈관을 자극할 때 혈액 순환이 발생하게 되는 것이다. 걷기는 누구나 부담 없이 즐길 수 있는 그야말로 최고의 운동인 것이다. 남녀노소를 불문하고 걷는 것은 전신 운동이 되며 무리할 걱정도 없다. 걷기를 할 때 인체 각 부분에 나타나는 영향을 아래와 같이 열거해보자.

　㉠ 머리: 뇌의 노화를 방지하고 스트레스가 해소된다.
　㉡ 어깨: 피로 물질이 분해되어 어깨 결림이 해소된다.

ⓒ 전신피로: 걷기를 하면 피로물질 분해가 빨라져 몸이 한결 가뿐해진다.

ⓔ 심장, 폐: 심폐 기능이 강화되고 전신의 혈액 순환이 개선되어 생활습관
병을 예방한다.

ⓜ 복부 비만: 걷는 동안 복부에 쌓인 체지방이 에너지원으로 연소된다.

ⓗ 허리: 일상생활에서도 올바른 자세를 유지시켜준다.

ⓢ 무릎관절: 혈액 순환이 원활해져 부드러운 상태가 유지된다.

ⓞ 뼈: 걷는 동작은 뼈에 적당한 압력을 가해 골밀도를 높여준다.

ⓩ 발: 걷기는 발의 펌프 작용을 장시간 반복하므로 혈액 순환에 아주 좋다.

※ 연령대별 운동의 종류

연령대별	운동 종류
20대	다양한 스포츠
30대	빨리 걷기, 가벼운 조깅
40~50대	러닝머신, 빨리 걷기
60대	고정식 자전거 타기, 맨손체조, 산책 또는 저강도의 걷기 등

※ 운동은 충실한 '혈관 청소부'

운동을 하면 좋은 콜레스테롤인 HDL 수치가 높아지고 혈압과 혈당은 떨어진다. 특히 유산소 운동을 하면 혈관 내피에서 산화질소(NO)가 분비되는데, 이 물질은 혈관 확장에 중요한 역할을 한다. 유산소 운동에는 걷기, 조깅, 자전거타기, 수영 등이 있다. 게을러서는 안 된다. 틈나는 데로 부지런히 운동을 해야 한다.

과거에 성인병이라 부르던 것을 이제는 생활습관병이라고 부르게 되었다. 모든 질병은 생활 습관에서 발생한다. 게으른 사람이 질병에 걸릴 확률이 높은 것은 당연한 이치다. 건강할 때 건강을 지켜야 한다. 병이 나서는 이미 늦

다. 당장 아무 운동이라도 하자. 운동으로 10~20년을 젊게 살 수 있다고 하니 그보다 더 좋은 보약이 어디 있겠는가? 병든 50대는 60대로 보이고 건강한 50대는 40대로 보이니 두 사람의 연령차는 20년이 될 것이다.

운동, 정말 최고의 보약이다. 여러 운동 중에서도 걷기가 가장 무난하고 부담이 없다. 건강의 제1 조건은 혈관일 것이다. 이 혈관이 병들지 않고 정상화할 수 있도록 예방하는 방법이 바로 걷기라는 것이다. '몸은 많이 움직일수록 더 건강해진다'라는 말이 있다. 많이 움직일수록 혈관이 더 깨끗해지는 것이다. 노년에 관절이 나빠질 경우 운동을 할 수 없게 된다. 그 결과 혈관에 노폐물이 쌓여 고혈압, 당뇨, 치매, 뇌졸중, 심근경색 등과 같은 질환이 발생할 가능성이 높아진다. 그러므로 무릎에 이상이 오기 전부터 운동을 열심히 해야 한다. 보통의 발걸음으로 매일 하루 8000보만 걸으면 된다. 아마 1시간 정도의 시간이 소요될 것이다.

가령 1만 보를 걸을 경우에는 약 1시간 20분이 소요되고 거리는 약 7~8Km가 될 것이다.

하지만 연령대별로 걸음 수가 차이가 날 수 있으므로 하기한 표를 참고해서 자신의 연령대에 맞도록 하면 될 것이다. 강렬한 의지를 가지고 바로 지금부터라도 당장 시작해야 한다. 그렇게만 하면 혈관이 맑고 깨끗해지기 때문에 어떠한 질병도 침범할 수 없을 것이다.

※ 연령대별 1일 권장 걸음 수

연령대별	1분간 이동한 거리	1일 권장 걸음 수
30대	85m	10,000보 이상
40대	80m	9,000보 이상
50대	75m	8,000보 이상

60대	상	1분당	120~130보	6,500~7,000
	중	1분당	110~120보	5,000~6,500
	하	1분당	100~110보	4,000~5,000
70대	상	1분당	110~120보	5,500~6,500
	중	1분당	100~110보	4,000~5,500
	하	1분당	90~100보	2,500~4,000
80대	상	1분당	100~110보	4,000~5,000
	중	1분당	90~100보	2,500~4,000
	하	1분당	80~90보	2,000~2,500

※ 근육량 감소하면 각종 질환에 노출될 위험성이 증가한다

우리가 근력 운동을 하는 목적은 골량과 근육을 만들고 유지하는 데 있다. 인체가 노화하면 호르몬 대사가 변화하면서 뼈와 근육이 감소한다. 골밀도가 감소하면 골다공증으로 이어져 골절과 부상에 쉽게 노출될 수 있다. 따라서 이러한 현상을 예방하기 위해 청소년기나 청년기 때에 골량을 충분히 만들어 줄 필요가 있다.

근육은 30대부터 감소하기 시작하여 50대부터는 연 1%씩 감소하는 것으로 밝혀졌다. 평소 생활하면서 근육량이 감소하는 것을 알 수 있는 방법이 있다. 즉, 걸음을 걸을 때 속도가 준다든가 조금만 오래 서 있어도 쉽게 피로하다거나 손으로 쥐는 악력이 약해지는 등의 느낌이 있으면 근육량이 감소하고 있다는 신호가 될 수 있다. 그러므로 이러한 현상을 막기 위해 꾸준한 운동이 필요한데, 걷기, 자전거 타기, 수영 등의 유산소 운동으로는 근유량을 늘릴 수 없기 때문에 바벨이나 아령 같은 무산소 운동을 병행해야 한다. 유산소 운동으로 심폐 기능을 향상시키면 근력 운동을 하는 데 더 효과를 볼 수 있다. 즉, 유산소 운동을 40분 그리고 근력 운동을 20분(또는 일주일에 2~3회 정도) 실시하면 근력을 늘릴 수 있다. 음식을 섭취한 후 전환된 포도당도 간과 근육에 저장되므로 근육의 중요성이 강조된다.

평소 무산소 운동을 하지 않아 근육량이 감소하면 고혈압, 고혈당, 중성지방 수치 상승, HDL 수치 감소, LDL 수치 증가 등과 같은 각종 만성 질환의 초기 증상이 나타나기 시작한다. 또 근육이 감소돼 흐물흐물해진 근육에 지방이 쌓이게 되면 사이토카인(cytokine)이라는 물질이 분비돼 인슐린의 효율을 떨어뜨리는 결과를 유발하게 되는 것으로 알려져 있다. 따라서 평소에 근감소증이 유발되지 않도록 근육을 늘리는 데 만전을 기하여야 할 것이다. 근육은 혈당을 소모시키는 기관이므로 근육이 발달하면 혈당 조절 능력이 향상된다. 즉, 근력 운동을 하면 포도당이 에너지원으로 사용되기 때문에 혈당이 감소되는 것이다. 하지만 유산소 운동이나 무산소 운동만을 할 때보다 유산소 운동과, 근력 운동과 같은 무산소 운동을 병행해야 혈당이 가장 많이 떨어지는 것으로 밝혀져 있다. 유산소 운동을 7의 비율로 하고, 근력 운동을 3의 비율로 하는 것이 몸에 무리를 주지 않으면서 근육을 키울 수 있는 적절한 조합이다. 근력 운동 때 자신이 충분히 감당할 수 있는 것을 자주 드는 게 요령이기 때문에 무리하게 무거운 중량을 사용하다가 오히려 부작용이 따르지 않도록 해야 하는 것도 중요한 것이다. 평소 운동을 하지 않는 사람은 자신도 모르게 체중이 감소되는 현상이 나타나므로 이 점을 유의해서 단백질을 적정량 보충해가면서 운동을 꾸준히 해야 할 것이다.

※ 운동 전 마그네슘 섭취의 중요성

마그네슘은 운동을 하거나 스트레스를 받으면 급격히 소모하므로 운동 중 마그네슘이 부족해 생명이 위험해질 수도 있다. 그러므로 운동 전에 마그네슘을 충분히 공급해주어야 한다. 마그네슘을 섭취하려면 마그네슘이 풍부하게 함유된 음식을 섭취하는 것도 좋지만 마그네슘이 풍부한 생수를 마시면 인체에 바로 흡수되기 때문에 음식 섭취보다 더 효율적이다.

하지만 마그네슘은 칼슘과 함께 균형을 유지하며 섭취하는 것이 중요하다.

골다공증 예방 등으로 칼슘을 지나치게 많이 섭취하여 마그네슘이 부족하게 되면 부정맥, 동맥경화를 일으켜 심경경색이 나타날 수도 있다. 그러므로 칼슘과 마그네슘의 비율을 2: 1로 맞추는 것이 중요하다. 마그네슘이 많이 함유된 식품에는 두부, 옥수수, 나토, 아몬드, 바나나, 대두, 캐슈너트, 시금치 등이 있다.

※ 절대 운동해서는 안 되는 경우
  (1) 조절되지 않는 당뇨병
  (2) 약물에 효과 없는 중증 전신성 고혈압
  (3) 전신 감염증
  (4) 심근염 또는 심막염
  (5) 급성 심부전
  (6) 불안정성 협심증
  (7) 최근 급성 심근경색증
  (8) 최근의 전신 또는 폐색전증
  (9) 박리성 대동맥류
  (10) 혈전성 정맥염 또는 심내 혈전

※ '西醫學健康法'의 6대 법칙 중 붕어 운동, 모관 운동, 합장 합척 운동
  (1) 붕어 운동: 이 운동은 바로 누워서 깍지 낀 손을 머리에 받친 채로 몸 전체를 좌우로 빠르게 흔든다. 시간은 1~2분 정도 소요된다.
    이 운동은 척추의 좌우 부탈구를 교정시키고, 각 장기의 위치를 바르게 해주며 장의 연동 운동을 용이하게 하는 장점이 있다. 하루에 한 번만 해도 효과가 탁월하지만, 가능하면 하루에 두 번 하는 것이 이상적이다.

(2) 모관 운동[모세관 운동]: 나무 베개를 베고 드러누워서 두 팔과 두 다리를 하늘로 향해 일직선으로 편 채 가볍게 전후로 흔드는 방법이다. 시간은 1~2분이면 충분하며 하루에 한 번만이라도 혈액의 흐름을 원활히 할 수 있는 장점이 있다.

(3) 합장 합척 운동: 이 운동은 좌우의 신경을 고르게 하고 혈액 순환과 신진대사를 원활하게 한다. 누워서 개구리의 헤엄을 흉내 내듯이 두 손을 합쳐서 머리 위로 뻗으며 두 발바닥을 합쳐서 아래로 뻗는 동작을 동시에 한다. 이 운동을 수십 회 한 후 가슴 위에서 합장을 한 채 3분 정도 조용히 누워 있으면 효과가 향상된다.

3. 매일 녹즙이나 감자생즙을 마신다. (녹즙 및 감자생즙 항목 참조)

4. 청국장을 매일 또는 자주 섭취한다. (청국장 항목 참조)

5. 매일 마늘과 양파를 섭취하면 탁월한 면역력을 유지할 수 있다. (단, 마늘 섭취는 마늘 항목을 참조한다.)

6. 하루에 최소한 6시간의 숙면을 취한다.
수면이 부족하면 노화를 재촉하므로 절대 수면이 부족하지 않도록 한다.

※ 잘 자는 것이 건강의 시작이다

잘 자는 것은 잘 먹고 꾸준히 운동하는 것만큼 중요하다. 생체 리듬에 맞춰 규칙적으로 충분한 시간 동안 숙면을 취하는 것을 두고 좋은 잠이라고 한다. 자고 나서 개운하고 머리가 맑으며 기분이 상쾌하면 그것이 바로 좋은 잠인 것이다.

　우리가 하루 24시간을 살아가면서 가장 많은 시간을 보내는 게 잠자리다. 수면의 1/3을 잠으로 보내는 셈이다. 우리 인체는 멜라토닌이라는 수면 호르몬으로 밤이 되면 졸리기 시작한다. 멜라토닌은 해가 지면 분비되기 시작해 새벽 2~4시에 최고로 분비된다. 하지만 50대가 되면 20대의 절반 정도로 분비된다. 고령화할수록 점점 불면증에 시달리는 이유가 바로 멜라토닌의 분비 부족 때문이다. 그런데 불면증의 양상은 여러 가지로 나눌 수 있다. 즉, 아예 잠들기가 어렵거나, 밤에 자주 깨거나, 새벽에 너무 일찍 일어나거나 한다.

　조사 결과에 따르면 현재 55세 이상의 65%가 불면증에 시달리고 있다고 한다. '잘 자야 오래 산다'는 말이 있지만 수면 시간이 길어야 한다는 뜻은 아니다. 즉, 수면의 품질이 좋아야 한다는 뜻이다. 우리가 잘 잤다고 생각할 수 있지만 그게 착각일 수도 있는 것이다. 눈만 감고 있었지 뇌는 깨어 있기 때문에 숙면을 못할 때도 많다. 어떤 사람은 4시간만 자도 다음 날 거뜬하게 일어나 활발하게 활동하지만 7~8시간을 자야만 피로가 풀린다는 사람도 있다. 성인은 보통 6~8시간의 수면 시간을 갖는 것이 적당하며 다음 날 일어났을 때 개운하다고 느낄 때가 자신에게 맞는 수면 시간인 것이다.

※ 수면 부족이 노화를 촉진한다

　수면이 부족해지면 코티솔(cortisol)이라는 스트레스 호르몬이 증가하고 세로토닌은 감소하게 된다. 즉, 수면 부족은 세로토닌을 감소시키고, 세로토닌이 감소하면 편안한 수면을 취할 수가 없다. 하루에 6시간 미만의 수면을 취하는 수면 부족 상태에 있는 사람은 바이러스에 감염되거나 심장병, 뇌졸중이 생길 확률이 정상적인 수면을 취하는 사람보다 50% 이상이나 높다. 하지만 이러한 수면 부족 상태가 노화를 일으키는 주요인임에도 불구하고 사람들은 그것에 대해 크게 걱정하지 않는다.

※ 세로토닌(serotonin)이 활성화되는 식생활 및 건강 원칙

　세로토닌은 '혈액(sero)'에서 분비한 '활성 물질(tonin)'이라는 뜻이다. 이 물질은 행복과 안정감을 주는 신경 전달 물질로도 알려져 있다. 실제로 세로토닌의 수치가 낮은 사람들은 감정이 불안정하고 근심과 우울증에 빠지기 쉽고, 충동적이고 자살 위험이 높으며 수면 장애가 나타난다는 연구 보고가 있다. 그러면 어떻게 하면 세로토닌을 활성화할 수 있을까. 이제 그 방법을 찾아보자.

(1) 트립토판(tryptophan)이 함유된 음식을 충분히 섭취한다.

　우리의 뇌에서는 트립토판으로부터 세로토닌을 만드는 화학 반응이 끊임없이 일어난다. 따라서 세로토닌의 분비를 늘리기 위해서 트립토판을 충분히 섭취해야 한다. 이 트립토판은 필수 아미노산이기 때문에 우리 인체에서 만들어지지 않는다. 그러므로 음식을 통해서만 섭취해야 한다. 두유, 두부, 콩, 아몬드, 호두, 땅콩 등에 많이 함유돼 있으므로 평소 견과류나 콩류를 많이 섭취하면 우울한 감정이나 근심스런 마음에서 해방되어 편안한 수면을 취할 수 있는 것이다. 즉, 트립토판이 비타민 B에 의해 세로토닌이 된 다음 멜라토닌으로 전환되는 것이다. 또 바나나에도 멜라토닌과 세로토닌이 들어 있는데 다만 저녁에 먹어야 수면 효과가 있다고 한다.

　하지만 흡연, 알코올 남용, 설탕 과잉 섭취, 단백질 과잉 섭취, 저혈당증과 당뇨병과 같은 혈당 장애, 각종 영양소의 결핍 등과 같은 요인이 있을 경우 트립토판이 세로토닌으로 전환하는 과정을 손상시켜 세로토닌의 수치를 경감시키게 되므로 그와 같은 요인을 바꿔 건강한 생활 습관을 유지해야 할 것이다.

(2) 나이아신, 비타민 B_6, 마그네슘이 풍부하게 함유된 식품을 섭취한다.

　나이아신, 비타민 B_6, 마그네슘은 트립토판이 세로토닌을 만드는 데 반드시 필요한 부재료이다. 나이아신, 비타민 B_6이 많이 함유된 식품에는 현미, 통

밀, 땅콩, 표고버섯, 느타리버섯 등이 있고, 마그네슘이 풍부하게 함유된 식품에는 견과류, 대두, 현미, 통밀, 시금치, 무청, 채소류 등이 있다.

(3) 과도한 다이어트를 피한다.

과도하게 식사량을 줄이면 뇌로 포도당의 공급이 원활하게 이루어지지 않아 트립토판이 뇌로 이동하지 못하게 된다.

(4) 걷기 운동을 하루 30분 이상 한다.

걸을 때의 진동은 뇌간을 자극하면서 세로토닌을 분비시킨다. 그래서 걷는 것을 '세로토닌 발전소'라고 표현하기도 한다. 걷기를 시작하면 5분 후부터는 세로토닌이 활성화되고, 15~30분이 되면 그 활성화가 정점에 이른다. 하지만 피로해질 경우 젖산이 세로토닌의 분비를 억제하기 때문에 중단하는 것이 좋다.

(5) 음식을 최대한 많이 씹는다.

음식을 많이 씹을수록 세로토닌이 많이 분비된다. 그러므로 평소 음식을 꼭꼭 오래 씹어서 세로토닌 분비를 늘리는 습관을 들이는 것이 좋다. 또 껌을 씹고 5분이 지나면 세로토닌이 분비된다.

(6) 비타민 C가 세로토닌 생산에 관여한다.

※ 행복 호르몬 세로토닌이 부족하면 수면 호르몬인 멜라토닌도 부족해진다

세로토닌은 뇌에 존재하고, 수면과 밀접한 관계를 맺고 있는 중요한 물질이며 정서에도 깊이 관여한다. 일명 '행복 호르몬'이라고도 한다. 감정을 가라앉히는 기능을 하는 이 호르몬은 공격성을 나타내는 노에피네프린(norepinephrine), 중독성이 있는 엔도르핀(endorphin)과 도파민(dopamine)의 과

잉 분비를 조절한다.

이 호르몬이 부족하여 나타나는 증상들을 살펴보면 자살, 우울증, 공황장애, 심각한 심적 고통, 불안감, 공포감, 강박증, ADHD(주의력 결핍 증후군), 사회공포증 등의 증상이 유발된다. 그러므로 밝은 빛, 주로 오전의 햇빛, 주로 오전의 야외 활동 등을 통해 세로토닌의 분비를 촉진하는 환경을 만들어야 한다.

가령 우울증 환자의 경우 숲 체험을 통해 명상으로 모든 생각을 지우고 현재의 생각에만 집중해야 하며 오감을 통해 자연의 신비를 느껴야 한다.

※ 세로토닌 분비를 증가시키는 방법

  (1) 삼림욕으로 대자연을 호흡한다.

  (2) 주로 오전에 햇볕을 쬔다(피로감 해소, 수면 시간 증가).

  (3) 자연 친화적인 생활환경(물소리, 새소리, 바람소리 등)으로 자연과 하나가 되는 것이다.

  (4) 천천히 꼭꼭 씹어 먹는 식습관을 들이면 신경을 자극하여 세로토닌이 많이 분비된다.

  (5) 많이 걷고, 심호흡하는 습관을 들인다.

  (6) 운동을 하면 몸뿐 아니라 뇌에도 많은 혈액을 공급하며 세로토닌의 분비를 증가시킨다.

※ 20살과 60살의 멜라토닌 생산량의 비교

멜라토닌은 뇌의 송과체에서 주기적으로 분비되는 빛에 민감한 호르몬이다. 분비 지속 시간은 어둠의 길이에 달려 있다. 그러므로 분비되는 멜라토닌의 총량은 여름보다 겨울이 더 많다. 멜라토닌의 생산은 5살경에 최고조에 이르고 그 후부터 하향 곡선을 그리기 시작하여 청소년기에는 급격하게 감소한다. 45세 정도가 되면 송과체가 위축되기 시작하여 멜라토닌을 생산하는 세포를 잃게 되는데, 특히 60세가 되면 원래 생산량의 약 80%를 잃게 된다. 잠을 이루지 못하는 이유가 바로 여기에 있다. 즉, 노화가 시작되는 것이다. 20세 때는 멜라토닌의 생산량이 80pg/ml이지만 60세가 되면 10pg/ml까지 곤두박질한다. 멜라토닌은 빛과 어둠을 감지하고 계절의 변화도 알아낸다. 이와 같은 방법으로 멜라토닌은 신체의 24시간 리듬(circadian rhythm, 서캐디안 리듬)이 생체 리듬을 조절하는 것을 돕는다.

멜라토닌은 강력한 항산화제이기 때문에 이 물질이 생산되지 않는다는 것은 노화의 재촉은 물론 면역력이 급격히 하락하면서 모든 질병에 노출된다는 것을 의미한다.

※ 숙면의 중요성

하루 6시간 미만의 수면을 취하는 사람은 그렇지 않은 사람보다 바이러스에 감염되거나 심장병, 뇌졸중에 걸릴 확률이 50% 이상 높다. 노화를 일으키는 주요 요인인 수면 부족은 정신 능력이 감퇴하거나 과식을 초래하기도 한다. 하지만 사람들은 수면 부족이 노화의 주요 요인인데도 별로 신경을 쓰지 않는다.

하지만 수면 부족이 지속되면 사망을 불러올 수도 있다는 점을 경계하지 않으면 안 될 것이다.

※ 숙면에 좋은 음식

(1) 호박: 이뇨 작용과 해독 작용을 하는 호박은 삶거나 구워서 먹으면 숙면에 좋다.

(2) 차조기: 항스트레스 작용이 있으므로 차조기 20g에 적정량의 물을 붓고 달여서 잠자기 전에 마시면 효과가 있다.

(3) 산조인: 산조인을 볶아서 차처럼 끓여서 마시면 효과가 있다.

(4) 상추: 열을 내려주는 작용이 있어 숙면에 도움을 준다.

(5) 토란: 천연 멜라토닌을 함유하고 있어 불면증에 효과가 있다.

(6) 대추: 뇌 호흡과 순환을 도와 신진대사를 촉진시키므로 효과가 있다.

(7) 양파: 신경을 안정시키고 숙면을 유도하는 성분이 있다. 생양파를 썰어 머리맡에 두면 효과가 있다.

(8) 연근: 잠을 유도하는 멜라토닌 성분이 함유돼 있다.

(9) 연자육: 연꽃의 종자를 말하며 신경을 안정시키는 효과가 있어 한방에 서는 불면증 등의 약재로 쓴다.

(10) 파: 성질이 따뜻해 혈액 순환을 돕고 흥분된 신경을 안정시킨다.

(11) 바나나: 바나나에 함유된 세로토닌이 천연 수면제 역할을 한다.

(12) 우유: 우유를 따뜻하게 데워 취침 전에 한 잔 마시면 숙면을 유도해주는 효과가 있다.

(13) 오디가 불면증 치료에 도움이 될 수 있다.

(14) 말린 새우, 우유, 두부, 무청 등과 같은 칼슘이 함유된 식품은 정신적 긴장을 완화시켜주므로 숙면에 도움을 준다. 그러나 이때 대두, 청국장, 바나나, 아몬드, 옥수수, 시금치 등과 같은 마그네슘이 함유된 식품을 칼슘 함유 식품의 1/2 정도로 섭취하면 효율성을 극대화할 수 있다.

(15) 오가피: 오가피에는 자율 신경의 균형, 즉 교감신경과 부교감신경의 균형을 회복하는 진정 효과가 있어 숙면에 도움을 준다.

(16) 저녁 식후 천연식초를 섭취한다. 원액도 좋고, 위장이 안 좋을 경우 1: 3~1: 5의 비율로 물을 희석한다. (식초 섭취는 식초 항목을 참조한다).

(17) 취침 전 따뜻한 허브차가 숙면을 도와준다.

(18) 일명 '쥐오줌풀'이라 불리는 길초근(吉草根)이 신경을 안정시키는 효과가 있기 때문에 자연스레 수면을 유도해준다. 쥐오줌풀이란 명칭에서 알 수 있듯이 냄새가 고약하긴 하지만 스트레스를 풀어주고 근육을 이완시

키는 효과가 있어 오래 전부터 불면증 치료로 사용되었다. 식약청에서도 허가하고 있는 이 약은 처방전이 없어도 약국에서 구입할 수 있다.

⑲ 알로에주(酒)를 취침 전에 소주잔으로 한 잔 마시면 불면증에 특효가 있다.

⑳ 호두는 불면증이나 신경증[노이로제]에도 효과가 있는 것으로 알려져 있다. 대추를 고아서 그 물로 호두죽을 쒀서 먹으면 효과가 있다.

(21) 셀러리에 불면증을 완화해주는 효과가 있다.

※ 잠들기 전의 금지 사항 및 숙면을 위한 생활 습관

⑴ 취침 1시간 30분 전에는 술이나 담배를 삼간다.

⑵ 취침 3시간 전에는 고강도의 운동을 금한다.

⑶ 취침 3시간 전에는 음식을 먹지 않는다.

⑷ 카페인이 함유된 음료는 취침 3시간 이전에 금지한다.

⑸ 낮잠은 금물이고 정말 졸릴 경우에는 5~15분 정도로 짧게 잔다.

⑹ 휴일에도 평일과 같은 시간에 자고 일어난다.

⑺ 잠자리에 들기 1~2시간 전에 30분 정도로 따뜻한 물로 목욕을 해서 체온을 2도 정도 올린다.

⑻ 규칙적인 생활을 하고, 특히 잠자는 시간을 일정하게 한다.

⑼ 침실의 온도를 섭씨 18~22도로 유지한다.

⑽ 수면에 방해가 되는 코 막힘 증상을 제거한다. 코감기로 인해 코가 막히는 증상이 있을 경우 막힌 코의 반대편으로 누우면 위쪽 코 안에 막혀 있던 콧물이 뒤쪽 콧구멍을 통해 아래로 흘러내리기 때문에 코가 덜 막힌다.

⑾ 베개 주변에 양파나 라벤더 등의 허브를 놓아둔다.

⑿ 엄지발가락을 여러 번 아래로 구부리거나 발 마사지를 한다.

⒀ 숙면을 위해서는 저녁 식사를 절대 소식해야 한다. 그리고 저녁 식사에
　육식 등 산성식품을 배제하고 알칼리성 식품 위주로 하며 상추, 양파, 키
　위, 호박, 호두, 차조기 등을 곁들어 섭취한다. 활동하지 않는 저녁 식사
　의 음식물은 대부분 독소가 되어 혈액을 오염시키게 된다는 점을 상기해
　야 한다. 깨끗한 혈액을 유지하기 위해 저녁 식사 후에는 물 외는 일체
　먹지 않는 식습관이 중요하다.
⒁ 침실의 온도는 섭씨 18도 정도, 습도는 60% 정도, 침대 내의 온도는 32
　도 정도가 적절하다.
⒂ 잠자기 전 모세혈관[모관] 운동을 하면 숙면에 도움이 된다. 이 운동은
　누워서 팔과 다리를 들고 흔드는 운동인데, 혈액이 팔다리 말단의 말초
　신경까지 원활하게 흐르도록 해주어 숙면에 도움을 준다.

※ 아로마 요법(aromatherapy)으로 숙면을 유도한다
　⑴ 취침 1시간 전에 아로마 램프를 켜서 향을 발산시킨 후 취침 때 끈다.
　⑵ 라벤더, 로즈메리, 스위트 마조람, 클라니, 세이지, 오렌지 오일 등의 아
　로마가 숙면을 유도하며 장미도 곁에 두면 효과가 있다.
　⑶ 아로마 오일, 아로마 베개, 허브차 등이 숙면을 유도한다.

7. 매일 녹황색 채소를 통해 식물영양소, 비타민, 미네랄, 효소를 충분히 섭취한다.

8. 매일 적정량의 과일을 통해 식물영양소, 비타민, 미네랄, 효소를 충분히 섭취한다.

9. 매일 장청소를 하는 등 몸안의 독소를 제거한다.

장내에 쌓인 노폐물이 제때에 배출되지 못하면 게실염(憩室炎)이 되어 숙변으로 남게 된다. 이렇게 되면 유독 가스가 발생하는데, 이 가스는 혈액을 타고 전신으로 퍼져 오장육부를 병들게 하고, 뇌에 전달되면 기억력과 집중력을 감퇴시키며 최악의 경우 뇌의 기능을 무력화하여 치매까지 발생시키는 가공할 파괴력을 지닌다. 그러므로 장에 숙변이 쌓이지 않도록 매일 디톡스를 해야 한다. 그렇게 하려면 매일 간헐적 단식이나 대용 단식법을 실천하거나 운동을 열심히 하고 섬유질을 충분히 섭취해야 한다. 물 또한 규칙적으로 마셔야 한다.

10. 통곡류, 생식 등 자연식품을 통해 식물영양소, 비타민, 미네랄, 효소를 충분히 섭취한다.

즉, 효소가 많이 함유된 채소나 과일과 같은 생식을 항상 섭취하는 식습관을 가져 체내에 '생명의 촉매'인 효소가 충만한 환경을 만들어야 한다.

11. 매일 2L 정도의 충분한 물을 마신다.

충분한 물의 음용은 면역력을 증강시키는 일등공신이기 때문이다(1일 2.5L 중 500ml 정도는 음식에 함유된 수분의 양으로 생각한다).

물을 마시는 시기는 기상 시 2잔, 아침 식사 약 1시간 후 1잔, 점심 식사 약 1시간 전 1잔, 점심 식사 약 1시간 후 1잔, 저녁 식사 약 1시간 전 1잔, 저녁 식사 약 1시간 후 1잔, 운동 전후 1잔씩, 목욕 전후 1잔씩으로 하여 매일 약 10잔을 마신다.

물을 충분히 마시지 않을 경우 인체에 많은 스트레스가 생기고 면역 기능이 손상된다는 점을 인식한다.

12. 자신에게 필요하다고 생각하는 건강기능식품을 선택하여 섭취한다.

인체는 초정밀 기계나 다름없기 때문에 아무리 잘 관리해도 어딘가 문제가 나타나기 마련이다. 그러므로 그러한 상황을 예측해서 적절한 건강기능식품을 선택해서 섭취하면 생활습관병을 비롯해 각종 질병을 미리 예방할 수 있게 된다.

※ 건강기능식품의 필요성

평소 생활 습관도 원만하고 식생활도 완벽하게 하며 스트레스도 없고 적절한 운동도 하는 것은 물론 충분한 휴식을 취할 수만 있다면 굳이 건강기능식품이 필요하겠는가? 하지만 이렇게 철저하게 생활하는 사람이 과연 얼마나 될까? 아마 거의 없을 것이다. 따라서 우리가 일상생활을 하면서 어딘가 부족하다 싶은 부분이 있으면 보충해줘야 하는 것이 바로 건강기능식품인 것이다.

또한 부모로부터 좋은 유전자를 물려받은 사람은 담배를 수십 년간 피워도 폐암에 걸리지 않는 경우가 있듯이, 건강기능식품을 복용하지 않는다고 어떤 문제가 생기는 것은 아닐 것이다. 하지만 흡연은 분명 폐암에 걸릴 확률을 높인다. 체력이 좋아 흡연을 해도 90세까지 살았다면 금연할 경우 100세까지 살 수도 있는 것이다. 이와 같이 건강기능식품의 복용도 분명 체력을 향상시킬 수 있다. 그러기에 우리가 일상생활을 하면서 부족하다 싶은 부분이 있으면 자신의 건강 상태에 맞춰 적절한 건강기능식품을 선택하여 섭취할 필요가 있는 것이다.

※ 건강기능식품의 종류 및 효능

현재 국내에서 시판되고 있는 건강기능식품의 종류를 보면 인삼 제품, 홍삼 제품, 효소 제품, 효모 제품, 클로렐라 제품, 스피룰리나 제품, 오메가-3 제품, 프로폴리스 제품, 포도씨유 제품, 엽록소 제품, 레시틴 제품, 알로에 제품, 화분 제품, 감마-리놀렌산 제품, 키토산 제품, 배아 제품, 배아유 제품, 글루코사민 제품, 매실 제품, 버섯 제품, 로열젤리 제품, 베타-카로틴 제품,

프럭토올리고당 제품, 스쿠알렌 제품, 옥타코사놀 제품, 자라 제품 등이 있다.

(1) 홍삼

건삼의 진세노사이드(ginsenoside, 인삼 사포닌) 총수는 약 20가지이지만 홍삼의 진세노사이드의 수는 32가지 정도 되는 것으로 밝혀졌다. 이 중 현재 oleanolic acid 계열인 진세노사이드 Rb_1, panaxa triol 계의 진세노사이드 Rg_1, panaxa diol 계의 진세노사이드 Rg_3의 효능을 열거하면 다음과 같다.

Rb_1의 약리 작용에는 중추신경 억제 작용, 최면 작용, 진통 작용, 정신 안정 작용, 해열 작용, 혈청 단백질 합성 촉진 작용, 중성지방 분해 작용, 인슐린 유사 작용, 콜레스테롤 생합성 촉진 작용, 플라스민 활성화 작용 등이 있고, Rg_1은 중추신경 흥분 작용, 피로 회복 작용, DNA와 RNA의 합성 촉진 작용, 플라스민 활성화 작용 등이 있으며, 홍삼의 특정 사포닌인 Rg_3는 암세포 성장 억제, 암세포 전이 억제, 항암제 내성 억제, 항염증, 항치매 효과 등에 효능이 있는 것으로 밝혀졌다. 이 Rg_3는 백삼이나 건삼에는 없고 홍삼에만 있는 특이 성분이다.

그 외 Rh_1은 항알레르기 효과, 항염증 효과, 암세포에 대한 세포 사멸 효과, 간질환 촉진 억제 효과 등이 있고, Rh_2는 종양 세포 증식 및 분화 억제 효과, 인슐린 분비 촉진 및 인슐린 민감성 개선 효과 등이 있다.

우리가 일반적으로 사포닌이 많이 함유된 식품으로 콩, 마, 도라지, 두릅 등을 꼽고 있는데, 이러한 일반 식품에 포함된 사포닌과 인삼에 포함된 사포닌은 엄연히 다른 종류의 사포닌인 것이다.

즉, 인삼 사포닌은 일반 식품의 사포닌과는 달리 트리테르페노이드(triterpenoid)의 담마란(dammarane) 골격을 가진 배당체라는 점이다.

또 다른 식물의 사포닌은 극성을 띠고 있어 용혈 작용과 같은 독성을 지니고 있는 반면 인삼 사포닌은 담마란 계열의 중성 배당체이기 때문에 독성이 거의 없다는 점이다.

그 외에 인삼 사포닌은 다른 식물의 사포닌과는 달리 현저하고 다양한 생물 활성을 가지고 있다는 것이다.

따라서 인삼 사포닌의 중요성은 다른 식물의 사포닌과 차이가 있는 것이다. 일반적으로 다른 식물의 사포닌은 물에 녹으면 거품이 계속 나오는 계면 활성이 있고, 적혈구 또는 혈색소에 대한 용혈 작용이 있으나, 이 용혈 작용은 과산화지방 억제, 혈전 예방, 항산화 작용, 암세포의 성장 억제 등이 있는 것으로 밝혀졌다.

예컨대 콩 사포닌에는 용혈 작용을 비롯한 다른 유해 작용이 전혀 없다는 사실이 판명된 것이다.

※ 인삼 사포닌은 어느 부위에 많은가?

부위별 사포닌 함량은 잔뿌리, 노두, 굵은 뿌리, 몸통의 순으로 차이를 보인다. 사실 사포닌은 잔뿌리에 많지만 사포닌 종류에 따른 함량은 부위별로 차이가 많다.

인삼은 사포닌 외에도 다당체, 저마늄, 페놀, 폴리아세틸렌 등 유효한 성분이 많이 들어 있기 때문에 효능을 비교할 때 사포닌의 종류나 양만으로 평가할 수 없다. 사포닌 외의 성분은 주로 몸통에 많이 들어 있다.

(2) EPA 및 DHA 함유 제품

1978년 덴마크의 존 다이아베르크 박사(Dr. John Dyerberg)는 고등어, 참치, 꽁치 등과 같은 등푸른 생선과 바다포범을 주식으로 하는 그린란드의 에스키모에 대해 건강과 식생활과의 관계를 연구한 결과 이들의 혈중에는 EPA와 DHA가 함유돼 있어 혈관 질환의 발병률을 낮추어줌으로써 건강을 유지할 수 있다고 밝혔다.

이로 인해 EPA와 DHA에 대한 연구가 활발하게 진행되면서 탁월한 효능이 속속 밝혀지기 시작한 것이다.

EPA의 효능은 콜레스테롤 수치를 개선하는 등 혈행을 원활히 하는 데 도움을 주며, DHA는 두뇌와 망막의 구성 성분이며, 두뇌에 영양을 공급하는 데 도움을 준다.

그런데 오메가-3 지방산에 함유된 성분을 보면 첫째, EPA 둘째, DHA 셋째, ALA(알파-리놀렌산)로 구성되어 있다. 이 중에서 EPA는 정어리나 고등어 등의 생선 기름과 해조류에 많이 들어 있고, DHA 또한 등푸른 생선의 기름에 많이 들어 있으며 ALA는 주로 들깨, 즉 들기름 중에 54% 정도 함유돼 있다. ALA는 물론 들깨 외에도 콩기름, 견과류, 녹황색 채소 등에도 들어 있다. [참고로 들깨의 주성분은 리놀렌산(오메가-3 지방산) 54%, 리놀레산(오메가-6 지방산) 13%, 올레산(오메가-9 지방산) 19% 등으로 구성되어 있으며 리놀렌산이 제일 많은 성분을 차지한다.]

(3) 효소 제품

신진대사, 건강 증진, 장의 연동 작용, 체질 개선 등에 효과가 있다.

(4) 효모 제품

영양의 불균형 개선, 건강 증진, 신진대사에 효과가 있다.

(5) 유산균 제품

유익균 증식, 유해균 억제, 장의 연동 운동, 정장 작용에 효과가 있다.

(6) 조류(藻類) 제품

㈀ 클로렐라(Chlorella)

클로렐라는 민물에서 생육하는 녹조류에 속하는 단세포 생물로 광합성 능력이 탁월하다. 이에는 60%나 되는 단백질을 비롯해서 엽록소 2~3%, 필수 아미노산, 비타민, 미네랄, 식이 섬유 등이 풍부하게 함유돼 있다.

클로렐라에는 클로렐라 성장 촉진 인자가 들어 있는데, 이 물질은 어린이의 성장 촉진에 효능이 있고, 성인에게는 저항력을 강화하여 손상된 세포를 치유하도록 도와준다. 그러나 정상 세포의 성장은 촉진하지만, 종양 세포의 성장에는 도움을 주지 않는다.

클로렐라는 스피룰리나보다 2~3배나 많은 엽록소를 함유하고 있는데, 이와 같이 풍부한 엽록소는 간, 신장, 혈액을 청소하고, 독소와 중금속을 제거해준다. 이 제품의 작용을 요약하면 다음과 같다.

단백질 공급원, 체질 개선, 영양 공급, 핵산 공급, 엽록소 공급, 섬유질 공급, 세포 부활, 항암 작용, 면역력 증강, 혈액 정화, 세균 및 바이러스에 대한 저항력 강화 등의 기능이 있다.

(ㄴ) 스피룰리나(Spirulina)

스피룰리나는 남조류에 속하는 단세포 식물로 세포막이 얇아서 소화성이 탁월하다.

이 제품은 균형 잡힌 풍부한 영양소를 함유하고 있는데, 특히 100g 중 단백질이 55~72g이나 함유돼 있어 콩의 단백질 함유량보다 2배나 많고 쇠고기나 달걀의 함유량보다는 3.5배나 많다. 또한 필수 아미노산의 양과 구성의 균형이 잘 이뤄져 있다.

그러나 스피룰리나의 특징은 알칼리도가 엄청나게 높은 데 있다. 즉, 이 제품은 영양의 균형을 잘 갖춘 것은 물론 강력한 알칼리성 식품으로 체내에 유입되면 영양소의 대사를 원활히 해준다. 다시 말해 산성으로 치우친 혈액을 정상화시켜 약알칼리성 체질로 바꿔주는 데 지대한 역할을 한다. 이 외에 항바이러스, 면역 조절, 콜레스테롤 강하, 항산화 작용, 간 기능 개선, 알레르기 경감 작용, 혈압 강하, 혈당 안정, 체내 독소 배출 등의 효능이 있다.

(7) 감마-리놀렌산(GLA, gamma-linolenic acid) 제품

감마-리놀렌산은 리놀레산, 아라키돈산 등과 더불어 오메가-6 지방산에 속하는 성분이다. 이 물질은 친염증성이기는 하나 필수 지방산이므로 생명을 유지하는 데 반드시 있어야 하는 성분이다.

프로스타글란딘(prostaglandin)의 전구체인, 이 물질이 함유된 대표적인 식물은 달맞이꽃 종자유로 알려지는데, 혈액 중에 이 물질의 수치가 낮을 경우 달맞이꽃 종자유로 보충할 수 있다.

프로스타글란딘이 인체에서 하는 생리 작용은 혈관의 수축과 확장, 기관지 근육의 수축과 이완, 위액 분비의 억제, 자궁 근육 수축, 수분 배출, 혈소판 조절 등이 있다.

(8) 알로에 제품

알로에는 변비에 탁월한 효능이 있으며, 피부 건선, 지루성 피부염, 음부 포진, 상처 치료, 암, 구내염, 당뇨병, 화상, 대장염, 위와 장 건강에 도움, 면역력 증강, 장운동 등에 효과가 나타난다.

(9) 키토산 제품

키토산(chitosan)은 게나 새우와 같은 갑각류에서 산 처리하여 키틴(chitin)을 얻은 다음 이 키틴을 진한 알칼리 용액으로 부분적으로 탈아세틸화시켜 만드는 다당류이다.

키토산은 담즙산과 결합하여 콜레스테롤을 강하하며, 소장에서 지방을 다량 흡수하여 배출한다. 그 외 당뇨 개선, 혈관계 질환 예방, 항암 효과, 항균 작용, 면역력 향상 등의 기능이 있다고 알려진다.

⑽ 프로폴리스 제품

프로폴리스라는 명칭은 그리스어의 pro(앞)와 polis(도시都市)에서 따온 것인데, 벌이 '자신들의 밀랍의 도시를 앞에서 방어한다'는 뜻으로 써진 명칭이다.

프로폴리스는 항생 작용이 강하여 벌통의 입구와 벌통 안에 프로폴리스를 발라놓으면 벌통 안으로 병균이나 벌레가 침입할 수 없어 무균 상태가 되는 것이다.

프로폴리스 추출물은 벌이 나무의 수액, 꽃에서 모은 화분과, 벌 자신의 분비물을 이용하여 만든 프로폴리스에서 왁스를 제거하고 얻은 추출물이다.

프로폴리스는 '천연 항생제'라는 별명이 있다. 이 제품은 입 안과 혀의 염증, 독감, 헤르페스, 치아와 잇몸뼈 사이의 염증, 비염, 인후염, 편도선염, 잇몸병, 치주염 등을 유발하는 각종 박테리아, 바이러스, 곰팡이를 사멸한다. 가령 치아와 잇몸 질환의 경우 평소 죽염을 상식하되 고체 죽염을 입속에서 녹여서 섭취하면 입속을 살균하는 효과를 얻을 수 있고, 프로폴리스 캡슐을 열어 입에 물고 있으면 유해균의 증식을 막을 수 있다. 이왕이면 분말 캡슐이 더 효과적일 수 있으나 액체 캡슐인 경우도 캡슐을 칼로 흠집을 낸 후 치아로 터뜨려 물고 있으면 살균 효과를 기대할 수 있다. 입속에 세균이 많은 사람은 잇몸이 붓거나 충치가 생기는 등의 증상이 나타나므로 이러한 증상이 나기 전에 죽염이나 프로폴리스로 예방하는 지혜가 필요하다. 프로폴리스는 그 외 항염·항암·항산화 작용을 하며 혈액 응고를 방지하여 혈행을 원활히 해주기도 한다.

⑾ 로열젤리 제품

로열젤리는 고단백 식품으로서의 영양 공급, 건강 증진, 노화 예방, 수술

후의 회복, 혈압 조절, 갱년기 장애, 성기능 부전, 정신 불안, 항암 작용 등에
효과가 인정된다.

(12) 셀레늄 제품

셀레늄은 희랍의 달의 여신인 셀렌((Selene)을 따서 셀레늄(selenium)이라고
명명했다.

셀레늄은 노화를 촉진하는 활성산소를 중화할 수 있는 중요한 항산화 효소
인 글루타싸이온 과산화 효소의 활성 성분으로, 대표적인 항산화제인 비타민
E보다 무려 2000배나 더 강한 효과를 낸다는 사실이 밝혀지면서 주목을 받게
되었다.

셀레늄은 필수 미량 미네랄로서 인체에 극소량만 필요하지만 결코 없어서
는 안 될 물질이다.

셀레늄의 효능에는 암 예방, 심장병과 류머티즘 관절염 등에 항염 작용, 백
내장 예방. 갑상샘 호르몬 생산, 태아 발육 증진, 아토피성 피부염, 방사선, 중
금속, 남성 성기능 향상, 피부 노화, 천식 등에 효과가 있다. 이 물질이 함유된
식품으로는 마늘, 양파, 견과류 등이 있다.

(13) 조효소 Q10 제품

조효소 Q10(약칭 코큐텐, CoQ10)은 유비퀴논이라고도 불리고, 또 비타민은
아니지만 비타민과 비슷한 작용 인자라고도 하여 '비타민 Q'라고 불리는 경우
도 있다.

조효소 Q10은 천연 항산화제로서 인체의 에너지원인 아데노신 삼 인산
[ATP(adenosine triphosphate)]의 합성에서 중요한 역할을 한다.

이 제품은 고혈압, 협심증, 유방암, 당뇨병, 체력 증진, 잇몸 질환, 심근경
색, 치매, 심부전 등에 효과가 있는 것으로 알려진다. 그러나 이상지질혈증으

로 스타틴 제제를 복용하는 사람은 이 약물이 체내의 조효소 Q10을 고갈시키므로 반드시 코큐텐을 섭취해야 한다.

코큐텐은 체내의 거의 모든 세포에 존재하는데, 이 물질이 감소하면 심장이나 근육에서 생산되는 에너지 역시 감소하게 되므로 심장병, 근육 쇠약, 무력증 등의 부작용이 나타난다.

또 코큐텐은 체내에서 항상 발생하는 활성산소가 DNA 분자에 공격을 가하기 전에 그것을 무력화함으로써 암을 제압하기도 한다. 그 외 노화 방지, 운동으로 인한 활성산소의 피해 방지, 당뇨병, 잇몸 염증 등에도 효과가 있다.

그런데 이 코큐텐은 나이가 들면서 부족해지기 쉬운데, 부족할 경우 생체의 에너지 공장인 미토콘드리아의 작용이 미약해져 골격, 내장, 뇌 등에 중대한 악영향을 미친다. 그러므로 평소 등푸른 생선이나 콩류를 섭취하여 보충할 수도 있지만 부족함을 느낀다면 별도로 보충해주어야 한다.

⑭ 글루코사민 제품

이 제품은 무릎 관절염, 정맥부전, 장 질환, 류머티즘 등에 효과가 나타난다.

⑮ DHEA 제품

DHEA(dehydroepiandrosterone)는 인체에서 가장 많이 생산되는 스테로이드 호르몬인데, 그 생산량은 25세를 정점으로 서서히 감소하여 40대에는 50%, 80대에는 청년 시절의 5%로까지 감소한다는 것이다.

이 제품은 만성피로증후군, 인지 기능 이상, 크론병, 우울증, 심부전, 폐경기증후군, 근육 증가, 배란증후군, 남성호르몬 결핍증, 패혈증, 발기 부전, 피부 노화 등에 효과가 있는 것으로 알려진다. 그러나 이 제품은 테스토스테론의 전구체로서 이 제품을 과용하면 전립선비대증이 나타날 수 있고, 전립선암의 주요 지표인 전립선 특이 항원(PSA) 수치가 올라갈 수 있으므로 이 제품을 복용하기 전이나 복용 중에 6개월마다 정기적으로 PSA 수치를 검사해야 한다.

⒃ 스콸렌 제품

스콸렌(squalene)은 심해 상어의 간에 체중의 25%나 함유돼 있는데, 그 주성분은 불포화 탄화수소($C_{30}H_{50}$)이다. 이 물질의 유효성은 강력한 환원 작용과 살균력에 있으며, 체내에 충분한 산소를 공급해서 신진대사를 원활하게 하여 활기를 준다.

스콸렌의 임상 결과로는 순환계 질환, 심장계 질환, 대사계 질환, 악성 세포 질환, 피부병, 결막염, 축농증, 치질, 부인병, 류머티즘성 관절염, 신경통, 생육 부전 등에 유효하다는 보고가 많다.

⒄ 화분 제품

영양 공급, 피부 건강, 건강 증진, 신진대사 등에 효과가 있다.

⒅ 폴리코사놀 제품

물 불용성인 콜레스테롤은 인체에 필수적인 성분 중 하나로 세포를 보호하고, 각종 스테로이드 화합물의 전구체 등의 역할을 한다. 그런데 이 물질이 과도하면 LDL 수치가 높아져 혈관계 질환의 주범이 된다. 대체로 혈관이 50% 정도 막히면 통증이 생기고 질병이 발병하기 좋은 상태가 되면서 결국 고혈압, 이상지질혈증, 뇌졸중, 혈관성 치매, 뇌경색 등 각종 질환이 발생하게 된다. 이러한 상태를 완화할 수 있는 제품으로 현재 우리나라에서는 쿠바산 폴리코사놀을 건강기능식품으로 인정하고 있다.

이 제품은 사탕수수에서 추출한 성분으로 혈소판 응집을 감소시켜 혈전을 방지하는 작용을 하는 것으로 알려진다.

⑲ 레시틴 제품

콜레스테롤 개선, 두뇌 영양 공급, 항산화 작용, 혈행 개선 등에 효과가 인증된다.

⑳ 엽산 제품

엽산은 비타민 B군의 수용성 비타민의 하나로서 비타민 B_9이라고도 한다. 엽산은 녹황색 채소, 과일, 간, 생선 등 자연계에 광범위하게 존재하는데, 특히 시금치, 대두, 아스파라거스, 간, 달걀노른자 등에 많이 함유된 것으로 알려져 있다.

엽산의 효능에는 헤모글로빈 형성에 관여, 세포의 증식 및 재생 작용, DNA 및 RNA 합성 작용, 성장 촉진 작용 등이 있다. 또 엽산은 비타민 B_6 및 비타민 B_{12}와 함께 단백질 분해 산물인 호모시스테인을 덜 해로운 물질로 전환되도록 도와준다. 즉, 호모시스테인이 메싸이오닌으로 전환되도록 비타민 B_{12}와 함께 작용한다. 한편 비타민 B_6는 호모시스테인이 시스타싸이오닌으로 전환되도록 작용한다.

결핍 증상으로는, 임산부인 경우 기형아 출산 확률이 높고, 호모시스테인이 많아 혈행이 원활하지 못할 경우 심장마비나 뇌졸중 등을 유발할 확률이 높으며, 빈혈과 우울증 등이 발생하기도 한다.

(21) 아르지닌

L-아르지닌(L-arginine)은 산화질소(NO)의 전구체로서 소장에서 흡수되어 혈관으로 들어와 내피세포에서 효소의 작용으로 산화질소로 전환된다. 이렇게 전환된 산화질소는 혈관 확장을 돕고 형행을 원활히 하며 혈전을 방지하고 혈관을 건강한 상태로 만들어준다.

또 음경의 혈관을 확장하여 발기력을 왕성하게 하고, 백혈구인 자연 살생세포(엔케이 세포, natural killer cell)의 양과 활동을 증강시켜 암세포를 사멸시키고 염증도 낮게 하는 효과를 발휘한다.

(22) 엽록소 함유 제품
활성산소 제거, 피부 건강 등에 효과가 있다.

13. 항상 긍정적으로 생각한다.
건강은 식(食), 심(心), 동(動)의 조화에서 나오기 때문에 항상 긍정적으로 생각하는 마음이 중요하다는 사실을 상기한다.

14. 간헐적 단식을 한다.
가령 저녁 식사를 오후 7시에 할 경우 다음날의 점심 식사를 오후 12시, 정오에 한다면 17시간의 단식을 하는 셈이 된다. 이 방법은 '西醫學健康法'에서 하는 1일 2식에 해당하는 방법과 같다. 단, 체질상, 환경적 상황, 여건상, 현대 의학적 견해 등으로 이 방법이 부적절하다고 생각할 경우에는 배제한다. 그래서 아침 식사를 하는 사람의 경우 전날 저녁 식사를 오후 7시에 한다면 다음날의 아침 식사를 오전 7시에 하는 12시간의 간헐적 단식이 되는 셈이다.

※ 단식 요법
인간은 생명을 유지하기 위해 매일 음식을 먹고, 그때마다 마치 하수구에 찌꺼기가 끼는 것처럼 음식물의 찌꺼기가 위벽이나 장 등에 조금씩 부착되어 간다. 이것이 바로 숙변이라는 노폐물 덩어리가 된다.

이 숙변은 정기적으로 배설되지 않으면 내장의 활동을 약화시키므로 유해균이 번식해 인체를 위험에 빠뜨리는 독소가 된다. 그러므로 정기적으로 숙변을 배설하는 일은 건강한 신체를 유지하기 위한 최우선 과제가 되는 것이다.

따라서 단식을 통해 숙변을 배설하는 일은 혈액을 정화하고 내장의 활동을 원활하게 하여 건강한 신체를 회복하기 위한 요법이 되는 것이다.

　　단식은 잘못된 섭생으로 인해 몸에 쌓인 독소를 제거하고 인체 시스템이 제자리를 잡게 하는 몸의 대청소 작업인 동시에 최고의 체질 개선 방법이다. 즉, 병은 몸에 불필요한 물질이 쌓여서 생긴 것이므로 굶어서 고친다는 원리다. 몸에 쌓인 독소는 제일 먼저 속을 비워야 한다. 이때 백혈구는 식균 능력이 높아지고, 외부에서 침입한 병균을 죽여 인체를 보호하는 티림프구의 활동이 활발해진다.

　　체내에 생긴 독소가 제거되고, 잘못된 인체 시스템이 제자리를 잡고, 각종 장기가 휴식을 취하여 재충전의 기회를 가진다면 대부분의 질병은 치유되기 시작한다. 단식은 질병의 원인이 제거되어야 한다고 주장하는 생리학적 법칙에 기초하고 있다. 모든 음식을 끊고 물만 마실 경우 몸은 지방 조직, 소화 효소, 근육 조직과 같은 조직들을 에너지로 사용한다. 과일과 채소만 먹는 식사를 하고 짧은 단식을 곁들일 경우에도 몸은 스스로를 수리하고 각종 독소와 노폐물을 제거함으로써 인체 조직을 정상으로 회복시킨다.

　　예컨대 야생동물은 병이 나면 아무것도 먹지 않는다. 야생동물들이 병이 나서 단식하는 것은 자연의 섭리에 따른 것이다.

　　이것은 장을 비움으로써 병에 걸리거나 노화되어 불필요한 조직과 세포를 분해시키는 동시에 노폐물 등을 소화시켜 질병에서 벗어나기 위한 조치이다.

　　단식 시간을 매일 17시간으로 정할 경우 당일 저녁 식사를 오후 7시에 하면 다음 날의 점심 식사는 오후 12시, 즉 정오에 하게 된다. 매일 이러한 간헐적 단식으로도 충분하므로 무리하게 며칠씩 단식하는 방법은 지양한다. 즉, 아침 식사를 하지 않는다는 원리인데, 이것은 세계적인 자연건강학자인 일본의 니시 가츠조(西勝造) 선생이 피실험자를 대상으로 실험한 결과 하루 세 끼 중 점심과 저녁을 먹는 1일 2식이 체내 독소를 완전 제거할 수 있다는 데서 착안한 것이다. 즉, 점심과 저녁 2식을 하는 사람의 소변에서는 독소가 100% 제거되었던 것이다. 이 결과를 볼 때 우리의 인체는 오전 중에는 배설 활동을 하여 해독 작용을 하기 때문에 오전에는 영양을 섭취하지 않는 것이 좋다는 것을 말해준다. 이와 같이 '西式健康法'에서는 조식 폐지의 효율성을 강조하고 있다. 그러나 아침을 폐지하더라도 점심과 저녁의 양을 종래의 양으로 준수하여야 하고 결코 배를 불려서는 안 된다는 것이다. 물론 초기에는 허전함을 느끼겠지만 차츰 습관화하면 별 문제를 일으키지 않는다. 또한 1주일에 1일 단식과 10일에 1일 단식도 있다. 그 외 장기 단식도 있지만 단식 전문 지도자의 지도를 따르는 것이 현명한 방법이다. 하지만 병을 예방하고 건강을 유지하려는 목적이라면 단식보다는 건강한 식사법과 생활 습관을 택하는 것이 좋다. 단식의 효과를 요약하면 다음과 같다.

⑴ 모든 내장 기관이 휴식을 취하게 된다.

⑵ 체내 독소가 배설된다. 숙변이 제거된다.

⑶ 질병이 치유된다. 모든 병이 치유되거나 개선된다.

⑷ 대장이 깨끗해진다.

⑸ 면역력이 강화된다. 림프구와 백혈구가 활성화될 뿐 아니라 '사이토카인'이라는 물질이 생성돼 항염증 작용, 항종양 작용, 항균 작용, 항바이러스 작용이 강화된다.

⑹ 혈액이 정화된다. 림프구, 백혈구의 힘이 강화된다.

⑺ 진통 효과가 있다.

⑻ 적정한 체중이 유지된다.

⑼ 세포는 부활되고, 병든 세포도 붕괴하거나 신생하여 생체는 전반적으로 재생한다.

⑽ 자율신경의 기능이 활성화해져 교감신경과 부교감신경이 최고조의 길

항 상태가 된다.

⑾ 자연치유력이 활성화돼 각 장기와 조직이 치유된다.

단식이 끝난 후에는 위장이 매우 민감해 있다. 그러므로 단식 후에 일찍 과식할 경우 복통과 구토를 일으킬 수 있다. 정상을 회복하는 데는 시간이 다소 걸리므로 매운 음식, 소금, 향신료 등을 일찍 섭취하여 위의 내벽을 손상시키지 않도록 해야 한다.

※ 쉽게 할 수 있는 대용 단식법

이 단식법은 비록 70~80%의 효과를 기대할 수 있지만 본 단식은 아무래도 무리가 따르기 마련이므로 대용 단식법으로도 소기의 목적을 달성할 수 있다. 이 단식법은 수월하면서도 안전하며, 단식이 끝나도 신체에 무리가 따르지 않는 결과를 얻을 수 있다. 그러므로 평소 다음과 같은 대용 단식법을 수행하면 무리 없이 단식을 수행할 수 있다.

⑴ 녹즙 단식

녹즙 항목에서 설명한 바와 마찬가지로 1회의 분량은 200ml 정도로 하고 1일 두 번으로 한다. 사실 이 단식은 간단하게 할 수 있으므로 1주일 정도는 거뜬히 할 수 있다.

⑵ 벌꿀 단식

이 방법은 녹즙 단식보다 더 간단하다. 즉, 1일 2~3회 하면 되는데, 1회에 벌꿀 30~40g을 물 약 360ml에 녹여 마시면 된다. 1회에 벌꿀 40g을 사용할 경우 1일의 총 섭취 열량은 360Kcal밖에 안 된다. 이 정도면 근육은 줄지 않고 지방만 줄일 수 있다. 특히 비만을 치료하기 위해 이 방법을 선호하면 소기의 목적을 달성할 수 있을 것이다. 1주일 정도면 충분하며 쉽게 할 수 있다. 이 단식법은 단 것을 좋아하는 어린이에게 알맞은 방법이다.

(3) 과즙·효소 단식

이 단식은 과즙에 효소액을 소량 첨가해서 마시는 단식법이다. 효소를 첨가하는 목적은 그 속에 있는 효모균이 장내 청소를 해주고, 변통을 좋게 해주기 위해서다. 효소액은 1회에 30~40ml 정도 첨가한다. 효소 원액에서는 당도가 너무 높아 효모가 번식할 수 없지만 이 효소액에 7배 정도의 물을 희석해서 몇 시간쯤 방치해두면 효모균이 번식을 하게 된다.

(4) 과즙 단식

과일은 사과, 배, 포도, 귤, 딸기 등으로 하는 것이 좋고, 1일 2~3회 하면 되는데, 1회에 180~270ml가 적절하다.

(5) 미음 단식

현미 25~30g으로 미음을 쑤어서 1회에 200ml 정도로 하고 여기에 소량의 죽염을 첨가하면 된다.

(6) 생야채 이상즙(泥狀汁) 단식

녹즙 단식과는 달리 생야채를 이상(泥狀)으로 간 것을 그대로 먹는 방법이다. 뿌리와 잎의 비율을 동률로 하여 곱게 간 것을 300g 정도를 1일 2~3회 먹는 방법이다. 맛이 안 좋을 경우 벌꿀을 30g 정도 넣고 죽염을 약 5g 정도 넣는다.

15. 매일 명상을 생활화한다.

명상을 자주하면 면역력이 떨어지는 것을 막아준다.

명상의 목적은 우리의 몸과 마음 안에 내재되어 있는 능력을 끌어내어 삶에 보다 충실해지고, 침착해지며 목적의식을 갖고 좀 더 깨어 있는 삶을 살아가기 위한 것이다.

명상은 근육의 긴장을 풀어주고, 심박수와 혈압을 낮춰주며 길게 숨 쉬는 습관 및 내면의 안정과 평화를 만들어준다.

명상은 마음을 진정시키는 과정이다. 아침에 하는 명상은 그날 하루의 일을 건설적으로 계획할 수 있게 해주며, 저녁에 하는 명상은 그날 하루를 반성하며 그날의 성과와 과오를 평가한 후 그 과오를 어떻게 바로잡을 것인가를 계획할 기회를 제공한다. 마음이 진정되면 평화를 느낄 수 있고 소외감과 격리감으로부터 해방될 수 있는 것이다. 명상은 누구나 할 수 있지만 자신의 마음을 진정시키기가 쉽지 않기 때문에 그 실천은 아주 어렵다.

티베트의 정신적 지도자인 달라이 라마는 "잠자는 시간은 최고의 명상 시간"이라고 말했다. 하지만 명상을 하는 동안 신체는 수면을 취할 때보다 더 깊은 육체적인 휴식을 취하고 있음을 경험하게 되는 것으로 알려진다. 명상의 목적은 우리의 몸과 마음속에 내재되어 있는 능력을 끌어내어 삶에 보다 충실해지고, 침착해지며 목적의식을 갖고 좀 더 깨어 있는 삶을 살아가기 위한 것이다.

명상은 부정적인 사고방식과 스트레스를 유발하는 감정의 원천을 해소하고, 꿈과 희망을 갖게 해준다. 우리가 이와 같은 부정적인 방식을 배제하고 긍정적인 사고방식을 갖게 되면 우리의 몸안의 세포는 더욱 활기를 띠고 건강하게 되는 것이다. 건강한 신체만이 젊음의 샘이 아닌 것이다. 마음의 에너지도 넘쳐야 진정한 젊음의 활력소를 갖는 것이다.

명상은 시간과 장소에 상관없이 일상생활에서도 손쉽게 활용할 수 있다. 가슴이 답답하고 돌아버릴 만큼 화가 날 때 조용히 눈을 감고 심호흡을 하는 것만으로도 마음의 안정을 꾀할 수 있다.

명상은 자신이 가지고 있는 잡다한 감정들을 객관적으로 바라보게 해준다. 명상을 할 때는 복식 호흡을 하는 것이 좋은데, 숨을 들이마실 때는 좋은 공기, 즉 긍정적인 에너지를 얻는다고 생각하고, 내쉴 때는 체내에 쌓인 나쁜 감정과 독소를 배출한다는 생각을 한다. 하루에 10분이라도 명상을 하면서 마음의 평화를 느낄 수 있었던 장소를 떠올리면 자연스럽게 몸과 마음이 편안해짐을 느낄 수 있다.

현재의 상황과 상관없이 스스로 행복하다고 생각하는 사람은 엔도르핀이 증가하여 행복한 표정을 지을 수 있다.

명상의 이점을 요약하면 다음과 같다.

(1) 혈행을 증가시킨다.

(2) 혈압을 강하한다.

(3) 세로토닌의 수치를 높인다.

(4) 뇌의 기능을 향상시킨다.

(5) 면역력을 강화한다.

(6) 근육의 긴장을 이완해준다.

(7) 지각 능력을 향상시킨다.

(8) 기억력을 향상시킨다.

(9) 충동적인 행동을 억제시킨다.

(10) 불안감과 우울증을 감소시킨다.

(11) 부정적인 생각에서 벗어나게 해준다.

(12) 멜라토닌 수치를 증가시킨다.

(13) 스트레스 호르몬인 코티솔을 줄여준다.

(14) 신체적, 정신적, 감정적 상태의 균형을 유도해준다.

16. 등푸른 생선, 해조류, 섬유질, 식물영양소를 규칙적으로 섭취한다.

17. 매일 자신에게 적절한 차(茶)를 선택하여 마신다. (차에 대해서는 1부의 8장을 참조)

물을 마시는 틈틈이 자신에 맞는 차를 선택하여 마시는 지혜가 필요하다. 즉, 생강차라든지 인삼차라든지 자신에게 맞는 차를 선택하고, 녹차나 코코아 차도 좋은 차이다. 차의 종류는 너무나 많으므로 이것이 좋겠다 싶으면 그것을 선택하여 음용하는 것이 좋을 것이다. 단, 카페인이 든 차는 물을 마신다기 보다는 오히려 이뇨 작용을 하므로 가급적 삼가는 것이 좋다. 상기한 코코아 차에도 물론 카페인이 약간 있긴 하지만 하루 한두 잔 정도는 소량이기 때문에 별 문제가 없을 것이다.

18. 시간 나는 대로 공원이나 잡목이 많은 숲을 찾아 맑은 공기를 마신다.

도시 생활을 하는 현대인들, 특히 대도시 사람들은 숙명적으로 매일 호흡하는 동안 환경 호르몬, 자동차에서 내뿜는 산화제, 이산화탄소, 일산화탄소, 탄화수소, 황산화물, 황화수소, 질소화합물, 암모니아, 오존 등과 같은 배기가스, 자동차 타이어에서 마모되어 나오는 납, 수은, 6가 크롬, 카드뮴 등과 같은 독성 물질을 들이마시고 산다. 거의 도시화한 현대 사회에서 우리는 숙명적으로 이러한 유독 물질에 노출된 채 살고 있는 것이다. 그러므로 의도적으로 매일 또는 틈틈이 시간 나는 대로 근처의 야산이나 숲을 찾아 음이온을 듬뿍 마셔야 한다.

※ 숲 속 걷기

숲의 치유 효과가 널리 알려지면서 숲을 찾는 등산객이 증가하고 있다. 숲 속을 거닐면 스트레스가 감소하고 자율신경계가 안정화돼 면역력이 증가하고 신진대사가 원활해진다. 소나무에서 제일 많이 내뿜는 피톤치드는 혈압과 코티솔(스트레스 호르몬)의 수치를 경감시키고 심폐 기능도 강화시킨다. 피톤은 식물을 뜻하고, 치드는 죽인다, 라는 러시아어다. 이 물질은 식물이 주변의 미생물로부터 자신을 지키기 위해 발산하는데, 이 물질을 피톤치드라고 한다. 이 물질에는 터펜(terpene)이라고 하는 휘발성이 높고 살균력이 강한 성분이 다량 함유돼 있다.

피톤치드는 그 종류가 무려 100종이 넘는다. 약 10여 년 전에 한국임업연구원이 쥐를 이용한 피톤치드 효과를 입증했는데, 그것은 쥐에게 전기적인 자극을 주어 스트레스를 유발하는 호르몬인 코티솔을 증가시킨 다음 편백나무에서 추출한 피톤치드를 주입한 결과 코티솔의 혈중 농도가 감소한 것이다.

피톤치드가 가장 많이 분출하는 시기는 여름철, 즉 대체로 5~8월경이다. 흐린 날보다는 맑은 날이 더 많이 분출되고, 밤보다 낮에 더 많이 분출된다. 하루 중에는 오전 10시에서 정오 사이가 가장 많이 분출된다고 한다. 그러므로 우리는 가능한 한 매일 숲속을 걸으면서 숲이 주는 건강을 마음껏 누려야 할 것이다.

숲은 도시보다 먼지도 50~200배나 적고 음이온도 도시보다 50배나 풍부하다. 숲에서 면역력을 높일 이유가 바로 여기에 있는 것이다.

특히 도시 사람들은 호흡하는 동안에도 환경 호르몬이나 배기가스, 자동차의 타이어에서 마모되어 나오는 중금속을 숙명적으로 들이마시고 있는 실정이다. 현대 사회를 살아가자면 어쩔 수 없는 노릇인 것이다.

그러기에 더더욱 자신의 의지로 배제할 수 있는 한 독소나 독이 있는 물질이 우리 몸속에 들어오지 못하도록 최선을 다해야 하는 것이다.

술과 담배를 배제하고 육식의 과다 섭취도 배제하면서 자연이 주는 숲길을 걷자. 도시 근교의 산행, 가까운 산 오르기 등 마음만 먹으면 얼마든지 활용할 수 있는 곳이 많을 것이다. 가능한 한 매일 숲 속을 걸으면서 상쾌한 공기를 호흡하자.

19. 매일 천연 발효 식초 마시기를 생활화한다. (식초 항목 참조)

식초의 주성분은, 살균과 해독 작용을 하며 부신 피질 호르몬의 원료가 되는 초산[아세트산]이다. 식초에는 초산 외에도 각종 아미노산, 사과산, 호박산, 주석산 등 60여 종의 유기산이 함유돼 있다. 산성인 식초는 체내에 들어가면 알칼리성으로 작용하기 때문에 체내에 생긴 산을 중화시키고 혈액과 체액의 PH를 안정된 상태로 유지시켜준다. 천연 식초에는 각종 필수 아미노산이 풍부하게 함유돼 있기 때문에 위벽을 손상시키지 않고 살균 효과를 얻을 수 있다. 식초의 효능은 상기한 효능 외에도 셀 수 없이 엄청나게 많다. 평소 식초 마시기를 생활화하면 만병을 물리칠 수 있으며 노화 또한 지연시킬 수 있다.

그런데 식초를 1일 100ml씩 마시면 10년 이상이나 더 장수한다는 연구 결과가 있으나, 체중 1kg당 0.5ml가 적당한 것으로 알려져 있다는 것을 간과하지 말아야 한다. 식초가 좋다고 과량 섭취할 경우 부작용이 나타날 수도 있다는 점도 알아야 한다.

20. 매일 일광욕을 최소 20분 한다.

햇빛은 비타민 D를 공급해 체내에 칼슘과 철분 흡수에 도움을 준다.

21. 일정한 체중을 유지하고 항상 몸 상태의 변화를 관찰한다.

22. 매일 똑같은 식사를 반복해서 섭취하지 말고 다양한 식품을 섭취한다.

식생활을 할 때는 매일 거의 똑같은 식품을 계속해서 섭취하면 암의 위험에 쉽게 노출될 수 있다. 식품 중에는 암을 일으키는 물질과 억제하는 물질이 있으므로 균형 있게 섭취하면 영양뿐 아니라 암 발생 가능성을 상쇄할 수 있다.

23. 비타민 A, C, E 및 셀레늄이 함유된 식품을 많이 섭취한다.

비타민 A가 많이 함유된 식품: 당근, 감자, 호박, 달걀노른자, 녹색 채소, 치즈 등

비타민 C가 많이 함유된 식품: 감잎, 감귤류, 딸기, 녹색 채소, 감자, 고구마, 피망 등

비타민 E가 많이 함유된 식품: 식물유, 소맥배아, 브로콜리, 달걀, 시금치, 대두 등

셀레늄이 많이 함유된 식품: 소맥배아, 굴, 우유, 통밀가루, 새우, 현미, 달걀노른자, 마늘 등

24. 내가 먹는 것이 곧 내 몸이다라는 것을 항상 기억한다.

즉, 좋은 음식을 먹으면 좋은 몸이 될 것이고, 나쁜 음식을 먹으면 나쁜 몸, 즉 병든 몸이 된다는 사실을 기억한다.

25. 항상 자연식품만을 섭취한다.

인간은 자연과 더불어 살아가도록 설계되었다. 그러므로 자연에서 생산되는 자연 그대로의 먹을거리를 항상 먹어야 건강한 삶을 누릴 수 있다.

26. 매일 샐러드를 많이 먹어야 한다.

샐러드용 드레싱은 시판 중인 것을 지양하고 직접 만들어 먹는 것도 좋은 방법이다. 혹시나 시판 중인 드레싱을 구입할 경우에도 어떤 식품 첨가물이 포함되어 있는지 라벨을 잘 살피는 지혜가 필요하다. 맛보다는 건강을 위해서라면 집에서 직접 만들어 먹는 것이 더 현명할 것이다. 가령 이런 드레싱이 건

강을 위해 좋을 것이다. 즉, 흑호마[검은 참깨]를 볶은 다음 갈아서 양파즙과 레몬즙을 함께 섞는다. 거기에 약간의 올리브유, 천연식초, 죽염을 넣으면 맛 좋고 건강에도 좋은 드레싱이 되는 것이다.

27. 매일 20~35g의 식이 섬유를 섭취한다.

식이 섬유는 소장에서 영양분 흡수를 지연시킬 뿐 아니라 대장에 남겨진 각종 독성 물질을 배출시키는 역할을 충실히 이행하므로 매일같이 식이 섬유 섭취를 게을리 해서는 안 된다.

28. 장수촌 사람들의 생활 습관을 흉내라도 내자.

세계적인 장수촌으로 유명한 구소련 코카서스 산맥의 압하지아(Abkhasia), 파키스탄의 훈자(Hunza), 남미 에콰도르의 빌카밤바(Vilcabamba), 일본의 오키나와 현에 사는 주민들의 장수 비결은 건강한 식습관은 말할 것도 없지만, 고산 지대의 깨끗한 공기와 맑고 광물질이 풍부한 물 때문인 것이다. 게다가 부지런히 생활하면서 항상 몸을 움직이는 등 훌륭한 생활 습관이 장수의 비결일 것이다. 하지만 한국에 사는 우리들은 비록 공해가 없는 쾌적한 환경은 아닐지언정 그들의 부지런한 생활 습관과, 그리고 채소와 과일, 좋은 물, 소식하는 습관, 항상 발효 식품의 섭취 등과 같은 식습관을 본받아야 건강한 삶을 누릴 수 있을 것이다.

29. 가능한 한 공기 좋고, 물 좋은 산속에 집을 짓고 살아야 한다.

30. 뼈가 노화되지 않도록 해야 한다.

뼈의 노화를 지연하기 위해 걷기 등의 유산소 운동은 물론 무산소 운동으로 근력과 근육을 키워야 한다. 운동을 하지 않으면 근력의 50%, 근육의 70%

를 잃게 된다. 특히 노년 건강에 근력은 대단히 중요하므로 아령 등의 무산소 운동을 통해 근력을 키우지 않으면 안 된다.

31. 항상 젊게 생각하고 행동하면 노화가 지연된다.

나이 든 사람들은 누구나 자신의 실제 나이보다 젊게 보이는 것을 좋아하기 마련이다. 사람은 각기 노화의 속도가 차이가 나기 마련이다. 나이에 대해 다음과 같이 4가지로 분류하는 방법이 있다. 첫째, 우리가 보통 사용하는 '달력 나이'가 있다. 둘째, '생체 나이(건강 나이)': 같은 연령인데도 생리적 현상에 따라 한 사람은 늙어 보이고 다른 사람은 젊어 보이기도 한다. 가령 병색이 완연한 20대는 40대로 보일 수 있고, 건강이 최고조에 이르는 40대는 20대로 보일 수 있을 것이다. 개인의 건강 나이는 텔로미어 검사를 통해서 확인할 수 있지만 아직 그 이용도가 대중화되지 않고 있다. 그러나 일반적인 '건강 나이' 측정법에는 폐활량, 심장 기능, 신장 기능, 피부 변화, 내분비계의 호르몬 수치, 신체의 산소 소비 능력, 면역계의 반응, 신경학적 기능 등이 있다. 셋째, '정신 연령': 두뇌의 능력, 감정의 반응 속도, 호기심 등이 정신 연령을 좌우한다. 넷째, '사회적 연령': 70~80세 이상의 고령인데도 은퇴하지 않고 현역으로 사회 활동을 하고 있는 사람의 경우는 사회적 연령이 젊다고 할 수 있다. 이와 같이 항상 생년월일, 즉 '달력 나이'를 생각하지 않고, 건강법을 잘 터득하여 건강한 생활을 하면 연령을 젊게 유지할 수 있으며, 매사에 호기심을 가지고 사회 활동을 하면 노화를 지연할 수 있을 것이다.

32. 음식은 천천히 먹는 습관을 들인다.

음식을 먹을 때 우물우물 오래 씹지 않고 대충 씹어 빨리 삼키면 천천히 먹을 때보다 더 많은 공기와 음식을 삼키게 된다. 이렇게 되면 위가 급속도로 팽창하게 되는데, 이때 위산이 역류하게 되고, 강한 산은 식도의 점막을 손상시킨다. 이런 경우가 반복될 경우 점막이 변성되어 식도암이 유발될 수도 있다. 그러므로 음식을 씹을 때 씹는 횟수를 많이 해야 한다. 일반적으로 100번 이상 씹으면 침이 2배나 증가하게 되는데, 음식물을 오래 씹으면 씹을수록 귀밑샘과 턱밑샘에서 파로틴(parotin)이란 호르몬이 분비되어 뼈나 치아의 칼슘 침착을 촉진하게 된다.

이 호르몬은 또한 활성산소를 줄이고 노화도 예방해준다. 또 씹는 것은 최고의 얼굴 운동법이기도 하다. 뇌와 얼굴의 모든 근육이 이완되기 때문이다. 천천히 오래 씹는 것은 식욕도 억제할 수 있고, 스트레스를 줄여주는 훌륭한 명상법이기도 하다.

33. 항상 몸을 따뜻하게 하여 면역력을 높여야 노화를 지연할 수 있다.

※ 체온이 상승됨에 따라 면역력이 높아지는 과정

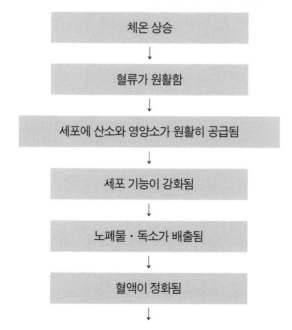

체온 상승

↓

혈류가 원활함

↓

세포에 산소와 영양소가 원활히 공급됨

↓

세포 기능이 강화됨

↓

노폐물 · 독소가 배출됨

↓

혈액이 정화됨

↓

백혈구의 활동이 강화됨

↓

체온 상승

(면역력 상승)

이와 같이 체온이 상승하면 몸에 혈기가 돌아 몸이 따스해진다. 몸이 따스해지면 림프구가 증가해 자연살생세포[엔케이(NK) 세포], 비(B)세포[골수 림프 세포], 티(T)세포 등 면역 관련 세포들이 2~4배 정도 증가하게 됨으로써 질병을 예방할 수 있게 되어 노화를 지연할 수 있다.

노화 지연 식품군

노화를 지연시키는 식품으로는 (1) 토마토 (2) 마늘 (3) 콩 (4) 시금치 (5) 고구마 (6) 양파 (7) 연어, 꽁치, 고등어, 참치 등의 등푸른 생선 (8) 버섯 (9) 고추 등이 있다.

노화전문가들이 주장하는 건강 비결

(1) 적당한 운동을 매일 한다.

(2) 튀김류는 먹지 않으며 저지방, 곡류 위주의 식사를 하며 생선류와 가금류를 단백질원으로 먹는다.

(3) 제철 채소와 과일을 매일 먹는다.

(4) 흡연을 하지 않으며, 술은 안 마시거나 마실 경우 적포도주를 반주 정도로 마신다.

(5) 1일 6~8시간의 잠을 잔다.

(6) 매일 생수를 몇 잔씩 마시며, 녹차를 즐겨 마신다.

(7) 혈액 내 충분한 항산화 영양소 농도를 유지한다. 이를 위해 몇 가지 종

류의 항산화제를 정기적으로 복용한다.

⑻ 정기적인 건강검진을 한다.

⑼ 매일 10~30분 정도의 명상과, 스트레스 해소법을 자주 실천한다.

⑽ 아무리 어려운 상황에서도 철저히 몸에 밴 긍정적인 생활 태도를 갖는다.

2장
생활습관병의 예방

생활습관병이란 식습관, 운동 부족, 흡연, 음주, 과도한 스트레스, 과로 등의 나쁜 생활 습관으로 발생하거나 악화되는 질환으로 고혈압, 당뇨병, 암, 이상지질혈증, 동맥 경화, 협심증, 심근경색, 뇌졸중, 비만, 대사증후군, 간질환, 골다공증, 치매 등이 있다.

우리가 살다보면 몸에 병이 나기 마련인데, 일단 몸에 병이 나면 왜 이런 현상이 나타났는지 지금까지의 삶을 되돌아볼 필요가 있다. 지나친 스트레스, 과식, 과로, 과음, 분노, 증오, 몸에 나쁜 음식의 섭취, 상심 등 자신의 건강을 해칠 만한 요소를 찾아내 그것부터 해결하는 것이 우선일 것이다. 그렇게 하면 몸에 자연치유력이 회생하면서 저절로 낫게 되는 수가 있다.

하지만 질환이 발생했다면 이러한 질환이 발생하는 요인 중에서 특히 식생활의 경우 올바른 식습관을 가지는 것만으로도 심혈관 질환을 40% 정도 줄일 수 있고, 금주, 금연 및 적절한 운동을 병행하면 80%까지 줄일 수 있다고 한다. 식습관이 나쁘면 암이 30% 정도 증가하기 때문에 올바른 식습관을 가지면 암도 예방할 수 있다.

시인 괴테는 "Man ist was er isst(사람은 그가 먹은 음식을 보고 알 수 있다)"라고 했다. 즉, 식생활을 보면 그 사람의 건강을 예측할 수 있다는 뜻이다. 또 미국에서는 "You are what you eat(당신이 먹는 것이 바로 당신이다)"라는 말이 있다. 건강은 우리가 매일 먹는 음식과, 식습관에 달려있다는 말이다. 즉, 몸에 좋은 것을 먹으면 무병할 것이고 몸에 나쁜 것을 먹으면 질병에 걸린다는 얘기다.

2012년의 통계에 의하면 국내의 고혈압과 당뇨병 환자가 1600만 명이라고 한다. 놀랄 만한 숫자다. 하지만 이 가운데 치료를 받고 있는 사람은 절반 정도밖에 안 된다고 한다. 나머지의 사람들은 치료를 안 하고 있는 걸까? 정말 심각한 문제가 아닐 수 없다.

생활습관병 발생의 근본적 원인과 그 결과

현대인들의 생활습관병의 발생 원인을 보면 (1) 혈액의 혼탁 (2) 인스턴트 식품·육류 섭취 등에 의한 체액의 산성화 (3) 생명력이 없는 음식을 즐겨 먹는 데서 오는 생명력의 약화 현상으로 볼 수 있다. 그러므로 이러한 원인을 근본적으로 제거해야 질병의 발생을 막을 수 있다. 즉, 혈액을 맑게 하고 체액을 약알칼리성으로 하며 생명력 있는 음식을 섭취하는 것이다.

혈액이 혼탁하면 혈액 순환이 늦어져 영양소와 산소가 원활하게 공급되지 못해 각종 질병이 생기게 된다. 따라서 푸른 혈액인 엽록소가 풍부한 짙은 녹색 채소를 섭취하여 혈액을 정화하고 조혈 작용도 해야 할 것이다. 엽록소가 조혈 작용을 하는 이유는 엽록소의 성분인 클로로필이 혈액의 헤모글로빈과 같은 구조를 가지고 있는데, 엽록소 구조의 핵인 마그네슘(Mg)이 인체에서 철(Fe)로 바뀌어 헤모글로빈이 되는 것이다. 잘못된 식생활 등으로 각종 질환이 발생하는 과정을 다음과 같이 간단하게 표시할 수 있다.

잘못된 식생활

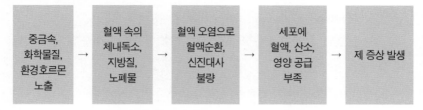

중금속, 화학물질, 환경호르몬 노출 → 혈액 속의 체내독소, 지방질, 노폐물 → 혈액 오염으로 혈액순환, 신진대사 불량 → 세포에 혈액, 산소, 영양 공급 부족 → 제 증상 발생

건강을 위한 가장 중요한 조건은 '원활한 혈액 순환'임을 잊지 말자

혈액의 흐름은 생명의 강이다. 혈액은 산소, 영양분 등 신체에 필요한 성분들을 운반해준다. 게다가 신진대사를 통해 발생한 노폐물들을 모아서 그것을 처리하는 신장, 폐, 피부로 운반해주기도 한다. 그러므로 평소 혈행이 원활해지도록 하는 것이 건강을 위해 최선의 방책이 되는 것이다. 혈행이 원활치 못할 경우 체내에 노폐물이 쌓여 각종 질병의 온상이 되기 때문이다.

우리의 인체 체온은 섭씨 36.5도가 정상인데, 이 정상 체온보다 낮은 사람은 면역력이 떨어져 각종 질병에 노출되기 쉽다. 그렇기 때문에 평소 자신의 체온을 높여서 혈액 순환이 잘 되게 할 필요가 있는 것이다. 즉, 원활한 혈액 순환이야말로 건강의 밑바탕이자 건강의 가장 중요한 조건이 된다는 얘기다. 따라서 평소 항상 체온을 따뜻하게 하는 습성을 들이는 것이 현명할 것이다.

1. 혈액 순환에 장애가 나타날 경우 어떤 현상이 나타나는가?

(1) 관상 동맥 장애: 협심증, 심근경색, 심부전 등이 발생

(2) 뇌혈관 장애: 뇌졸중 등의 현상이 발생

(3) 신장 혈관 장애: 신성(腎性) 고혈압, 신경화증, 신부전 등 발생

(4) 대동맥 또는 말초 혈관 장애: 하지(下肢)의 동맥 폐쇄 등이 발생

2. 일상생활 중 체온을 높임으로써 혈액 순환을 잘 되게 하기 위한 방법은

무엇인가?

(1) 하루 1시간 정도의 걷기 운동을 실천한다.

(2) 생강은 혈액 순환에 좋은 식품이므로 평소 생강차나 생강을 넣은 식혜를 자주 먹는다.

(3) 반신욕을 하면 피로도 해소하고 혈액 순환도 잘 된다.

(4) 족탕을 하면 모세혈관을 확장해 혈액 순환이 촉진된다.

(5) 따뜻한 물이나 차를 자주 마신다.

3. 식생활을 통한 원활한 혈행을 위한 방법

(1) 밥, 빵, 떡과 같은 탄수화물을 과식하지 않는다.

(2) 매일 25~30g의 섬유질을 섭취한다.

(3) 매일 충분한 채소와 과일을 섭취함으로써 비타민과 미네랄을 흡수한다.

4. 혈관의 지표

(1) 정상 혈압: 120/80mg/Hg 이하

(2) 정상 혈당: 100mg/dl 미만

(3) 맥박: 65회 미만

(4) HDL: 60mg/dl 이상(40~60mg/dl는 보통 상태이며 40mg/dl 이하는 비정상 상태이다)

(5) LDL: 130mg/dl 미만

(6) 중성지방: 150mg/dl 미만

(7) 콜레스테롤: 200mg/dl 이하

5. 혈행 장애로 인한 증상

(1) 손발이 저림 (2) 손발이 시림 (3) 기억력 감퇴

6. 혈행을 악화시키는 요인

　(1) LDL과 중성지방의 수치가 높아짐에 따라 혈액의 점도가 높아진 경우
　　　혈행이 악화된다.

　(2) 고혈압인 경우 혈액의 양이 많아져 혈액 순환이 원활하지 못하게 되고,
　　　반면에 저혈압인 경우 혈액의 양이 적어져 혈액 순환이 원활하지 못하게
　　　된다.

　(3) 동맥 내막이 거칠어지고 탄력을 잃을 경우 혈행이 악화된다.

인체의 도로인 혈관에 쌓인 이물질이 우리 몸을 병들게 한다

　혈액은 장장 12만Km나 되는 혈관을 타고 무리 몸 구석구석까지 도달해 산소와 영양분을 공급한다. 동맥은 심장에서 나온 혈액을 모세혈관 등으로 보내는 작용을 하고, 정맥은 신체의 각 부분에서 혈액을 모아 심장으로 보내는 역할을 한다.

　하지만 우리의 인체도 세월이 흐르면서 혈관벽에도 각종 이물질이 쌓이기 시작한다. 동맥 경화는 이렇게 혈관이 노화하고 각종 이물질에 의해 혈관이 좁아지면서 발생하며 심근경색, 뇌졸중 등 대표적인 생활습관병을 유발한다.

　동맥 경화에 의한 심혈관 질환은 일단 발병하면 되돌릴 수 없는 합병증을 유발하기 때문에 발생하기 전에 미리 혈관을 정화해야만 건강한 노후를 맞이할 수 있다. 혈관을 정화하려면 동맥 경화를 촉진하는 대표적 요인인 고혈압, 이상지질혈증, 당뇨, 비만, 흡연 등의 위험 요소를 제거하는 것이 중요하다.

활성산소와 산화질소(NO)의 상관관계

　활성산소는 산화질소를 파괴하는 반면 산화질소는 활성산소를 최소화해 혈액이 응고돼 혈전이 생성되는 것을 막고 동맥 경화를 예방한다. 따라서 산화질소의 생성을 촉진하는 생선, 콩, 견과류 등과 같이 아르지닌이 함유된 식

품을 섭취해야 할 것이다. 운동 또한 산화질소를 증가시킨다.

40세 이후 절반으로 감소하는 산화질소

산화질소는 혈관 내피에서 생성되며 체내의 혈관을 확장시켜 혈액 순환을 원활하게 해주는 가장 강력한 인자이다. 이 물질은 40세 이후가 되면 절반으로 뚝 떨어져 혈관이 경화되고 막혀 뇌졸중, 심장병 등의 위험이 증가한다. 점차 고령화하는 상태에서 음주, 흡연, 운동 부족, 육류의 과다 섭취 등이 부수적인 원인이 되어 산화질소의 생성을 더욱 위축시키게 된다. 그러므로 인위적으로 이 산화질소를 보충해줘야 한다.

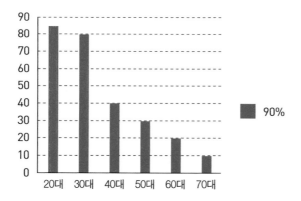

도표에서 알 수 있듯이 10세 때는 산화질소의 양이 90%인데, 40세 때는 절반 이하로 감소함을 알 수 있다. 40세 이후부터는 산화질소의 양이 절반으로 감소되므로 혈행의 장애가 가속화되면서 노화의 진행과 뇌졸중 및 심장병 발병의 위험 또한 가속화된다.

평소 운동량이 부족하거나 과식을 할 경우에도 체내 산화질소의 양이 급격하게 저하한다. 산화질소는 혈관을 확장시켜 혈행을 원활히 하므로 산화질소의 보충에 적극적으로 대처해야 할 것이다.

활성산소를 제거하고 혈관을 확장시키는 위대한 기체 산화질소를 발생시키는 방법

(1) 사우나: 혈관이 수축되고 확장되는 과정에서 산화질소가 분비된다.

(2) 참마 섭취: 참마에는 아르지닌, 사포닌, 뮤신 등 여러 유익한 물질이 많은데, 특히 아르지닌은 산화질소의 전구체로 작용한다.

(3) 유산소 운동: 유산소 운동을 하면 혈관 내피에서 산화질소가 분비되는데, 이것이 혈관을 확장하는 중요한 역할을 한다.

(4) 생선, 콩, 견과류 섭취: 함유된 성분이 아르지닌 생성을 촉진한다. 특히 견과류에는 아르지닌을 비롯해 비타민 E, 엽산, 칼륨, 섬유질, 식물영양소 등이 들어 있는데, 이 중 아르지닌이라는 아미노산은 아주 중요한 분자인 산화질소를 만드는 데 꼭 필요한 물질이다. 산화질소는 혈액의 흐름을 원활히 하고, 혈액의 끈적임과 혈전 형성을 감소시킨다.

(5) 청국장: 산화질소의 전구체인 아르지닌이 들어 있다.

(6) 해바라기씨: 아르지닌이 함유되어 있다.

(7) 우엉: 아르지닌이 함유되어 있다. 우엉을 썰어서 말린 다음 볶아 차로 끓여 마신다.

(8) 코로 호흡하기: 항상 코로 호흡하고 입으로 호흡하지 말아야 한다. 이 기체는 코의 안쪽에 가장 많이 존재하므로 코로 호흡하면 공기의 흐름이 산화질소를 풍부하게 만들고 이것이 동맥의 확장을 돕는다.

건강한 혈관을 위한 각종 생활 습관

(1) 정상 체중을 유지한다.

살이 찌면 남아도는 지방이 혈관에도 쌓여 혈관이 좁아지게 되고 동맥 경화를 유발한다. 특히 가슴, 팔, 엉덩이에 있는 피하 지방보다 허리와 복부에 있는 내장 지방이 혈관 건강에 더 나쁘다. 내장 지방은 유해 물질을 분비하거나 혈액에 녹아 동맥 경화를 잘 일으키고 당과 지질의 대사 이상을 유발해 고혈압, 당뇨병, 이상지질혈증 등을 일으킨다.

⑵ 1주일에 3~5회의 운동을 한다.

운동을 하면 혈관의 청소부 역할을 하는 좋은 콜레스테롤인 HDL이 높아지고 혈관을 손상시키는 혈압과 혈당은 강하한다. 특히 유산소 운동을 하면 혈관 내피에서 산화질소(NO)가 분비되는데, 이는 혈관 확장에 중요한 역할을 한다.

⑶ 올바른 식습관을 갖는다.

서구화된 식습관은 각종 생활습관병을 유발하고 노화를 촉진하는 것은 물론 암을 발생하게 하는 원인이 되기도 한다. 고령화할수록 열량이 높은 음식을 피하는 것이 좋으며 통곡류, 채소류, 생선류, 과일류 등을 고르게 섭취해야 건강에 도움이 된다.

특히 혈관을 노화시키는 트랜스지방과 포화지방을 피해야 한다. 이 중 트랜스지방은 좋은 콜레스테롤을 감소시키고 심장 및 뇌혈관 질환의 위험을 높이는 나쁜 콜레스테롤을 증가시킨다.

설탕, 흰쌀, 밀가루 등은 혈관벽을 두껍게 만드는, 당뇨와 비만을 유발하는 식품이므로 피하고 채소, 과일, 잡곡, 콩류, 해조류 등을 충분히 섭취한다.

⑷ 절대 금연한다.

흡연자는 비흡연자에 비해 폐암, 기관지염, 심혈관 질환에 걸릴 위험이 60~70%나 높다. 흡연은 담배 속의 유해 물질로 인해 손상된 혈관벽에 혈관 수축제를 분비하는 혈소판이 달라붙어 혈류량이 감소하게 된다. 흡연으로 인한 활성산소 역시 혈관 내벽을 손상시켜 동맥 경화의 위험을 높이고 노화를 촉진한다.

(5) 과음을 삼간다.

장기간 과음을 하면 심장 근육이 약화돼 알코올성 심근증에 걸릴 수도 있다는 것이다. 또 혈액에 중성지방이 많아져 고혈압, 심장병, 뇌동맥 질환에 걸릴 가능성이 높아진다. 과음이나 폭음을 할 경우 동맥, 특히 뇌동맥을 크게 확장시켜 동맥을 손상시키고 뇌동맥 경화증 같은 질환을 유발할 수 있게 된다. 따라서 뇌출혈, 뇌경색의 위험이 커진다.

(6) 고혈압 등을 적극적으로 관리한다.

고혈압이 오래 지속되면 혈관에 계속 높은 압력이 가해져 혈관 내벽이 손상되고, 아무는 과정에서 혈관이 딱딱해지는 동맥 경화증이 발생한다.

또한 이상지질혈증으로 혈액 중에 나쁜 콜레스테롤과 중성지방이 많으면 혈관벽에 콜레스테롤 덩어리가 달라붙어 혈관이 좁아지고 딱딱해진다. 당뇨병 또한 혈관을 노화시키는 질병으로 모세혈관에 손상을 주어 혈액 순환에 장애를 초래한다.

혈관을 망가뜨리는 요인

당 지수가 높은 식품, 인스턴트식품, 가공식품 등의 탄수화물을 많이 섭취하면 혈당의 수치가 높아지고, 튀김, 빵, 버터, 육류, 인스턴트식품 등의 지방을 많이 섭취하면 콜레스테롤 수치가 높아지며 육류, 달걀, 치즈, 고단백 식품 등의 단백질을 많이 섭취하면 호모시스테인 수치가 높아진다.

그런데 혈당, 콜레스테롤, 호모시스테인이 모두 혈관에 과도하게 유입되면 혈관이 온전할 수 없게 되는 것이다. 즉, 혈관이 망가지는 것이다. 혈당과 호모시스테인이 혈관벽에 상처를 내고 콜레스테롤은 혈관을 좁힌다. 그 결과 고혈압이 발생하거나 혈관이 막히거나 터져 심근경색, 뇌졸중 등이 발생한다. 혈관이 건강해야 할 이유가 바로 여기에 있다.

혈관은 급격한 온도의 변화에 약하다

혈관은 급격한 온도차에 약하다는 사실을 항상 기억해야 한다. 집안에 있다가 갑자기 추운 바깥으로 나가거나 고온의 사우나실에서 나온 즉시 냉탕에 들어가면 혈관이 갑자기 수축한다. 이때의 충격은 가히 놀랄 만하다. 또 이른 아침 약수터에서 냉수욕을 하는 경우도 있다. 이 또한 마찬가지다. 혈관이 급격히 수축하여 위기의 순간을 맞을 수도 있기 때문에 삼가는 것이 좋을 것이다. 목욕탕에서 옷을 벗을 때 추위를 느끼면 혈관은 즉시 수축한다. 이런 상황에서 온탕에 들어가면 혈관이 팽창하고 다시 욕조 밖으로 나오면 다시 혈관이 수축하는 경우가 된다. 즉, 단시간에 팽창과 수축을 반복하게 되면 혈관이 노화하게 된다. 그러므로 온도차가 크지 않게 하여 혈관에 부담을 주지 않도록 해야 한다.

※ 혈액 순환을 위한 발바닥 자극 요법

발은 심장에서 가장 멀리 떨어져 있기 때문에 혈액 순환이 원활하지 않을 수 있다. 발바닥에 다다른 혈액이 정맥을 통해 심장으로 돌아가려면 발의 역할이 중요해야 한다.

발은 신체 중 2%만 차지하지만 나머지 인체 98%를 지탱하는 '몸의 뿌리'인 것이다. 발에는 26개의 뼈, 32개의 근육과 힘줄 그리고 107개의 인대가 얽혀 있다. 걸을 때마다 체중의 1.5배나 되는 하중이 발에 가해진다. 발은 심장에서 가장 멀리 떨어져 있으면서도 심장에서 받은 혈액을 다시 올려 보내는 '제2의 심장' 역할을 하기도 한다. 그러므로 평소 발이 건강하여 혈액 순환이 원활히 되도록 하기 위해 족욕이나 마사지를 하거나 '헬스매트'를 이용하여 발바닥을 지압함으로써 발의 피로를 풀고, 발 운동도 해서 근력과 균형 감각을 키울 필요가 있다. 발 건강이 좋지 못해 걸을 수가 없다면 인체 전반에 영향을 미치게 되므로 설령 발에 이상이 없더라도 매일 규칙적으로 발바닥을 자극하면 질병을 미연에 방지하고 건강도 유지할 수 있다.

'인체의 거울'이라고 부르는 발바닥에는 근육 및 장기와 연계된 반사구가 있어 인체의 근육과 장기가 축소된 형태로 반영되어 있다. 그러므로 건강한 인체를 유지하기 위해 발을 잘 관리해야 하는 것이다.

발을 잘 관리하기 위해서 제일 먼저 해야 할 일은 무엇보다도 발바닥을 자극해야 하는데, 이 자극 방법이 바로 걷기 운동이라는 것이다. 걷기를 하면 혈관이 수축과 이완이 반복되면서 정맥혈이 심장으로 되돌아오게 되는 것이다. 즉, 발바닥이 지면에 닿을 때 혈관이 수축되고, 발을 들 때 혈관이 이완되는데, 바로 이 동작이 반복되는 걷기 운동을 하면 심장으로 향하는 정맥혈이 원활하게 흐르게 되는 것이다.

야생동물이나 미개발국의 원주민에게는 현대 문명병이란 것이 없다. 그들은 신도 없이 맨발로 다니기 때문이다. 현대인들은 발바닥의 자극이 부족해서 하체가 약해지면서 만성 피로, 소화 장애, 신장병, 심장병, 고혈압, 당뇨병, 신경통 등 각종 생활습관병을 유발하고 있다.

발은 인간의 생명 현상을 반영하는 '바로미터'라고 할 수 있으며, 오장육부의 기능 상태, 즉 전신의 건강을 반영하는 거울이기도 하다. 그러므로 매일 규칙적으로 걷기 운동을 하여 발바닥을 자극함으로써 혈액 순환이 원활히 되도록 해야 할 것이다. 건강의 키포인트가 바로 여기에 있다고 할 수 있다.

※ 지압이 인체에 미치는 영향

지압은 민간요법으로서도 널리 알려진 수기 요법으로서 손으로 신체 각 부위의 지압점이나 지압혈에 자극을 줌으로써 근육에 통하고 있는 신경, 혈관, 림프구를 억제하거나 촉진하여 근육의 위축·이완을 회복하고, 골격 인대의 변형을 교정하며 체표(體表) 반사점을 찾아 지압함으로써 세포의 내장 기능을 조절하고 교감신경과 부교감신경의 실조 현상을 조절하며, 체내의 각 기능을 원활하게 움직이게 함으로써 자연치유력을 증가시키며, 자세를 교정함으로써 물리적인 효과를 얻을 수 있다.

그러므로 지압은 현대의 문명사회에서 스트레스, 각종 공해, 극심한 피로, 불면증, 공포감, 강박관념 등으로 일어날 수 있는 모든 질환을 미연에 예방하고 건강을 유지할 수 있게 해줄 것이다.

식생활 개선하여 생활습관병 막자

(1) 잘못된 식생활

우리는 나쁜 식습관으로 몸을 학대할 때마다 위를 쓰레기통으로 만들어 값비싼 대가를 치르게 됨을 간과해서는 안 된다. 혈액이 오염되어 자가 중독이 된다는 사실 말이다. 잘못된 식습관에는 다음과 같은 것들이 있다.

육식의 과잉 섭취, 청량음료 마시기, 삼백식품 선호하기, 채소와 과일 섭취 안 하기, 야식과 간식하기, 물 안 마시는 습관, 식사 빨리 끝내기, 튀긴 음식 선호하기, 과식하기, 정제 식품 섭취하기, 설탕 좋아하기, 가공식품 및 인스턴트식품 선호하기, 불에 구운 육류 선호하기, 엿이나 과자 선호하기 등이 있다.

(2) 권장할 식생활

음식은 지능적으로 선택해야 한다는 말이 있다. 다시 말해 음식을 선택할 때는 항상 가능한 한 독이 없는 자연식에 가까운 것을 선택해야 하는 것이다. 인간은 소우주, 즉 자연의 원리에 맞게 설계되었기 때문이다. 고로 자연의 법칙에 따라 자연의 원리에 잘 따른다면 반드시 좋은 건강을 보상받을 것이다. 권장할 식습관에는 다음과 같은 것들이 있다.

육류 대신 생선, 콩, 콩 제품 선호하기, 하루에 물 2L 정도 마시기, 현미와 잡곡밥 선호하기, 채소와 과일 자주 먹기, 녹즙 마시기, 섬유질을 권장량만큼 섭취하되 그에 따라 물도 충분히 마시기, 자신에게 적절한 건강 차나 건강기능식품 선호해서 섭취하기, 소식하기, 천연 식초 마시기, 발효 식품 먹기, 생식하기 등이 있다.

건강한 생활 습관

(1) 금연

흡연자는 비흡연자에 비해 폐암, 기관지염, 심혈관 질환에 걸릴 위험이 60~70%나 높다. 흡연은 담배 속의 유해 물질로 인해 손상된 혈관벽에 혈관 수축제를 분비하는 혈소판이 달라붙어 혈류량이 감소하게 된다. 흡연으로 인한 활성산소 역시 혈관 내벽을 손상시켜 동맥 경화의 위험을 높이고 노화를 촉진한다.

(2) 규칙적 운동

규칙적 운동이 우리의 건강에 얼마나 중요한지를 깨닫는 것이 무엇보다도 중요하다. 하지만 이 사실을 수용하지 않으면 아무런 의미가 없다. 그러므로 의도적으로 규칙적 운동을 일상생활의 최우선 순위에 두도록 해야 하는 것이다. 운동을 하게 되면 산소와 영양소가 원활하게 체내의 세포에 공급된다. 운동은 또한 혈류를 개선해주며 이산화탄소와 노폐물을 신속하게 배출시켜준다. 즉, 체력을 강화해주고 면역력을 높여주게 된다.

(3) 좋은 수면 습관

잠자는 시간을 일정하게 하기, 오후에는 커피, 홍차 등 카페인이 함유된 식품 섭취 금지하기, 운동은 잠자기 약 4시간 전에 끝내기, 저녁 식사는 육류를 배제하고 탄수화물 위주로 하되 잠들기 약 3시간 전에 끝내기, 낮잠은 금물이지만 정말 졸릴 때는 5~15분으로 끝내기, 휴일에도 평일과 같은 시간에 자고 일어나기, 잠자리에 들기 1~2시간 전에 약 30분 동안 따뜻한 물로 목욕을 하여 체온을 2도 정도 올리기 등이 있다.

※ 오래 앉아 있을수록 혈전증(血栓症)의 위험성이 커진다

혈액이 뭉쳐져서 생긴 덩어리가 혈전이다. 혈전은 생활 습관에 따라 잘 생기기도 하고, 사라지기도 한다. 90분 이상 오래 앉아 있으면 다리의 혈류가 반으로 줄어 혈전 발생 위험성이 2배로 높아진다는 연구가 있다. 그러므로 혈전을 막기 위해 한 자세로 오래 앉아 있는 것을 피하고 한 시간에 한 번씩 다리 스트레칭을 해야 한다. 몸에 꽉 끼는 옷도 혈액 순환을 방해하므로 안 입는게 좋다.

그렇다면 혈전이 생기는 이유는 뭘까? 평소 운동 부족, 음주, 흡연, 스트레스, 안 좋은 식습관 등이 있을 경우 혈액 속의 혈전 생성 인자와 혈전 조절 인자의 균형이 깨지면서 혈전이 과도하게 생성되는 것이다. 이 혈전은 혈액 속을 흐르다가 혈관벽에 쌓이는데 이 증상이 바로 혈전증이다.

혈전증은 동맥 혈전증과 정맥 혈전증으로 나누는데, 혈전이 동맥에서 발생하면 뇌경색, 심근경색, 말초 동맥 폐쇄증 등이 나타나고, 정맥에서 혈전이 발생하면 혈액이 심장으로 되돌아가지 못해 울혈(鬱血)이 생기게 된다.

한편 전문가들의 견해에 따르면, 매일 운동을 꾸준히 한다 해도 앉아서 생활하는 시간이 길면 각종 질병이 발생할 위험이 높다고 한다. 따라서 평소 가능한 한 장시간 앉아 있는 시간을 줄이고, 매시간 또는 틈틈이 스트레칭을 하는 등 몸을 움직여줄 필요가 있다.

용어 해설

ㄱ

가바(GABA, gamma-aminobutyric acid) : 포유류의 뇌 속에만 존재하는 아미노산의 일종으로 신경 전달 물질 중 하나이다. 뇌의 혈류를 개선하고 산소 공급량을 증가시키며 뇌의 대사를 개선한다. 또한 학습 능력을 향상시키는 효과가 있다. 이 물질은 현미 배아에 다량 함유되어 있으며 혈압, 혈당, 중성지방, 콜레스테롤을 강하해주는 작용을 한다. 특히 발아 현미에는 현미보다 10배나 많은 가바가 들어 있다. 또한 뽕잎 등에도 가바가 다량 함유돼 있다.

감마-리놀렌산(GLA, gamma-linolenic acid) : 감마-리놀렌산은 오메가-6 지방산의 하나로 인체 내 합성이 불가능한 필수 지방산이다. 이 성분은 달맞이꽃 종자유 등에 많이 함유돼 있으며, 생명 유지에 꼭 필요한 프로스타글란딘의 전구체이다.

글루텐(gluten) : 물에 녹지 않는 단백질 복합체로서 주로 밀, 보리, 호밀, 귀리에 들어 있다. 하지만 '복강병(Celiac disease)'이 있는 사람은 상기한 음식을 피해야 한다.

글루타싸이온(glutatione) : 글루탐산, 시스테인과 글리신이 펩타이드 결합으로 연결된 트라이펩타이드이다. 효소와 단백질의 싸이올기를 보호하며 활성산소로부터 세포를 보호하는 역할을 한다. 발암물질의 해독, 면역계의 활성, 대사 반응 및 생화학적 반응에 필수적이다.

글루타싸이온과산화효소(glutatione peroxidase) : 글루타싸이온과 과산화수소 또는 지방질 과산화물로부터 산화형 글루타싸이온과 물 또는 알코올을 생성하는 반응을 촉매 하는 효소이다.

글리시테인(glycitein) : 콩에서 발견되는 아이소플라본의 하나로서 혈중 콜레스테롤 수치를 낮추고 항동맥 경화 작용, 항암 효과를 가지고 있다.

ㄴ

나이트로사민(nitrosamine) : 아민과 산화질소 또는 아질산염과의 반응으로 생기는데, 대부분 발암물질이다.

당 부하(glycemic load) : 탄수화물 그램 수에 당 지수를 곱한 값이다. 당 지수가 높은 식품을 적게 먹는 경우나 당지수가 낮은 식품을 많이 먹는 경우나 혈당과 인슐린 수준에 미치는 영향은 동일할 것이라는 원리에 기초하고 있다. 이 이론은 당뇨, 인슐린 내성 등에서 식이 조절에 상당히 유용하다는 사실이 입증되었다.

당 지수(glycemic index) : 음식 섭취 후 얼마나 빠른 속도로 포도당으로 전환돼 혈당농도를 높이는가를 표시한 수치로서 포도당 섭취 2시간 후에 당 지수를 100으로 보았을 때 각 식품이 혈당에 미치는 영향을 백분율로 표시한 것이다. 일반적으로 55 이하는 낮은 것으로, 56~69는 중간 것으로, 70 이상은 높은 것으로 분류하고 있다. 보통 포도당을 100으로 기준하여 정하는데, 최근 흰 빵을 기준으로 삼은 사례가 있다.

대사증후군 : 허리둘레, 남성 90센티미터 미만 여성 85센티미터 미만/혈압, 수축기혈압 130mmHg 미만 이완기혈압 85mmHg 미만/중성지방, 150mg/dl 미만/공복혈당, 100mg/dl 미만/HDL 콜레스테롤, 남성 40mg/dl 이상 여성 50mg/dl 이상 중 3가지 이상에 해당하는 경우를 말한다.

렌티난(lentinan) : 글루칸은 D-글루코스 형의 포도당이 몇 개 연결된 다당체의 일종인데, 당분의 구조상 알파형과 베타형으로 나누고, 결합 구조에 따라 다시 여러 종류로 나눈다. 그 중 항암 작용이 가장 탁월한 것이 베타-D-글루칸이다. 이 베타-D-글루칸에 들어 있는 버섯 특유의 항암 성분이 바로 레티난이다. 이 레티난이 체내에 들어가면 암세포를 공격하는 NK세포, 대식 세포, 티세포 등의 면역 세포를 활성화시켜 암을 예방할 뿐 아니라 기존의 암세포의 증식도 억제하는 효과가 있음이 밝혀져 있다.

루테인(lutein) : 루테인은 눈 망막의 말초 부분에 함유돼 있다. 이 성분은 인체 내에서 합성되지 않기 때문에 눈 건강에 도움이 되는 루테인이 함유된 제품을 꾸준히 섭취해야 망막 및 황반 성분을 보충할 수 있다. 루테인이 특히 많이 함유된 식품으로는 옥수수, 짙은 녹색의 잎채소 등이 있다. 루테인은 눈 건강 외에도 관상 동맥 질환, 뇌졸중, 유방암의 위험 인자를 감소시킨다.

루틴(rutin) : '모세혈관의 비타민'이라고도 불리는 루틴은 모세혈관을 확장하여 고혈압, 동맥 경화, 뇌졸중 등의 예방에 효과가 있는 비타민 p의 하나다. 메밀, 토마토, 아스파라거스 등에 주로 많이 들어 있는데, 특히 메밀국수를 삶고 난 물에는 루틴이 많이 녹아 있으므로 마시면 좋다. 루틴은 또한 췌장에도 작용하여 인슐린 분비를 촉진하고 당뇨를 예방한다.

리그난(lignan) : 식물에서 발견되는 폴리페놀로서 참깨와 아마인에 다량 함유돼 있으며, 호밀, 밀, 귀리, 보리 등의 곡류, 호박씨, 콩, 브로콜리 등에서도 발견된다.

리포푸스신(lipofuscin) : 그리스어로 '지방'을 뜻하는 '리포'와 라틴어로 '거무스름한'을 뜻하는 '푸스신'이 결합한 용어로서 노화의 지표가 된다. 간, 근육, 신경 등의 노화 세포에 잘 나타나는 황갈색 색소로서 노인성 색소 또는 소모성 색소의 하나이다.

ㅁ

면역글로불린이(immunoglobulin E, igE) : 5종의 면역 글로불린 중의 하나로 기생 생물의 감염을 막아주는 역할을 한다. 항체와 결합하여 백혈구에서 히스타민의 방출을 일으킨다.

ㅂ

베타-글루칸(B-glucan) : 베타-글루칸은 밥이나 면류와 같은 전분으로 이루어진 알파-디-글루칸과는 달리 디-포도당이 베타-글루코사이드 결합한 수용성 중합체로서 점성이 크며 소화되지 않는다. 버섯, 보리, 귀리에 특히 많이 들어 있다. 베타-디-글루칸에는 베타-디-1, 4-글루칸으로 결합한 셀룰로스 성분과, 탁월한 항암 효과가 있는 베타-디-1,3-글루칸과 베타-디-1,6-글루칸 등이 있다.

브이엘디엘[VLDL, Very Low Density Lipoprotein(초저밀도 지방질 단백질)] : VLDL은 LDL, HDL과 함께 콜레스테롤의 한 종류인데, 이것은 고농도의 트라이아실글리세롤, 중간 농도의 인지방질과 콜레스테롤, 저농도의 단백질을 함유한 혈장 지방질 단백질을 말한다.
VLDL은 지름이 70nm(나노미터)로서 중성지방 함령이 55%나 돼 에너지 생성에 도움이 되며 중성지방이 고갈되면서 LDL로 바뀌는 형태를 취하며, 주요 역할은 주로 간장에서 합성하여 지질을 각 조직에 운반하지만 공급은 중성지방이 한다.

ㅅ

사이토카인(cytokine) : 혈액 속에 함유되어 있는 단백질로서 세포 간의 신호 전달, 세포의 행동 조절, 면역 반응 조절, 염증 등에 관여한다.

산화질소(NO) : 강력한 항산화 물질로 혈관을 확장해 혈류를 증가시킨다. 이것은 유해 산소를 최소화해 혈관 내 혈액이 응고돼 혈전이 생기는 것을 막고 동맥 경화를 예방한다. 그러므로 체내에 산화질소가 생성되도록 하기 위해 유산소 운동을 하고, 사우나도 하며 생선, 콩, 견과류 등을 섭취하도록 해야한다. 만약 기체 상태의 산화질소를 직접 섭취하면 이것이 혈액 중의 헤모글로빈과 결합해 사망에 이르게 하기 때문에 인체가 스스로 이것을 많이 생성하도록 하는 방법을 취해야 한다.

설포라판(sulforaphane) : 브로콜리, 양배추, 콜리플라워 등과 같은 십자화과 채소에는 인돌-3 카비놀(indol-3 carbinol)과 설포라판(sulforaphane)이라는 공통된 두 성분이 함유돼 있는데, 이 중 설포라판은 유방암의 세포 증식을 막는 데 유용하며 폐암 및 대장암의 예방에도 탁월한 효과를 발휘한다. 설포라판으로 증식이 억제된 암세포들은 세포의 사멸을 촉진하는 유전자들의 활성을 촉진시키고, 암세포의 사멸을 막는 유전자가 생성되는 것을 차단함으로써 암세포가 자살하도록 유도한다. 설포라판은 특히 브로콜리, 브로콜리의 싹, 콜리플라워 싹에 많이 함유돼 있다.

세포자살(apoptosis) : 암세포가 죽는 경우는 두 가지 종류가 있는데 그중 하나는 세포가 충격을 받는 순간 세포막이 터지면서 죽는 괴사(壞死)이고, 다른 하나는 세포가 스트레스를 받을 때 유발될 수 있는 세포의 형질 변화로 인한 암세포화를 차단하기 위해 계획적인 자살을 택하는 세포자살이 있다.

신[심]바이오틱스(syn[sym]biotics) : 프로바이오틱스와 프리바이오틱스가 결합된 것. 최근에 젖산균 음료에 프럭토올리고당을 첨가한 제품이 개발되었기 때문에 이를 이용하면 일석이조의 효과를 기대할 수도 있을 것이다.

실리마린(silimarin) : 이 물질은 '밀크 시슬(milk thistle)'이란 이름으로 너무나 잘 알려져 있다. 독일의 의사들은 간 질환에 이 물질을 가장 많이 사용한다. 체내의 독성을 처리하는 간을 보호하기 위해 엉겅퀴 추출물을 섭취하는 것인데, 이는 독성이 없으며 장기간 복용해도 좋다고 알려져 있다. 이 물질은 민들레에도 함유돼 있다. 실리마린을 가리켜 '혈액 청소부(blood cleanser)'라는 말이 있다. 간에서 독소를 해독하면 혈액이 정화되기 때문이다. 실리마린은 독소가 간세포 벽에 붙는 것과 독소가 간세포에 들어가는 것을 막아준다. 또 글루타싸이온(glutathione)과 과산화물제거효소(SOD, superoxide dismutase)라는 항산화제를 생산하여 간의 독소를 해독하고, 간세포의 손상을 보호해준다.

L-아르지닌(L-arginine) : 혈관 확장을 돕고 산화질소를 생성하는 필수 아미노산이다. 산화질소는 노화, 잘못된 식생활, 운동 부족 등으로 부족해지게 되므로 반드시 보충해줘야 한다.

아이소플라본(isoflavone) : 콩의 대표적인 유효 성분이다. 이에는 제니스틴, 다이드제인, 글리이세틴과 같은 3종류의 성분이 함유돼 있는데, 그중 제니스틴이 암 세포 성장 억제 능력이 탁월하다.

안토사이아닌(anthocyanin) : 푸른색, 자주색, 붉은색 등의 플라보노이드계 색소 군으로서 강력한 항산화 작용이 있기 때문에 심혈관 질환, 암 등 각종 질병을 예방하는 데 도움을 준다. 보라고구마, 블루베리, 포도, 가지 등 보라색 식품 및 붉은색 식품에 다량 함유돼 있다.

알파-리놀레산(ALA, alpha-linoleic acid) : 오메가-6 지방산의 하나로 인체 내 합성이 불가능하여 반드시 섭취해야 할 필수 지방산이다. 그러나 친염증성 기름이므로 항염증성 기름인 오메가-3 지방산과의 비율을 균형 있게 섭취해야 하며, 주로 홍화씨유, 참기름, 해바라기유, 옥수수기름 등에 많이 들어 있다.

알파-리놀렌산(ALA, alpha-linolenic acid) : 알파-리놀렌산은 오메가-3 지방산의 하나로 인체 내 합성이 불가능하여 반드시 섭취해야 할 필수 지방산이다. 들기름, 견과류, 카놀라유, 녹황색 채소 등에 많이 들어 있다.

알파-리포산(ALA, alpha-lipoic acid) : 리포산은 황을 함유하는 지방산인데, 여기서 알파-리포산은 산화체인 베타-리포산과 구별된다.
알파-리포산은 인체에서 생산되는 강한 항산화제로서 나이를 먹음에 따라 생산이 감소하여 부족해진다. 이 물질은 활성산소 중화, 노화 지연, 혈당 강하, 혈행 개선, 산화질소 생산 관여, AGEs(최종당화산물) 생성 지연에 효과가 있으며 녹내장, 백내장, 심장 질환, 알츠하이머병 등의 치료에 효능이 있다.

얄라핀(jalapin) : 생고구마를 자를 때 나오는 수지 배당체 성분의 흰 진액으로 장운동을 돕는 효과가 탁월하다. 또한 혈당 조절은 물론 변비, 비만, 대장암 등을 예방해준다. 가열해도 쉽게 파괴되지 않는다.

오메가-3 지방산(omega-3 fatty acids) : 오메가-3 위치에 이중 결합을 갖는 고도 불포화 지방산으로 인체의 정상적인 기능을 위해 반드시 필요하지만 몸에서 만들어낼 수 없는 지방이다. 식품 중에 들어 있는 세 가지의 주요 오메가-3 지방산에는 알파-리놀렌산(ALA), 에이코사펜타엔산(EPA), 도코헥사엔산(DHA)이 있다. EPA와 DHA는 고등어, 참치, 멸치류, 청어, 정어리 등에 주로 많이 함유돼 있는데, EPA는 혈액 중의 콜레스테롤을 강하시켜 혈행을 원활히 함으로써 이상지질혈증, 동맥 경화, 심장마비, 뇌졸중과 같은 혈관성 질환으로부터 건강을 지켜주고, DHA는 큰 혈관은 물론 말초혈관까지 혈액의 흐름을 원활하게 하여 뇌의 혈액 흐름을 개선하고 기억력을 개선해주며 손, 발을 따뜻하게 한다. 또한 ALA는 들기름, 아마인, 견과류, 그리고 시금치, 케일, 브로콜리와 같은 진녹색 채소 그리고 해조류 등에 함유돼 있다.

그렇다면 오메가-3 지방산이 특별한 이유는 무엇인가? 첫째, 이러한 성분들은 몸 전체에 걸쳐 세포막, 특히 눈, 뇌, 정자 세포의 세포막을 구성하는 중요한 물질이기 때문이다. 둘째, 이러한 물질들이 전구체의 역할을 하여 일부 호르몬을 생성하는 시발점이 된다는 점이다. 셋째, 심장병과 뇌졸중의 예방과 치료에 도움을 준다. 넷째 최근에는 항암 효능도 있는 것으로 밝혀졌다.

오메가-6 지방산(omega-6 fatty acids) : 오메가-6 위치에 이중 결합을 갖는 고도 불포화 지방산으로 식물성 기름에서 발견된다. 오메가-6 지방산에는 아라키돈산(AA), 리놀레산(LA), 감마-리놀렌산(GLA) 등이 있다. 이 기름은 필수 지방산으로서 암, 뇌졸중, 심혈관 질환 등을 예방하기는 하나 오메가-3 지방산과는 달리 친염증성 기름이므로 과량 섭취를 지양해야 한다. 그런데 이 지방이 염증을 일으키기 때문에 배제해야 할 것이 아니냐는 문제가 발생하지만 체내에 유해균이 침투하면 염증을 일으켜 그것을 제거하게 된다. 또한 출혈이 있을 경우 혈소판을 응고하여 지혈을 해야 하므로 이때에도 이 오메가-6 지방산이 필요하다.

현재 보건복지부에서는 오메가-3 지방산과 오메가-6 지방산의 비율을 1: 4 또는 1: 10으로 할 것을 권장하고 있다. 그러나 한국영양학회에서는 1: 4~8의 비율로 먹을 것을 권장하고 있다.

이 물질이 많이 함유된 식품에는 참기름, 콩기름, 옥수수기름, 홍화씨기름, 포도씨유 등이 있다.

오메가-7 지방산(omega-7 fatty acids) : 팔미트올레산(POA, palmitoleic acid)의 형태로 커피 크리머의 주요 재료인 코코넛 기름과 야자유에 많이 들어 있는 기름으로 콜레스테롤 수치를 높이는 불량한 기름이다.

오메가-9 지방산(omega-9 fatty acids) : 올레산(oleic acid)의 형태로 올리브유, 아보카도, 피칸, 캐슈너트, 개암 등에 다량 함유돼 있는 항염증성을 갖는 유익한 지방이다.

인슐린 유사 성장 인자-1[IGF(insulin-like growth factor)]-1 : 인슐린과 비슷한 분자 구조를 가진 호르몬으로서 뇌 발달, 근육 및 뼈의 성장, 성 발달의 핵심 요소다. 따라서 성 발달이 왕성한 사춘기 때 이 호르몬의 수치가 가장 높게 나타난다. 아동기 때는 이 호르몬이 성장과 발달에 핵심적인 역할을 하지만 성인의 경우는 이 물질이 종양을 성장시킨다. 따라서 성인이 되어 동물성 단백질을 과식하면 IGF-1 수치가 높아져 종양 성장에 핵심적인 작용을 하게 된다.

인슐린 저항성(insulin resistance) : 체내에 주어진 인슐린 양에서 인슐린에 대한 반응이 정상적 상태보다 감소된 경우를 말한다. 인슐린은 체내에서 다양한 생리적 작용을 하지만 가장 중요한 역할은 혈액 내의 포도당을 감소시키는 것이다. 따라서 인슐린 저항성이 생겨 혈당 조절에 문제가 발생하게 되면 혈액 중에 포도당이 쌓여 고혈당 상태가 된다. 이렇게 되면 고혈압, 이상지질혈증, 심장병, 뇌졸중, 제2형 당뇨병 등의 질환을 초래할 수 있다. 인슐린 저항성의 원인으로는 유전적인 요인과 환경적 요인으로 분류할 수 있는데, 유전적 요인은 현재 알려진 바가 별로 없지만 환경적 요인으로는 운동 부족, 과식, 노화 등이 있다. 따라서 이를 개선하기 위해 금연, 운동, 비만의 예방과 치료가 중요하다.

ㅈ

제니스테인(jenistein) : 청국장이 발효되는 과정에서 콩의 제니스틴이 변한 물질인데 제니스틴보다 암 예방 효과가 훨씬 크다. 또한 암세포의 자살을 유도하는 물질이기도 하다.

제니스틴(jenistin) : 콩의 대표적인 유효 성분인 이소플라본 중의 한 성분으로 암세포 성장억제 능력이 뛰어난 것으로 여성 호르몬인 에스트로겐과 구조가 비슷하다. 콩 중의 함유량은 0.15%이다.

제아잔틴(zeazanthine) : 자연계에서 흔한 카로티노이드로 눈의 황반에 함유된 두 개의 카로티노이드 중의 하나이다. 옥수수, 진한 녹색 잎이 무성한 겨자, 순무, 케일 등과 같은 색깔을 가진 식물에 많다. 노화에 따른 시력 감퇴, 백내장을 예방하며 빛 수용체 막에 지방산 과산화를 방지하며 망막 주변에 공급하는 혈관을 억제하는 역할을 한다.

지방갈색색소(lipofuscin) : 간, 신경, 근육 등의 노화 세포에 잘 나타나는 황갈색 색소로서 노인성 색소 또는 소모성 색소의 하나이다.

ㅊ

최종당화산물(AGEs, advanced glycation end products) : 음식을 굽거나 튀기면 높은 열로 인해 탄 부분이 생기는데 이것이 최종당화산물이라는 독소다. 활성산소와 같이 화학적으로 매우 불안정하고 반응성이 강하기 때문에 각종 생활습관병을 유발하는 것으로 알려져 있다. 암갈색의 빵 껍질도 최종당화산물이므로 먹지 말아야 한다. 그러므로 음식을 조리할 때는 굽거나 튀기는 것보다 삶거나 찌는 방식을 선택해야 한다. 가능하면 생으로 먹는 방법이 가장 좋다.

ㅋ

카란틴(charantin) : 여주에 함유된 성분으로 췌장의 베타세포를 활성화해 인슐린을 분비해 혈당을 낮춰주고 당뇨를 예방한다.

케톤증(ketosis) : 혈액에 케톤체가 과량으로 쌓인 상태를 말하는데, 산증을 동반하기 때문에 케톤산증이라고도 한다. 케톤혈증, 케톤뇨증을 동반하며 기아나 당뇨병에서 볼 수 있는 증세다.

컬레리놀레산(conjugated linoleic acid) : 천연 인슐린의 보고인 여주에 함유된 성분으로 지방을 연소하고 면역 기능을 향상하며 항암 작용도 한다.

조효소 Q10(coenzyme Q10) : 약칭으로 '코큐텐'이라고 부르며 통칭으로는 비타민 Q라고 부르기도 한다. 또 유비퀴논(ubiquinone)이라고도 불리기도 하고 조효소 큐(Q)라고도 한다. 이것은 천연의 항산화제로 ATP의 합성에서 중요한 역할을 수행하며, 온몸의 세포가 생활에 필요한 에너지를 만드는 작용을 돕는 보조효소로서 중요한 물질이다. 이 물질은 사실 비타민은 아니지만 비타민 Q라고 불리기도 한다. 이 물질은 등푸른 생선이나 콩류에 주로 많이 들어 있는데 연령이 고령화할수록 부족해지는 경향이 있으므로 반드시 보충해주어야 한다. 이 물질이 부족하면 세포의 발전소인 미토콘드리아의 작용이 저하돼 골격, 내장, 뇌 등에 중대한 악영향을 미친다. 이 물질은 활성산소가 DNA를 공격하여 위해를 가하기 전에 활성산소를 무력화하여 암을 예방한다.

쿠쿠민(curcumin, turmeric yellow) : 심황의 뿌리줄기에 들어 있는 노란색의 가루로 동물

실험에서 항종양 활성을 보이며, 실험실의 연구에서는 항암성을 나타내었다. 카레의 주성분이며, 천연 염료, 생물체 염료, 분석 시약 따위로 쓴다.

쿼세틴(quercetin) : 식물영양소 플라보노이드계의 일종으로서 강력한 항산화 작용으로 인해 세포의 손상을 억제해준다. 특히 양파의 껍질 부분에 많이 함유돼 있다.

ㅌ

텔로머레이스(telomerasw) : 염색체의 말단에 있는 반복 염기 서열 구조인 텔로미어를 복구하는 효소를 말한다.

텔로미어(telomere) : 염색체의 말단에 있는 세포 시계 역할을 담당하는 DNA의 조각으로 세포가 노화할수록 텔로미어는 짧아진다. 그러나 암세포는 텔로미어가 짧아지지 않는 것으로 알려져 있다.

트립신 억제제(trypsin inhibitor) : 트립신의 작용을 억제하는 단백질로 대두, 완두콩, 렌즈콩, 땅콩 등에 들어 있다.

ㅍ

푸코이단(fucoidan) : 갈조류가 생산하는, 유황(硫黃)을 가진 푸코스(fucose)를 함유하는 다당류로서 다시마와 미역과 같은 해조류에 다량 함유돼 있으며, 위벽(胃壁) 세포에 불순물이 부착하는 것을 막아주고 위벽에 유해균이 증식하는 것을 억제하는 효능이 있는 것으로 알려져 있다.

프로바이오틱스(probiotics) : 섭취하여 장에 도달했을 때 장내 환경에 유익한 작용을 하는 균주로서 요구르트, 김치, 된장, 청국장 등에 들어 있는 건강에 유익한 균을 말한다. 정장 작용, 젖당 불내성 경감, 변비 방지, 혈중 콜레스테롤 감소, 종양 억제, 당뇨 예방, 혈압 강하 등의 효과가 있다.

프리바이오틱스(prebiotics) : 난소화성 탄수화물로 장내 유익균의 먹이가 되는 영양분을 말한다. 통밀·오트밀·귀리·보리 등의 통곡류와 당근, 콩, 버섯, 아스파라거스, 바나나, 양파, 미역, 고구마, 양배추 등에 함유되어 있다.

플라스민(plasmin) : 혈전을 용해하는 효소로서 피의 응고에 관여하는 피브린을 용해한다.

이 플라스민을 만드는 효소가 유로카이네이스(urokinase)라는 효소인데, 신장에서 만들어지는 이 유로카이네이스의 원료가 바로 콩이다. 신장이 약할 경우 유로카이네이스를 만들지 못하기 때문에 고혈압의 합병증인 뇌경색과 심근경색이 올 수 있다. 그러므로 평소 콩, 청국장을 많이 먹어야 하는 이유가 바로 여기에 있다.

플라스미노젠(plasminogen) : 플라스민의 불활성 전구체.

ㅎ

활성산소 : 호흡을 통해 들어오는 산소는 신체 전반을 돌아다니면서 에너지를 만드는 데 사용된다. 그 과정에서 활성산소라는 강력한 산화작용을 하는 산소가 발생하게 되는데, 이것은 불안정하여 주변의 세포를 공격하고 DNA를 손상시키는 등 인체의 모든 장기와 조직에 큰 피해를 입힌다. 또한 혈관을 확장해 혈류를 증가시키는 산화질소를 파괴시킨다.

활성산소 제거 효소(SOD, superoxide dismutase) : 활성산소를 해독하는 효소.

황반 : 눈의 뒤쪽에 위치하며 카메라의 필름에 해당하는 망막 신경 조직의 중심 부위로서, 색깔과 사물을 구별하는 중심 시력을 담당하고 있기 때문에 매우 중요한 부분이다. 그러므로 '눈 속의 눈'으로 불리기도 한다. 우리가 사물을 정확히 볼 수 있는 것도 바로 이 황반이 있기 때문이다.

황반 변성 : 황반 변성은 황반에 침착물이 쌓이거나 불필요한 혈관이 자라나 발생한다. 시야의 중심부가 소용돌이처럼 비뚤어져 보이는 것이 이 병의 주요 증상이다. 이 질환은 건성과 습성이 있는데, 전체 황반 변성 중 90%가 건성이고, 습성인 경우에도 처음에는 건성으로 시작한다. 카로티노이드계 식물영양소인 루테인과 제아잔틴은 노화로 인해 감소될 수 있는 황반 색소의 밀도를 증가시켜 조직을 손상시키는 산화 손상을 예방하고, 황반 변성 및 백내장을 감소시킨다.

호모시스테인(homocysteine) : 단백질 대사 과정에서 생긴 유독한 아미노산으로 심장병, 우울증, 뇌졸중, 알츠하이머 등과 밀접한 관련이 있다.

참고 문헌

1. 고선윤 역, 몬스터식품의 숨겨진 비밀, 중앙생활사, 2014
2. 구관모, 내 몸을 살리는 천연식초, 국일미디어, 2008
3. 권상미 옮김, 건강하게 나이먹기. 문학사상사, 2007
4. 김경아 옮김, 당지수로 당뇨병, 비만, 심장질환을 잡는다, 물병자리, 2005
5. 김기준, 단식 · 소식 건강법, 형설출판사, 1988
6. 김동현, 유산균이 내 몸을 살린다, 한언, 2009
7. 김붕남 · 이숙연 공저, 건강의 열쇠, 홍익재, 1991
8. 김소연, 만수무강 건강법, 비타북스, 2013
9. 김영민 외. 영한 과학용어 종합사전, 군자출판사, 2003
10. 김영설 옮김, 질병의 종말, 청림Life, 2012
11. 김옥분 역, 자연치유, 정신세계사, 1997
12. 김용한, 알칼리 음식 질병을 예방한다 1, 보성출판사, 1995
13. 김용한, 알칼리 음식 질병을 예방한다 2, 보성출판사, 1995
14. 김용환 번역, 효소 건강법, 청연, 2013
15. 김윤세, 내 안의 의사를 깨워라, 인산가, 2012
16. 김윤세, 인산의학, 인산가, 2014. 11 (214호), 2015. 04 (219호)
17. 김재일 옮김, 내몸 내가 고치는 식생활 혁명, 북섬, 2007
18. 김정문 · 이환종 편역, 식사혁명과 자연식 문답, 가리비, 1988
19. 김춘식, 오행생식의 요법, 청홍, 2004
20. 김충렬 옮김, 내 삶을 바꾸는 스트레스 웰빙 건강법, 아이템북스, 2006
21. 김태수 역, 단식의 기적과 물의 신비, 우성문화사, 1988
22. 김태수 역, 식사요법과 심장강화법, 자연건강사, 1989
23. 김태용 역, 비타민 바이블, 동명사, 1987
24. 김현수 · 장현유 · 하효철, 버섯이 내 몸을 살린다, 한언, 2007
25. 김현원, 생명의 물 기적의 물. 동아일보사, 2008
26. 김희철, 현대인은 효소를 밥처럼 먹어야 한다, 소금나라, 2009
27. 동의보감 약초사랑, 천연발효식초 80가지, 행복을 만드는 세상, 2013
28. 류종훈 · 이인식 공저, 생명을 살리는 대체의학, 은혜출판사, 2005
29. 문숙, 문숙의 자연치유, 이미지박스, 2010
30. 민병진 옮김, 달력나이 건강나이, 문학사상사, 2003
31. 박건영, 영양과 질병예방, 유한문화사, 2006
32. 박건영 외, 암을 이기는 한국인의 음식 54가지, 연합뉴스, 2007
33. 박국문, 생로병사는 '효소'에 달려 있다 1, 태웅출판사, 2014

34. 박국문, 효소'에 대한 오해와 진실, 태웅출판사, 2014

35. 박금실, 체질을 바꿔야 건강을 지킨다, 아카데미북, 1997

36. 박민선, 장소영 공저, 오일 혁명, 동아일보사, 2009

37. 박산호 역, 100세 혁명, 시공사, 2011

38. 박영순, 이럴 땐 뭘 먹지?, 중앙생활사, 2006

39. 박인용 옮김, 건강 완전정복, 한언, 2007

40. 박인용 옮김, 병 안 걸리는 사람들의 3법칙, 한언, 2008

41. 박인용 옮김, 병 안 걸리는 식사 & 음식, 한언, 2008

42. 박은숙 · 박용우 옮김, 대체의학, 김영사, 1998

43. 박재현 옮김, 혈관이 살아야 내 몸이 산다, 이상미디어, 2011

44. 생활연구회, 내 몸에 약이 되는 녹즙 해독 건강법, 아이템북스, 2012

45. 손수미 옮김, 하버드 의대가 당신의 식탁을 책임진다, 동아일보사, 2009

46. 손인춘, 당신의 몸 환경은 어떻습니까?, 명상, 2006

47. 송숙자, 자연치유 식이요법, 오블리제, 2011

48. 신동근 · 우종민 옮김, 하버드 의대가 밝혀낸 100세 장수법, 사이언스북스, 2003

49. 심리나 역, 텔로미어, 쌤앤파커스, 2013

50. 안덕균 감수, 韓方家庭療法大全, 한국도서출판중앙회, 1991

51. 안용근, 식초의 건강과 과학, 양서각, 2005

52. 안의정 역, 음식혁명, 시공사, 2013

53. 안현필, 삼위일체 장수법, 한국일보사, 1996

54. 양달선 역, 지금의 식생활로는 빨리 죽는다, 해양사진제판사, 1987

55. 여에스더, 올리브잎 100세 건강에 도전한다, 에디터, 2013

56. 염용하, 혈액 대청소, 북이십일 21세기북스, 2009

57. 원태진 편역, 잘못된 식생활이 성인병을 만든다, 영양과 건강사, 1988

58. 원태진 역, 셀레늄과 성인병, 생명과학, 1988

59. 유태우, 내 몸 개혁 6개월 프로젝트, 김영사, 2007

60. 유태우 역, 내몸 젊게 만들기, 김영사, 2009

61. 유태종, 100세 청년, 둥지, 1989

62. 유태종, 식품동의보감, 아카데미북, 2005

63. 윤연숙, 우리 몸엔 암세포가 있다, 푸른솔, 2010

64. 이경덕 역, 병에 걸리지 않는 식사법, 다른세상, 2009

65. 이경원, 우리집 주치의 자연의학 ①, 동아일보사, 2014

66. 이경원, 우리집 주치의 자연의학 ②, 동아일보사, 2014

67. 이근아 옮김, 병 안 걸리고 사는 법 (2) 실천편, 이아소, 2010

68. 이동연, 행복한 수면법, 평단문화사, 2007

69. 이문영 옮김, 내 몸의 자생력을 깨워라, 쌤앤파커스, 2013

70. 이영진, 몸안의 활성산소를 제거하라, KBS문화사업단, 1998

71. 이은경 옮김, 간헐적 단식법, 토네이도미디어그룹, 2013
72. 이재복, 몸속을 대청소하라, 창조, 2012
73. 이재성 · 이은정 옮김, SUPERFOODS, 세경, 2011
74. 이준 외 옮김, 혈액을 맑게 하는 식품영양사전, 중앙생활사, 2007
75. 이환종 편역, 암도 낫게 하는 자연식, 시골문화사, 1988
76. 자연과 함께하는 사람들, 기적의 허브, 문학사계, 2014
77. 정경대, 내 몸에 맞는 약차 108가지, 이너북, 2012
78. 정누시아 편역, 수명 120 시대를 여는 노화방지 의학, 지엠홀딩스, 2014
79. 정동효 외 공저, 식이섬유의 과학, 신광문화사, 2004
80. 정동효 외 공저, 식품 · 생명과학 용어사전, 신일북스, 2009
81. 정병선 옮김, 노화와 질병, 이미지박스, 2007
82. 정일훈, 후코이단의 모든 것, 기능식품신문, 2014
83. 정진호, 한방약차 건강법, 솔빛출판사, 2006
84. 진철, 인슐린 건강학, 김영사, 2009
85. 진철, 혈당 관리 1개월 프로젝트, 아르고스, 2009
86. 조병식, 자연치유, 왕의서재, 2010
87. 조병식, 약을 버리고 몸을 바꿔라, 비타북스, 2014
88. 조진경 옮김, 클린, 쌤앤파커스, 2013
89. 조현묵, 감자, 내 몸을 살린다, 한언, 2008
90. 최경송, 사람을 살리는 대체의학, 열매출판사, 2004
91. KBS 〈생로병사의 비밀〉 제작팀, 한국인 무병장수 밥상의 비밀, 헬스조선, 2012
92. KBS 2TV 비타민 제작팀, 비타민, 동아일보사, 2007
93. KBS 2TV 비타민 제작팀, 비타민 2, 동아일보사, 2008
94. 한국담배인삼공사, 人蔘效能 研究結果 要約集, 1991
95. 한국식품과학회, 식품과학사전, 교문사, 2012
96. 한국영양학회, 내 몸을 살리는 식물영양소, 들녘, 2013
97. 한혜란 옮김, 유쾌하게 나이먹는 건강상식 100, 나무의 꿈, 2005
98. 홍건식 옮김, 중국 名醫秘方, 학원사, 1988
99. 홍문화, 신역 동의보감, 문학예술사, 1983
100. 홍문화, 성인병 예방과 장수하는 건강법, 아이템북스, 2011
101. 홍문화, 내 몸을 치유하는 식생활 건강법, 글로북스, 2014
102. 황미숙 옮김, 체온 1도 올리면 면역력이 5배 높아진다, 예인, 2014
103. ANDREW WEIL, HEALTHY AGING, 2005
104. MICHAEL F. ROIZEN/MEHMET C. OZ, YOU STAYING YOUNG, 2007
105. Thomas T. Perls/Margery Hutter Silver/John F. Lauerman, LIVING TO 100, 1999
106. WALTER C. WILLETT, EAT, DRINK, and BE HEALTHY, 2005

면역력, 식생활로 정복하라

인 쇄 일 : 2020년 7월 7일
발 행 일 : 2020년 7월 11일
저   자 : 주종대
발 행 처 : 뱅크북
신고번호 : 제2017-000055호
주   소 : 서울시 금천구 시흥대로 123 다길
전   화 : (02) 866-9410
팩   스 : (02) 855-9411
이 메 일 : san2315@naver.com
ISBN 979-11-90046-10-7(03510)